总主编简介

马继红　女，硕士学位，主任护师。

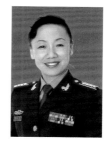

1989 年在中国人民解放军白求恩和平医院创建了北京军区第一个 ICU，为首任护士长。历任医院质量考核办公室主任、医务部副主任、护理部主任、医院教学办主任等职。曾被军队授予大校军衔，现为专业技术 4 级，文职 2 级。同时，先后担任全军护理专业委员会委员、原北京军区护理专业委员会副主任委员、河北省急重症护理专业委员会主任委员、原北京军区卫生系列高职考评委委员、解放军卫生专业专家库成员。

从业 40 余年来，在重症监护、护理管理和医院教学管理岗位上不断探讨研究，100 余篇论文被《中华医院管理杂志》《中华护理杂志》《解放军护理杂志》《解放军医院管理杂志》等国家核心杂志刊登录用。主研的课题获军队科技进步奖和医疗成果二等奖 2 项、三等奖 15 项；主编专著 19 部，参与著书 10 部。四次荣立三等功、一次荣立二等功；被原北京军区授予"青年岗位成才标兵""优秀护士""三八先进个人""巾帼建功优秀女军人"等称号；还被原总后勤部授予"全军模范护士"称号。

● 总主编　马继红

护理一本通丛书

护士长管理
一本通

主编　郭晓萍　余明莲

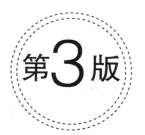

第3版

中国健康传媒集团
中国医药科技出版社

内 容 提 要

本书是护士长管理方面的工具书。全书共三篇十四章，包括现代护理理论、护理技术管理、护理质量管理、护理科研管理、护理人员管理、护理风险管理等内容，书后附主要护理管理相关法规及管理范例。全书内容丰富，重点突出，是临床护士长不可缺少的一本实用工作手册。

图书在版编目（CIP）数据

护士长管理一本通／郭晓萍，余明莲主编．—3 版．
—北京：中国医药科技出版社，2022.7（2024.8重印）
（护理一本通丛书）
ISBN 978 - 7 - 5214 - 3149 - 0

Ⅰ．①护…　　Ⅱ．①郭…②余…　　Ⅲ．①护理学
Ⅳ．①R47

中国版本图书馆 CIP 数据核字（2022）第 064168 号

美术编辑	陈君杞
版式设计	南博文化

出版　　**中国健康传媒集团**｜中国医药科技出版社
地址　　北京市海淀区文慧园北路甲 22 号
邮编　　100082
电话　　发行：010 - 62227427　邮购：010 - 62236938
网址　　www. cmstp. com
规格　　787×1092mm $\frac{1}{32}$
印张　　17
字数　　299 千字
初版　　2013 年 6 月第 1 版
版次　　2022 年 7 月第 3 版
印次　　2024 年 8 月第 2 次印刷
印刷　　大厂回族自治县彩虹印刷有限公司
经销　　全国各地新华书店
书号　　ISBN 978 - 7 - 5214 - 3149 - 0
定价　　**49.00 元**

获取新书信息、投稿、为图书纠错，请扫码联系我们。

编 委 会

前言

QIAN YAN

　　随着现代医学科技的进步与发展，医疗高新技术在临床得到广泛应用，护理工作的内涵也不断丰富和延伸，护理新理论、新技术、新业务的不断更新，对临床护理工作提出更高要求和挑战。为了帮助广大临床护理人员掌握现代临床护理理论与技术知识，满足广大患者对护理工作日益提高的需求，我们组织临床一线医护药技专家重新修订完善了"护理一本通丛书"。

　　本丛书主要以广大护理人员在临床基本理论、基本技能、基本操作、专病护理、急危重症护理、现代护理操作技术和护理管理科研中常见问题为出发点，以提高护理综合技术水平和实际工作能力为目标，以高新突发新型疑难重症传染病及流行病为更新点，精选研究出临床一线工作中亟需掌握的重点基础、薄弱部位、关键环节、前沿知识、制度规定等问题，并以指导流程和问答的形式进行系统规范。本丛书共6个分册，即《护士长管理一本通》《急危重症监护一本通》《护理科研与论文写作一本通》《临床疾病护理指导流程一本通》《临床护理技术指导流程一本通》《临床护理技术考试一本通》。本套丛书收集了近年国内外权威医疗护理专著及最新法律法规知识，内容丰富、涉及面广，简明扼要，针对性强，是一套非常实用的工具书。

本丛书在编写过程中得到许多前辈以及医疗、药学、医技等医务界同行们的支持和帮助，还得到了参加海外维和任务的医护人员给予的丰富的流行病、传染病处理方面的经验，在此表示衷心的感谢！

由于我们学识与经验有限，难免会有疏漏和不足之处，恳请广大读者批评指正。

编　者

2022 年 5 月

目录

MULU

第一篇　护理管理学概论

第一篇

护理管理学概论

第一章 护理管理的基本
理论与方法

第一节 管理的基本概念与思想

管理学是一门实用性较强的科学，其理论和方法具有普遍的意义，已经被管理科学在各个领域的广泛运用所证实。社会发达的程度越高，管理就越重要。但是，管理理论和方法在不同领域的运用是一件复杂的工作，既不能牵强附会、简单套用，也不能就事论事。因此，护士长要通过学习管理学的基本理论和发展思想，对管理学有一个较完整的概括了解，这样才更有益于吸取有益的事物，扬长避短，建立适合我国国情的护理管理体系。

一、管理的基本问题

（一）管理的概念

"管理"一词，从字面上讲就是"管辖""处理"的意思，是建立在人类共同劳动的基础上的一种社会活动。在现代社会中，管理活动非常普遍，只要有两个或两个以上的人为了完成他们中任何一个人都不可能单独完成的目标，而把他们的努力和资源结合在一起时，就需要一个管理过程。人们对管理过程中存在的基本因素一致认为，管理活动是有目标的；为达到目标而进行各种活动；对这些活动进行协调。管理活动都蕴含着这些基本因素，社会协作化的程度越高，管理活动就越复杂。把这些基本因素归纳、概括起来，就形成了对管理的认识。管理是领导者利用有关原理和方法，把大家的力量和活动引向目标的一系列活动过程。

为了更好地理解管理的含义，还要注意从以下几个方面去认识：①管理是协作劳动的产物，它的目的是运用有限的人力、物力、财力取得最大的效果。管理工作不同于具体的业务工作和技术工作，管理工作的中心是协调其他人的工作，是通过协调其他人的活动来获得最佳的工作效果。②管理工作是通过协调其他人的活动来进行的，决策、计划、组织和控制是管理者的职责。③管理人员必须同时考虑其他人的活动及其他人。④管理着眼于集体的效率和活动合理，要求任务、责任、权力、利益高度统一。⑤管理是随着生产力向前发展而不断进步的，人类共同劳动的规模越大，分工越精细，协作越复杂，管理活动就越重要和突出。现代化程度越高，对管理的要求也就越高、越严格、越迫切、越要讲究科学。所以，对于管理现象的全面认识应该是多方位的，并要通过大量的实践去敏锐地感受它。

（二）管理的双重特性

管理的双重特性（亦称二重性）是指管理具有自然属性和社会属性。在关于管理性质的诸多议论中，管理的二重性被列为最重要的性质。管理的作用是合理地组织工作，有效地利用资源，同时在一定的社会制度下维护所有制。虽然现代管理学着重研究管理的自然属性部分，但在实际中管理的自然属性和社会属性是同时体现出来的。每一个管理者都必须清楚地明白这个观点。

1. 管理的自然属性　是管理具有组织、指挥和协调的特性。它是为组织共同劳动而产生的，反映了社会化大生产中协作劳动本身的要求，是一系列生活经验和科学方法的总结。只要有协作劳动就需要管理，这是任何有社会组织形态的地方所共有的性质，是不以社会制度性质的变化为转移的。也就是说，一切国家和民族的管理经验和思想，只要反映大生产的客观规律，有利于生产力发展，就可以相互继承。

2. 管理的社会属性　是指管理所具有的监督职能。它为一定的经济基础服务，受生产关系和经济基础的影响和制约。这就是说，管理既有同生产力、社会化大生产相联系的一面，又有同生产关系、社会制度相联系的一面。生产关系的性质发生变化，管理的社会性质也要相应地变化。因此，社会主义管理应具有更强的民主性和更高的自由度。我们强调管理的社会属性，除了要把握社会主义方向外，主要价值目标在于确立广大劳动者的主导地位。

（三）管理对象

管理活动的实现是一种有实施对象的过程，有管理就要有被管理的对象。与被管理对象的认识与管理活动的完整性及有效性直接相关。随着生产社会化程度的提高，人们对被管理对象的认识也逐渐深化，这就使得被管理对象的范围也逐渐扩大。

关于被管理对象，在科学管理时期，泰罗（F. W. Tayloy）、法约尔（H. Fayol）等人提出管理对象的"三要素"理论，他们认为被管理的对象是人、财、物这三个基本要素。随着管理实践的展开和管理理论的研究，管理学家们认为，管理过程中人、财、物是重要的，但是时间和信息同样重要，由此发展为"五要素"理论，即认为被管理对象应该包括"人、财、物、时间、信息"五个基本要素。

1. 人力的管理 主要是指从事社会活动的劳动者，包括生产人员、管理人员和技术人员的管理。从长远的发展来说，还应包括预备劳动力的培养教育以及整个人力资源的开发利用。

2. 财力的管理 是指一个国家或一个组织在一定时期内所掌握和支配的物质资料的价值表现。对财力进行管理，就是根据财力的客观运动过程特点进行正确有效的管理。

3. 物力的管理　分广义、狭义两种。广义的物力指包括生产资料和生活资料在内的物质资料的总称；狭义的物力指生产资料，我们这里讲的物力管理，是指生产资料的管理，包括搞好设备、材料、仪器、能源的管理。

4. 时间的管理　是物质存在的一种客观形式，由过去、现在、将来构成连绵不断的系统，现代管理非常重视对时间进行科学管理。

5. 信息的管理　简言之是具有一定新内容、新知识的消息。在整个管理过程中，从预测开始，经过决策、拟定计划、组织实施到进行控制及反馈，都贯穿着信息及其处理，信息是管理实施过程中不可缺少的要素。

总之，任何管理不论是宏观管理还是微观管理，都需要对以上五个要素进行管理。通过对管理要素进行分别理解达到对被管理对象的认识，比较容易理解，便于量化。但这种分析方法容易把有机联系的被管理对象肢解，影响对被管理对象整体的认识。管理实践中的管理对象是由相对独立的部分有机结合成的整体，它既有有形的个体和整体，还有无形的各种关系，这些关系不断地发展变化并产生结果，构成了运动着的整体和部分的辩证统一。对被管理对象的认识不应是静态的、固定不变的，要理解各种动态因素在运动过程中的地位和作用及如何通过活动达到协调统一。

(四)管理的基市职能

所谓管理职能，就是指管理的职责与功能，这也是随着社会发展不断变化的。最早系统地提出管理的各种具体职能的是法约尔。他认为管理活动是由计划、组织、指挥、协调和控制这五种职能组成的。管理就是实行计划、组织、指挥、协调和控制。计划就是探索未来、制定行动计划；组织就是建立组织中的物质和社会的双重结构；指挥就是使其人员发挥作用；协调就是连接、联合、调和所有的活动及力量；控制就是注意是否一切都按已制定的规章和下达的命令进行。继法约尔之后，许多管理学者对此进行了探讨，提出多种划分管理职能的主张。但是尽管各种主张包含的内容繁简程度不同，认识的角度不同以及使用概念的习惯不一致，但它们几乎都包括计划、组织、控制这三大职能，这就是管理的基本职能。

1. 计划职能 是管理的首要职能。所谓计划职能，是指对未来的活动进行规划和安排。在工作或行动之前，预先拟定出具体内容、方法和步骤，它包括确立短期目标和长期目标以及选定实现目标的步骤和手段。主要内容有：①分析和预测单位未来的情况变化；②制定目标，包括确定任务、方针、政策等；③拟定实现计划目标的方案，作出决策，对各种方案进行可行性研究，选出可靠满意的方案；④编制综合计划和各专业活动的具体计划；⑤检查总结计划的执行情况。科学地计划工作，主要是正确地规定未来的发展，有效地利用现有的资源，以期获得最佳的使用效益、经济效益和社会效果。

2. 组织职能　是管理的重要职能。它是为了实现目标，对人们的活动进行合理地分工和组合，科学地配备使用资源，正确处理人际关系。为了实现目标和计划，必须要有组织保证，必须对管理活动中的各种要素和人们在管理活动中的相互关系进行合理的组织。主要内容：①按照目标的要求建立合理的组织机构及人员配备；②按照业务性质进行分工，确定各部门的职责范围；③确定各管理人员相应的职责和权力；④为了保证目标的实现和工作顺利进行，制定有效的规章制度，包括考核、奖惩制度；⑤建立信息沟通渠道；⑥培训工作人员。组织职能是实施管理的保证和手段。

3. 控制职能　是对实现计划目标的各种活动进行检查、监督和调节。人的各种活动是由各种要素有机地组成，并且有着极为复杂的内部联系和外部联系。因此，虽然在计划职能中要求尽可能全面、周密地反映客观情况，并且制定出切实可行的计划，但是在管理过程中还会出现各种预料不到的情况，同时各种活动要素及其相互联系也存在一些事先无法把握的变化。所以在执行计划过程中，仍然可能产生不同程度的偏差。这就要求控制职能加以调节，以保证目标的实现。控制的基本程序如下：①制定控制目标，主要是方针、政策等；②衡量实施中的实际情况；③将实际情况同预定目标相比较，弄清是否发生偏差；④采取纠正措施。有效的控制应该根据管理者和被管理对象的不同情况采取预先控制、现场控制和反馈控制等不同的控制方法，有时还需要数次的反复调控才能达到目的。

我们说管理是一个不间断地决定应该干什么（计划），应该如何去干（组织）以及是否干对了（控制）的过程，这就是对管理的三大基本职能的概括。

（五）管理的基本方法

管理方法是指为执行管理职能和实现管理任务所采取的各种措施和手段。管理的方法很多，主要的有以下几种。

1. 行政方法　是指依靠各级组织及其权力，运用强制手段按照各级分管的权力来进行管理。行政方法是社会大生产的客观要求，是统一指挥、统一行动的基本手段，也是我国目前基本的、传统的管理方法。行政方法的主要特点是依靠权力和权威来规定人们的行动，用强制的方法指挥下层活动，采取命令、决定、决议、通知、条例、章程等各种手段来实行管理。

2. 经济方法　指依靠经济组织，运用经济手段，按照经济规律以调控各自的经济利益去实施管理。经济方法的特点是：以经济为杠杆去调控各自的经济利益来实施管理，靠物质刺激来调动人的积极性，如价格、工资、奖金等。此外还依靠经济组织实施管理，如审计等。

3. 法律方法　既包括国家颁布的各种法律、法令、条例，也包括各级政府、各管理机构制定的具有法律效力的各种条例、规程、制度。法律方法具有以下特点：①稳定性，法规、条例的制定比较慎重，一旦制定颁布必须相对稳定，不可因人而异朝令夕改；②权威性，任何单位、个人都必须遵守；③规范性，是组织和个人行动的统一准则，要求含义明确只能作出一种解释。

4. 思想教育的方法　这是做好各种管理的最基本的方法，也是最重要的保证。管理工作首先是做好人的工作，解决好人的思想、目标、积极性、主动性等问题，对管理起着至关重要的先导作用、保证作用和促进作用。

5. 社会学与心理方法　这种方法是指将社会学、心理学研究成果和研究方法运用到管理实践中去，以提高管理效率和人的积极性。如行为科学中关于人际关系理论、人类需要层次理论、行为动机理论等；关于激励理论、领导行为、团体行为等。这些方法对人事管理、组织管理、业务技术管理、服务管理的科学化，有一定的促进作用。

二、管理学的概念和研究对象

（一）管理学的概念

管理学是一门系统研究管理过程的普遍规律、基本原理和一般方法的科学。管理学是一门科学，它有一个独立的、与其他学科相区别的、能够实证的知识体系。在现代社会，管理活动是人在社会活动领域中最重要的活动之一。它涉及的学科广泛，这就促使人们从多学科角度思考管理问题，也给人们创造了运用多种科学方法和技术，比较精确地解决管理问题的条件。因而围绕着管理问题就形成了一个管理学的学科群。这个学科群由管理方法学、管理诸要素、管理诸行业、管理过程四个学科系列组合而成。

（二）管理学的研究对象

根据管理的二重性，我们可以把管理学的研究对象从理论上概括为三个方面，即生产力、生产关系和上层建筑。

1. 管理学对生产力的研究　管理学主要研究生产力诸要素及其相互间的关系，即如何合理组织生产力。研究如何合理分配人、财、物，使之相互协调并结合，使其充分发挥作用；研究如何根据组织目标的要求、社会的需要，合理地使用各种资源，以求得最佳的经济效益和社会效益。

2. 管理学对生产关系的研究　主要是如何正确处理组织内部人与人之间的相互关系；研究如

何建立和完善组织结构以及各种管理体制等，从而最大限度地调动各方面的积极性和创造性，为实现组织目标服务。

3. 管理学对上层建筑方面的研究　主要研究如何使组织内部的环境与组织外部的环境相适应；研究如何使组织的各项规章制度、劳动纪律与社会的政治、经济、法律、道德等上层建筑保持一致，从而维持正常的生产关系，促进生产力的发展。

(三)管理学的特点

管理学的特点主要表现在它具有广泛性、综合性、实践性。

1. 管理学的广泛性　表现在它对各种管理活动的规律的概括被广泛运用于各种组织不断变化着的工作活动中。不论是对各种不同的组织进行管理，还是对各种不同专业进行管理，都要运用管理的基本理论和原理，并以此为指导具体地进行各种工作。

2. 管理学的综合性　其综合性表现为管理活动复杂，影响一种活动的因素多种多样。要搞好管理，必须考虑到组织内部和组织外部的多种错综复杂的因素，利用多种学科的研究成果，研究出行之有效的管理理论，并用以指导管理的实际工作。这样管理学就必须建立在自然科学和社会科学的基础之上，包括很多学科的科学成果和最新成就。从管理学与许多学科的相互关系看，管理学是一门交叉学科、综合学科。

3. 管理学的实践性　表现为它具有可行性以及与各种实践活动的紧密联系，它的可行性标准是通过经济效益和社会效益来衡量的。只有把管理的理论同管理的实践相结合，才能充分发挥这一学科的作用。

(四)学习管理学的指导思想

学习和应用现代化管理学知识，必须要有正确的指导思想才能收到好的效果。我们目前学习的管理学理论，很多是在工业企业管理经验的基础之上发展起来的，我们学习借鉴这些经验是为了丰富和创造符合我国国情的护理管理学，为我国现代化的医院建设服务，所以在学习时要注意以下几个问题。

1. 坚持理论与实际相结合　社会实践是理论的源泉，又是检验真理的客观标准。学习现代管理学，不仅要学习书本上的理论，更重要的是运用理论去指导实践，改进工作，取得成效。

管理是科学，又是艺术。它可揭示事物发展的客观规律，并有其行之有效的方法。理论是对积累起来的经验进行抽象概括，舍弃个别的、次要的、非本质的内容，概括出主要的、本质的客观规律。学习现代管理理论的目的在于认识管理的客观规律，预见未来以指导实践，所以理论上学懂弄通其精神实质是非常必要的。说管理是艺术，是指管理者应创造性地把理论运用于实践，理论还不能保证管理的成功，必须要在实践中发挥创造性。为此，管理者必须坚持实事求是，深入实践，总结经验，以理论指导实践，又以在实践中取得的经验去补充、丰富理论。护理管理作为一种专业管理，既有和其他管理相同的共同规律，又必然有许多不同于一般管理的特殊规律。同样是护理管理，由于所在单位的内、外环境不同，也不可能完全一致，所以，紧密联系实际学习是十分重要的。处理好理论与实践的关系，一是要防止忽视理论的经验主义，二是要防止不顾实际的生搬硬套。

2. 坚持学习与创造相结合 管理是一种创造性的活动，学习使用管理学理论切忌生搬硬套。因为任何社会的管理不仅受社会制度和物质条件的制约，而且还受民族传统、社会习惯等因素的影响，不是照搬照抄可以奏效的，需要认真学习各种先进的管理技术、方法和有益的经验。但是这些经验和方法必须经过管理者在学习的基础上结合自己的实际情况创造性地运用，才能符合自己的实际情况，才会行之有效。

3. 坚持普及与提高相结合 管理不仅仅是管理者的事情，没有群众的理解和支持，管理活动就难以深入，也不能持久。所以要提高管理水平不仅是管理者要学习理论，还要注意向群众宣传，做好普及工作，这样才能真正获得提高。

管理学既有技术性、科学性，又有社会性，

学习中要能取精华去糟粕，有分析、有选择地学习和吸收，并注意总结自己的实际经验。

三、现代管理的基本原理与原则

管理的基本原理是管理学的基本问题，不知道管理的基本原理，就不能有效地运用具体的管理方法。研究现代管理的基本原理，对于管理实践有着重要意义，它可以在广泛的管理领域中用以指导管理实践。

（一）管理的基本原理

管理的基本原理是对客观事物的实质及其基本运动规律的表达，是对管理工作的实质内容进行科学分析总结出来的。所以，管理的基本原理与管理实践之间有着内在的、逻辑的对应关系。认真研究和掌握管理的基本原理，对做好管理工作有普遍的指导意义。

1. 系统原理　管理中的系统原理是系统思想在管理中的应用。随着现代管理活动规模的不断扩大，管理因素越来越复杂，进而形成了"大系统"甚至"超大系统"这样一些管理对象。所以，系统原理被认为是管理中非常重要的一个原理。系统原理认为任何一个管理对象都是一个特殊的系统。现代管理的每一个基本要素，都不是孤立的，它既在自己的系统之内互相联系、影响，又与其他系统发生着各种形式的联系。

（1）用系统原理指导管理实践，要了解系统的组成要素，这些要素具有哪些功能以及在系统中的作用。管理者必须清楚认识所控制对象是一个完整的动态系统，而不是一个孤立分割的要素，要处理好要素与系统的关系，应该从整体出发着眼于部分，部分要服从整体，从目标的确定到决策方案的选择以及在决策实施过程中根据信息进行的协调、控制，都应以系统的整体性为基础，这样才能保证完成管理目标。否则，不把握整体联系，就会陷入个别的、局部的矛盾之中，产生片面性而偏离管理目标。

（2）用系统原理指导管理实践，管理者要研究系统的相互联系，研究系统内各要素间的联系，系统与环境的联系，系统在更大系统中的地位和作用。在管理活动中，任何过程的实现都是各方面因素相互作用的综合结果，一些表面看来无关的东西，实际上也处在相互作用之中。管理者要注意和考虑到事物相互关系的复杂性，从多方面、多方向综合解决所面临的问题。

（3）用系统原理指导管理实践，管理者还要分析了解系统的内部结构、外部环境、各要素相互作用方式、系统与子系统及子系统相互间的关系。管理系统内部结构优化非常重要，不同管理层次应该具有不同的功能。一般管理系统可以分三个层次：上层进行宏观控制；中间层进行过渡和连接；基层进行微观管理。系统只有在内部结构合理，并且适应外界环境的情况下，才能发挥最佳功能。

（4）用系统原理指导管理实践，管理者必须把握系统的功能与要素的功能以及这些功能之间的相互影响和制约。在管理过程中，能否充分发挥各要素的功能，关键是管理者如何安排、组织和使用。系统思想认为，某一要素功能最优不等于系统整体功能最优，系统的整体功能不是要素功能的简单相加。所以，管理者要把握系统整体功能，协调好整体功能与要素功能之间的关系，要注意根据反馈的信息不断调节系统行为，以实现系统整体最优功能。

2. 人本原理　人本主义作为一种哲学思想，主张把人作为一切社会活动的出发点，把人放在第一位。管理学中的人本原理是指管理活动要重视人的因素，一切管理均应以调动人的积极性，做好人的工作为本。

（1）人的问题就是管理的根本问题。社会越是向前发展，就越要强调以人为本，就越要显示人的自觉价值。管理也是如此，管理诸要素中人是第一位，任何管理活动的全部要素和整体过程都需要人去掌握和推动。没有人在整体上对其他管理对象的合理使用，就不可能实现管理目标。

（2）现代管理者要更加重视如何刺激下属的积极性和主动性，重视如何处理人与人之间的关系。人本原理要求每个管理者必须认识到人是生产力中最活跃的因素，人的能动性发挥得如何，不仅直接关系到生产力水平的提高，还关系到现代科学技术的发展。实践证明，人的能动性发挥的程度与管理的效应成正比，人的能动性发挥的程度高，管理的效应就大；人的能动性发挥的程度低，管理的效应就差。因此，现代管理科学把人本理论的研究列为它的核心内容，强调把人的因素放在第一位，强调按人的运动规律进行管理，充分发挥人的能动性。这是现代管理发展的趋势。对人的管理最终目的是最大限度地发挥人的主观能动性，以实现管理目标。这里讲的人不仅指个人，也包括群体意义上的人。管理活动越来越成为人民群众自己的创造性活动，正是在社会主义制度下，人民群众的自觉性和自我实现精神才能真正得到体现。

（3）人本原理要求管理者不要把自己放在"管人"的位置上与被管理者对立起来。在管理中见物不见人、见钱不见人、靠技术不靠人、靠权力不靠人，总是想方设法管得严卡得死，使人的主动性更少一些，而不考虑多给下属一些主动权，使他们发挥积极性显示才干，这种做法实际上只能适得其反。制度再细，总有漏洞，人的主动性越少，管理效果越差，这已是无数事实证明。所以，每个管理者要做好管理工作，必须紧紧抓住做好人的工作这个根本，使全体人员明确整体目标、自己的责任、工作的意义、相互的关系等，能主动地、积极地、创造性地完成自己的任务。

3. 动态原理 管理是一个过程，在这个过程中，系统始终受制于内在和外在的多种因素。管理的动态原理要求每个管理者从认识上明确管理的对象和目标都在发展变化着，管理过程的实质就是要把握管理对象在运动、变化的情况下，如何注意调节实现整体目标。

（1）运动是物质存在的方式，而动态管理也是管理存在的方式。有效管理的每一个步骤都离不开动态调节，如果把管理过程当作一成不变的模式，必然导致管理的失败。现代管理系统和它的构成要素，以及这些要素之间的联系和系统的特性，都会不断地以原有规模或变化的规模再现出来，由于调节机制的作用，系统一般会避免、减少或消除阻碍系统运动的各种因素，保全和发展自己。

（2）动态调节对于克服僵化和避免管理的盲目性都具有积极意义，它是一种自觉行为。掌握动态调节原理要求各层次的管理者既能辩证地思考问题，认识事物的发展变化规律，又能够在管理活动中把握管理的整体目标。在具体工作中，判定目标要有弹性，掌握目标要有灵活性，只有正确地运用动态调节原理，才能保证管理活动与现代社会生活相适应，才能使全部的管理机制充满活力。

4. 效益原理 追求效益是人类活动的基本目的。管理的目的是用最少的投入得到最多的产出，以最小的消耗换取最大的效益，为社会提供有价值的贡献。效益是"效"和"益"两者有机的统一，效是达到益的方法和手段，益是提高效的目的和动力。两者相适应才能促进效益的提高，两者相违背就会阻碍效益的增长。效益包括经济效益和社会效益两个方面，经济效益一般指人们在消耗了一定量的活劳动和物化劳动后所能实际取得的产品量的大小；社会效益则指人们在消耗了一定量的活劳动和物化劳动后实现社会目标的程度。经济效益和社会效益是一个整体，不能片面强调某一个方面而忽视另一个方面。在社会主义条件下，生产的目的是为了满足人民日益增长的物质文化生活的需要，这就决定了提高经济效益和社会效益是社会主义管理的根本目的。

(二)管理的主要原则

管理原则是管理理论的重要部分，是管理经验的总结，是管理实践中的关键点，主要有以下几方面。

1. 整分合原则　是相对系统原理提出的。主要内容是：为了提高工作效率，管理者必须对如何完成整体工作有一个充分细致的了解。在此基础上，再将整体分解成一个个基本要素，进行明确的分工，使每项工作规范化，建立责任制，然后进行科学的组织综合。概括起来就是整体把握，科学分解，组织综合。

2. 相对封闭原则　为了实行有效的管理控

制，管理系统应该是一个闭环控制系统，系统内的管理手段必须构成一个连续封闭的回路，否则就无法实现管理目标。相对封闭原则是根据系统原理提出的。在管理系统中，执行机构要准确无误地贯彻决策机构的指令，就要有监督机构的反馈作保证。决策机构只有根据执行情况的反馈信息，才能及时提出修正决策的正确意见。否则，不了解执行机构的情况，决策机构就不能发出正确的指令，就会影响系统目标的实现，所以管理中监督机构的反馈是必须的。

3. 能级原则 人是管理中最重要的因素。人的能量大小具有一定的级别，可以依照一定规范和标准分级，从而形成一定的序列，这就是能级。现代管理的任务是建立一个合理的能级，使管理的内容能动态地处于相应的能级中去。能级原则的基本内容有：①管理能级必须按层次形成稳定的组织结构。②不同的能级主体应授予不同的权力，实现不同的利益。只有这样才能使得各层管理者和员工在其位、谋其政、行其权、尽其责，取其值、获其荣，失职者要惩其误。有效的管理应对合理的能级给予相应的权力和待遇。③人的能量依照所在能级的位置应与相应的岗位协调，以达到人尽其才的目标。人有各种不同的才能，各种管理岗位有各种不同的能级，科学的管理必须知人善任，善于区别各种不同能级和不同素质的人，使有相应才能的人处在相应能级的岗位上，而且应当允许人们在各个能级中不断地自由运动。实现各类管理能级的对应不是绝对的，时期不同，任务不同，岗位能级就有所差异，人的才能也是不断地变化的，因此必须动态地实行能级对应，才能发挥最佳的管理效能。

4. 动力原则 管理需要有动力，它不仅是管理的能源，而且是一种制约因素，没有动力管理就不能有序地运动。正确地运用动力，使管理有效地进行下去，这就是动力原则的要求。一般管理的动力，指三种不同而又互相联系的动力。

(1)物质动力 管理中物质的动力是根本的动力，物质动力不仅指物质鼓励，更重要的是经济效益。经济效益是检查管理实践的标准，是现代管理的灵魂，没有物质动力，就无效益可谈。

(2)精神动力 主要指理想、道德、信念，包括日常的思想教育工作、精神奖励等。管理主要是人际间的活动，人是社会的人，有精神心理活动，因此必须有精神动力。精神动力是客观存在，不仅可以补偿物质动力的缺陷，而且本身就有巨大的威力。在特定条件下，精神动力可以大大超越物质动力，成为决定性的动力。思想教育工作也是一门科学，现代管理强调人的积极性，任何管理者都必须在进行管理的同时做好思想工作，充分调动人的积极性，才能达到管理目标。成功的管理者要依靠真理和知识的力量做工作，不仅要有广泛的自然科学和社会科学知识，同时也应该熟悉马克思主义哲学，懂得一些社会学、伦理学、人才学、心理学等，这样才能使思想教育工作发挥出应有的作用。

（3）信息动力　从管理角度看，信息作为一种动力，有超越物质动力和精神动力的相对独立性。在小生产情况下，信息量很少，也不需要更多的信息，信息的作用显示不出来。在现代化大生产的情况下，没有信息的传导是不可设想的。一个单位本身就是一个信息系统，它可以从自身及有关系统中收集一切有用的信息，进行加工处理，对处理后的信息加以剖析，依据剖析的结果作出正确的决策，采取必要的行动。同时，它又向外部环境提供信息，信息可以促进竞争，因此，它是一种经常性的动力。

5. 行为原则　调动各类人员的积极性是做好整个管理工作的根本。行为原则要求管理者对管理对象中各类人员的多种行为进行科学分析和有效管理，以达到最大限度地调动、巩固人的主动性、积极性的目的。为达到上述要求，需要注意以下几个方面。

（1）尽力解决下属人员正当的、合理的物质和精神方面客观需要，是调动人的积极性的根本前提。这种需要主要表现在：①名副其实地按劳分配，多劳多得；②受人尊重的主人翁的荣誉感；③友情和组织归属感；④积极进取行为受到鼓励。

（2）要确定组织中所有人员的具体责任，实行适当的责任制，是搞好现代科学管理的关键。

（3）对各级岗位责任落实的情况要进行验收考核。对每个人的工作效率、结果进行认真的考核和鉴定，根据考核情况按规定给予应得的奖惩。没有考核也就无法了解责任的落实情况，无法进行有效的管理。但是，作为管理者，在对下属实行考核管理时，不应搞过多的过程管理，应注重行为的结果，以此判定优劣，这样才会进一步激发人们的工作责任心、主动性和创造性。

6. 反馈原则 反馈是控制论中一个极其重要的概念。从系统控制科学方法论的角度看，一定的组织是一个闭环控制系统。反馈就是把经过处理后输出的控制信息又送回到输入端，以影响系统的性能，从而达到控制的目的。原因产生结果，结果又构成新的原因而产生新的结果，新的结果又构成更新的原因要素，由此循环往复。反馈原则要求在管理活动中，各层决策者必须把握在实现组织目标过程中的实际成效，不断提出新的措施。在管理过程中，反馈的主要作用就是对执行的前一个决策引起的客观变化及时作出有益的反应，并提出相应的决策和建议。一个决策过程是否有效，很大程度上取决于是否有灵敏、准确、迅速的信息反馈。灵敏就是能够及时发现管理与变化着的客观现实之间的矛盾；准确就是对多种信息的滤过和加工能去伪存真；迅速就是根据反馈的信息及时调整、修正管理活动，使之更符合实际情况，获得更大的效益。反馈原则要求在管理体制上保证信息反馈系统的有效运转，使整个控制系统有充分的活力。

7. 弹性原则　管理是一个动态过程。管理的弹性原则是指在动态管理中必须留有充分的余地，以便及时调整，保证完成预定的目标。在管理实践中，往往要涉及众多因素，人们要想掌握所有因素是不可能的，不存在完全正确的管理，科学的管理要承认自己对客观事物的认识有缺陷，要留有余地。管理本身是一种人的活动，管理者与被管理者都是有思维活动的人，在某一地方、某一情况下适用的管理方法，在情况变化时就不一定有效，所以管理要注意有弹性，不可绝对化。尽管人们致力于寻求最优化，但是总会有意外的情况出现，应该使管理从一开始就保持可调节的弹性，以便对意外的情况能及时采取对策。

8. 价值原则　效益原理的核心就是价值原则。价值原则就是研究耗费带来了多大效用，按照价值原则，管理工作要把大价值、高效能、低成本作为自己的目标。现代管理科学的价值原则强调经济价值与社会价值的统一。只追求经济价值的管理者是不能很好地履行自己的职责的。管理的各项工作要紧紧围绕着提高经济效益和社会效益，科学有效地使用各种资源，以实现管理的真正价值。

第二节 护理管理学的概述

一、护理管理的概念、任务和特点

（一）护理管理的概念

护理管理是以提高护理服务质量作为主要目的的工作过程。世界卫生组织（WHO）给护理管理作了如下定义：护理管理的任务和特点是为了提高人们的健康水平，系统地利用护士的潜在能力和有关其他人员或设备、环境和社会活动的过程。现代护理功能是以增进人类健康为主要任务，包括指导保健、预防疾病、处置分娩、照顾产妇、协助康复事业等业务综合而称为护理。为了实施护理，要明确护理的功能，确立护理组织，还要实施科学有效地管理。

（二）护理管理的任务和目的

护理管理是卫生事业管理的重要组成部分，它的任务是研究护理工作的特点，找出其规律性，对护理工作的诸要素（人员、技术、设备、信息等）进行科学的计划、组织、控制和协调，以提高护理工作的效率和效果，提高护理工作质量。护理工作的服务对象和任务决定了护理管理应是以提高护理质量为主要目的。也就是要运用最有效的管理过程，提供最良好的护理服务。护理质量的高低取决于护理管理的水平，所以，护理管理是保证、协调、提高护理工作的关键。目前我国护理管理学面临的任务是：总结我国护理管理的经验，上升为理论，并理论联系实际；研究各国护理管理的经验和技能，引进、消化和提高；建立有中国特色的护理管理学科。

（三）护理管理的特点

1. 护理管理要适应护理学科的特点 护理作为独立的学科有其自身的规律性。护理学要综合应用人的心理和生理相互关系的知识，以及自然科学、社会科学、人类科学方面的知识，帮助、指导、照顾人们保持或重新获得体内、外环境的相对平衡，以达到身心健康，精力充沛。在医学模式向生物－心理－社会医学模式转变的过程中，护理工作有了较大的发展，更显示出其独立的、自身的规律和特点。护理管理必须适应这种发展和进步，如在医院护理工作中如何协调完成好护理病人和辅助医师诊治的双重任务；护理工作的分工和人员训练如何适应实施整体护理的需要；如何培养和保持护士的良好素质以适应护理工作的特殊要求；管理工作如何加强职能以保证护理工作科学性、连续性和服务性的统一以及充分考虑护理人员的性别特点等。

2. 护理管理具有很强的综合性和实践性特点

（1）护理管理学的基础是一般管理学原理，管理学是一门综合性应用学科。影响管理活动的因素是多种多样的，要搞好管理工作，需考虑到

组织系统内外多种错综复杂的因素，要应用多种
学科的研究成果，如经济学、社会学、行为科
学、运筹学、系统工程、电子计算机等。在护理
管理中，来自系统内外的影响因素也是十分复杂
多变的，如政策、法律、环境设备、技术水平、
组织机构、目标、人员状况等，所以护理管理也
要综合考虑多方面因素，综合利用各方面知识和
理论。

（2）护理管理的实践性表现为其具有可行性。
护理管理的理论能够应用于实践，才能真正发挥
这一学科的作用。因此，在学习和研究的过程中，
应注意总结和结合我国的实际情况，建立符合我
国国情的护理管理学。

3. 护理管理具有广泛性特点　主要表现在管
理的对象和范围广泛及参加管理的人员广泛两方
面。一方面，护理管理对护理工作所涉及的范围
及所需要的资源都要进行管理，如组织、人员、
技术、质量、科研、教学、经济等方面及病房、
门诊等各部门的管理。另一方面，在护理工作中，
进行管理活动的人员也更加广泛。护理管理的人
员大体可分为三个层次，不同层级担负的责任不
同，护理部正、副主任作为上层主管人员负责组
织指导全院性护理工作，制定标准、控制质量等；
科护士长是中层主管人员，其主要责任是组织贯
彻执行上级制定的政策，指导下层护理管理人员
的工作；病房护士长或护士组长是下层管理人员，

主要是管理和指导所属护理人员护理病人。在临床护理工作中，每一位护理人员都参与了病房管理、病员管理、物品管理等，都要进行一定的管理活动，一位称职的护理人员应当具备一定的管理经验和能力。护理管理的广泛性不仅要求管理人员掌握更多的管理理论和知识，也要求管理知识更加普及。

二、护理管理学概述

（一）护理管理学的概念

护理管理学是研究护理管理活动中普遍规律、基本原理、方法和技术的学科。护理管理学是护理学的一个重要内容，也是卫生事业管理的一个组成部分。

（二）护理管理学的研究对象

根据管理学的研究内容和特点，凡护理学研究的领域或护理实践所涉及的范围都是护理管理学的研究范围。在这些范围内，护理管理作为一个活动过程，其基本规律（包括一般原理、理论、方法和技术）、基本职能都是护理管理学的研究对象。

（三）管理学对护理工作的影响

护理工作的实施不仅仅靠一些具体技术，而是有一整套行之有效的方法和制度，以保证护理组织中的全体护理人员完成制定目标。护理学学科产生，与管理工作密切联系在一起。在创建近代护理学的同时，也创立了护理管理。南丁格尔在克里米亚战争中所做的大量工作中，更多的是管理工作。在她创建的近代护理学中，操作程序与当时开始研究的科学管理理论可以说是并驾齐驱的。从基本建设到规章制度的建立、整顿和管理工作，保证了医疗护理技术的实施，从而提高了护理效果。这不仅确定了近代护理学的地位，而且也成为护理管理的范例。南丁格尔所以能作出如此贡献，是由于她接受了早期管理思想的影响，把所学的科学知识有机地用于护理实践，在实践中整理出了符合逻辑的理论，总结出了一套医院护理管理的经验。这不仅为以后的医院管理奠定了坚实的基础，而且她的管理经验沿用至今。

（四）学习护理管理学的意义

管理是有效地组织共同劳动所必要的，是可以开发利用的资源，它在现代社会中占有很重要的地位和作用。科学技术决定社会生产力发展水平，但是如果没有相应的管理科学的发展，则会限制科学技术成果作用的发挥。所以有人将科学技术和管理科学比喻为推动现代社会发展的两个车轮，两者缺一不可。管理的潜力比技术的潜力更大，提高管理水平是见效快、经济的办法。同样，护理科学要想获得飞跃发展，也离不开管理科学。良好的护理管理可以使护理系统得到最优运转，提高护理质量。目前我国护理管理在许多方面还处于经验管理阶段，缺乏科学的计划、科学的标准，这也影响了学科本身的发展，需要逐步提高到科学管理和现代管理水平。现代医院是个比较复杂的系统，护理工作在医院中占有很大的比重，在医、教、研及预防保健工作中，护理人员担负着重要任务，是一支重要力量。护理工作的优劣，将直接影响整个医院的医疗质量和工作效率。因此实现护理管理的科学化、现代化，不仅有利于护理学科本身的发展，而且对于促进医院建设和推动医学科学的发展都起到了不可低估的作用。提高护理管理水平，应该使护理管理知识成为高级护理人才和护理管理人员必备的知识。管理工作贯穿在护理工作的整个过程中和护理工作涉及的各个方面，如病人的管理及病人休养环境的管理等。所以，不同层次的护理人员也都负有管理的责任，都应懂得一些管理知识，使之和护理事业的发展相适应。

第三节　护理管理的组织和体制

　　组织是管理的基本职能之一。为了实现管理目标，必须要有组织保证，必须对管理活动中的各种要素和人们在管理活动中的相互关系进行合理的组织。组织管理也是护理管理中的重要内容，它是完成各种管理活动的基础。它与其他方面的管理有着相互作用、互为因果的关系。

一、组织的概念和组织结构

（一）基本概念

1. 个体　管理学中讲的个体主要是指个人，即个别的人。

2. 组织　是为了实现共同目标而协作的人群活动系统。管理学中讲的组织是指按一定目标所形成的权责角色结构，它包括以下三层含义。

（1）组织是实现目标的工具。首先有一定的目标，为了实现这个目标而进行分工合作，建立某种权责关系，从而形成组织。它是实现目标的工具，是人为的结果，受目标左右，其规模受业务量的影响。

（2）组织有一个共同目标，即组织活动所要达到的目的。如医院就是一种组织，它有明确目标：治愈病人，保障健康，病人满意。凡是一个组织的成员，都有一个共同的目标。

（3）组织包括不同层次的分工合作。组织的目标是单独的个体所无法达到的，组织的效率也是单独的个体所无法比拟的。组织为了达到这样的目标和效率，就必须分工合作，并需要不同的权力和责任制度来保证。如一个医院，有院长、科室主任、护士长，各有明确的职权和职责。组织的分工合作需有上下层次，构成一个权责角色结构系统。

3. 群体　是由某种社会关系连接而成的，具有独立特征从而能与其他人群及个人区别开来的聚合体。群体是人类社会的基本组织形式，现实社会中的每一个人，一来到这个世界上，实际上就已面对既定的群体。组织也是一种群体，它的产生也有历史必然性，如政党、军队等，但是作为一种群体的形成，其是包含主观努力的。如政党在它产生的历史时机成熟之后，仍需要有人去发起、组织，制定纲领、章程，设立各级组织、机构。组织也被称为组织群体，组织群体内部联系紧密，主要靠人为制定的目标、任务、组织机构、纪律等组织手段来联系。群体与组织的区别在于群体的外延更宽泛，组织是一种特殊类型的群体。组织管理中个体的某些行为，实质上是与其所属群体的影响不可分割的。

4. 团队 目标一致，各司其职，和而不同且凝心聚力。是为了实现某一目标而相互协作个体所组成的知识正式群体。

(二)组织结构

组织的各个组成部分的搭配和排列称为结构。组织结构是指构成组织的各要素之间的相对稳定的关系模式。它是表现组织各个部分排列顺序、空间位置、聚集状态、联系方式以及各要素之间相互关系的一种模式，是执行管理和经营任务的体制。组织的结构可以划分为四种基本类型，管理人员在这些类型的框架结构中，协调人们的活动。但是在现实的管理中，大部分组织并不是纯粹的一种类型，而是多种类型的综合体。组织结构的基本类型如下。

1. 直线型结构 又称单线型组织，是最简单的一种组织类型。在这类组织里，职权由上层"流向"组织基层，不设置工作部门，领导直线与下属联系，结构简单明了。结构的基本特点是：组织中的各种职位均按垂直系统直线排列，上下级和同级之间关系明确，呈金字塔形。在这种组织中实行的是没有职能结构的"个人管理"，要求管理者是"全能"式人物。这种结构的优点是机构简单，权力集中，命令统一，决策迅速；缺点是组织规模较大、业务较复杂时，所有管理职能集中于个人，部门间协调也差，易发生高层主观专断，而且不利于组织内部人员发挥创造性和主动性。所以，这种结构只适合于级别较低的单位。

2. 直线－参谋型结构 结构的特点是实行高度集权，按组织和管理职能划分部门，设置机构。直线指挥部门和人员在自己职责范围内有一定决定权，对下属有指挥命令权，对所属工作负全责；职能部门和人员是参谋，对上下级直线部门只有对上提建议和对下业务指导权，没有指挥权和决定权。组织的优点在于：可以统一指挥，严格责任制，避免多头领导，直线部门和人员都有参谋和助手，可以弥补主管人员知识结构、时间、精力不足，实施有效的管理。缺点是易造成上一级职能部门和下一级直线部门职责不清，增加主管人员协调难度；下级部门的积极性和主动性发挥受到限制；部门之间互通情报少，直线部门和参谋部门之间易因目标不统一而产生矛盾，整个组织适应性差。

3. 矩阵型结构　这种组织形式既保留了直线－参谋型组织结构，又有按规划目标划分的横向领导系统，由于横向间可以发生联系，增加了管理的灵活性，现代医院应是既有直线参谋，又有横向联系的矩阵组织。

4. 委员会组织　来自不同领域的人聚集在一起研究管理或学术问题，常与上述组织相结合形成委员会式组织。委员会可以是比较永久性的，也可为临时需要而建立。优点是：集思广益；协调好；防止权力过分集中；下级参与管理；加强沟通；代表团体利益；促进主管人员成长等。缺点是：耗费时间和成本；妥协与犹豫不决；职责分离；一个人或少数人占支配地位。

（三）正式组织与非正式组织

组织还可以分为正式组织和非正式组织，这是根据巴纳德和霍桑试验的研究结果提出的概念，在管理学上有很重要的意义。现代管理学是以正式组织为认识对象的。人群关系论是以非正式组织为认识对象的。

1. 正式组织　亦被称为显结构，指为了实现组织目标，有目的、有意识地设计和建立的各种关系体系。主要包括组织中各种职位之间的责任、权力、利益关系；一些相关职位形成的各个不同的工作群体、工作部门之间的责任、权利、利益关系。这是每个人都能在组织系统表上得到典型表现的职能关系，一般有组织系统图、组织章程、职位及工作标准说明的文件。正式组织的实质就是有自觉的共同活动的目标。

2. 非正式组织 亦被称为潜结构，指没有自觉的共同目标的人们根据个人需要自发地形成的非正式关系体系。非正式组织的特点：组成不是由组织或职能部门组建，是自然或自发形成的，一般而言是没有章程和确定的权利、义务的群体。非正式组织的维系力量是在内部，靠成员之间情趣一致或爱好相仿以及彼此需要心理、情感上的原因及力量。一般都有自己的领袖人物，是自然产生的，其常常比正式组织的领导者更具有权威性，对成员影响也更大。非正式组织成员间一般有较强的凝聚力，这种凝聚力突出表现在自卫性和排他性上。非正式组织内部信息传递带有明显的感情色彩，这使得其内部信息交流具有渠道通畅、传递快的特点，并且以感情作为判断是非好恶的标准。非正式组织可以根据其产生的原因分成利益型、信仰型、目的型、压力型、需要互补型、宗族亲朋型、娱乐型。这些不同类型的非正式组织在实际工作中所起的作用各不相同，有的对实现组织目标产生积极作用，有的对实现组织目标无明显作用，有的则有明显的破坏和干扰作用。值得注意的是，这些作用不是一成不变的，是可以发生转变的，这就需要管理人员给予适当的引导。

二、组织工作及基本原理

组织工作是指设计合理的组织结构，并使组织结构这个"静态框架"有效地运转起来，为成功地实现既定目标而采取行动的全过程。管理工作的三个基本职能之一是组织职能。组织工作是指为了实现管理目标和计划，对人们的活动进行合理的分工和协作，合理配备和使用资源，正确处理人际关系的活动。

（一）组织工作的作用

主要作用是发挥系统的整体功能。任何一个组织都是由许多人集合起来的，要想同心协力完成一个共同的目标，就需要组织工作，把人们的协作愿望统一到组织共同目标上来，这就意味着个人行为的自我控制，即个人行为的非个人化，用通俗的话讲就是发扬集体主义的精神。现代管理更需要这种精神，因为任何一项成就都是以出色的组织工作做保障的。组织工作的作用还在于进行合理的分工协作，组织是分工协作的基础，分工协作可以大大提高效率。实施有效的统一指挥是组织工作的重要作用，统一指挥是任何组织达到共同目标的必要条件。

（二）组织工作的过程

组织工作的过程是一个连续不断的活动过程，它围绕组织目标进行协调，使组织结构能够适应外界环境的变化而生存、发展，组织工作的实质就是围绕组织目标进行协调的全过程。组织工作的过程就是根据组织目标建立组织结构，及考虑内、外环境因素调整组织结构的过程，其包括以下逻辑步骤：①确立组织目标；②对目标进行分解，拟定派生目标；③确立和分类为实现目标所必需的各项业务工作；④根据可利用的人力、物力以及利用这些人力的最好方法来划分各种业务工作；⑤授予执行有关各项业务工作的各类人员职责和权限；⑥通过职权关系和信息系统，协调各单位各部门，上下左右联成一体；⑦随组织的运转、变化进行调整。前两步实际是组织工作的依据，后几步才是组织工作的实质内容。

（三）组织工作的基本原理

1. 目标统一性原理 是指组织中的每一个部门都必须有助于组织目标的实现，各个部门、各个科室的分目标必须服从组织的总目标，用组织目标来统一组织各部门的活动。管理组织的设计、人员的选用，都要服从和满足组织目标的实现的需要。

2. 统一指挥原理 即一个部属只能接受服从一位上级主管的指挥，这样才能保证组织的行动统一，步调一致，才能显示组织的力量。根据这个原理，在一定组织中，权力系统是依靠上下级之间的联系所形成的权力链构成，从组织最上层开始往下直到最下层具体操作人员，每个职务都有人负责并知道应向谁负责，下属只执行来自一个上级的权力和决策并对他负责，这就是指挥链。管理的指挥链像一座金字塔，它是决定权力、责任和联系的正式渠道。统一指挥原理还清楚地规定了参谋职能，即参谋有权提出建议，提供情报，但无权过问某一直线管理人员的下属的工作。参谋是给直线指挥人员起咨询和促进作用的。

3. 管理宽度原理　管理宽度也被称为控制跨度，指上级直接控制下属的数目，数目越多表示控制跨度越大，数目越小则表示控制跨度越小。这个原理是讲主管人员要有效地管辖、监督、指挥其直接下属人员的能力是有规定的限度，这个限度就是管理宽度。组织中任何一个层级上的管理部门其控制跨度都不应随意，超出管理宽度则无法进行有效的管理。管理人员的管理宽度，取决于诸多影响宽度的因素，如工作类型、主管者个人能力、下属人员素质等。管理宽度的原理是设计组织结构的依据，管理宽度大则层次少，管理宽度小则结构层次多。

4. 最少层次原理　是指组织结构要想尽可能做到合理、有效地运转，其管理层次就要尽可能少。根据管理宽度原理，管理宽度越小管理的层次就越多。在最高领导和基层工作人员之间层次越多，沟通越不利，一方面层次多，传递速度减慢；另一方面层次多，易造成情况失真。所以在有效的管理宽度内，管理层次越少越好。

5. 授权原理　为了保证有效的组织工作，主管人员必须把职权授予能胜任的下属，这就是授权的原理。适度的授权是必要的，因为管理者受管理宽度的限制，授权可以减轻上层主管的负担，以集中精力于重要的决策。能否充分的授权也是能否最大限度地调动下属积极性的问题，下属的积极性得不到充分的发挥，可能采取不在其位不谋其政的消极态度。授权可以创造一个协作的、高士气的、有效协调的环境。

6. 权责对等原理　这个原理是指组织中的职权和职责必须保持对等，所授职权不能大于也不应该小于所授的职责。职权是指组织中与一定工作职位相联系的权力；职责指同一定职位相联系的工作责任。职权与职责密切相关，权力是为履行职责服务的，是职位的工作责任的需要。在组织中，主管人员的职权、职责、职务三者应是对等的。一个领导人要率领他所隶属的人员完成某项工作，就必须拥有包括指挥、命令等在内的各种必备的权力，而且要履行其所承担的责任。只要权力、不负责任是不称职，只给责任而不给权力则无法承担责任，所以要权责对等。

7. 分工原理　分工，意味着明确要负的责任和要尽的义务。分工的原理表明：为了实现组织目标效率，组织必须实行劳动专业化，对各项任务和工作进行分工并做到彼此间协调，要根据人员的情况委派职务，委派的职务越是适合于担任这一职务的人的能力与动机，组织结构就越有效。核心问题是要分工合理，使人尽其才，才职相称。

8. 弹性原理　组织要想获得成功就必须有弹性，这就是说，组织必须有能力适应变化着的环境，能针对变化的环境作适应性调整。任何一种组织形式都有优点和缺点，如集权组织（直线型），信息传递速度快，指挥灵敏，但忽视成员个人行为，影响个人积极性的发挥，从而影响工作效率。所以没有一个适应一切情况的组织结构，应根据实际情况设置和调整结构。

三、组织沟通

（一）基本概念

1. 沟通　人与人之间传达思想、概念以及交换信息情报的过程就是沟通。一般意义上讲沟通是指两个人或两个以上的个人使用文字、语言、图片、行为或其他事情为某种目的而彼此互动，以便共享消息或资料的过程。

2. 组织沟通　指组织内部信息交流、信息传递过程。组织沟通可以根据沟通渠道的不同，分为正式与非正式两种类型。

（1）正式沟通　指通过组织明文规定的渠道进行的沟通，如汇报、传达命令、召集会议等，这种沟通同组织结构有着密切的关系，它是沿着权力链进行的，它使组织的指挥和参谋职能得到加强，但是也可以因此而缺乏灵活性，延误信息的传递，因其是以传达情报为目的使用沟通工具，所以也可以称之为工具式沟通。一般讲组织沟通主要指正式沟通而言。

（2）非正式沟通　是指在正式沟通渠道以外所进行的信息沟通，这种沟通可满足某种需求，沟通的目的在于表达情绪状态，解除内心紧张，征得对方同情、共鸣，确定与对方的人际关系。思想工作也属于一种沟通，它的目的是通过沟通发挥教育作用，调动人的积极因素，所以管理人员也必须重视这种沟通。

（二）组织沟通的作用

沟通的职能是使有组织的活动统一起来，它既是社会的输入信号注入社会系统的手段，又是改正行为、引起变化、使信息发挥作用达到目标的手段。所以，每个管理者必须对沟通的作用给予充分的重视。

1. 沟通是提高管理有效性的保证　沟通可以收集传递信息情报，没有信息的传递和交流就谈不上管理。组织中每一层级的联系、组织内部各部门的协作、各项工作的衔接都是靠沟通传递而实现的。可见实施组织管理如果没有沟通或沟通不畅，就不能保证管理的有效性，使组织陷于瘫痪。

2. 沟通是实现决策科学化、民主化的重要途径　沟通是决策的前提，没有沟通就无法获取信息情报，目标的设立、计划的制定、人力及其他资源的配备、工作进程的控制、调整就无从谈起，管理人员也就无法进行决策。通过与组织外进行沟通，可以获得组织系统外部环境变化的信息；与组织内的信息沟通，可以使管理者了解下属的需要、工作的士气、组织内部各部门的关系、管理的效能等方面的情况，为决策提供参考。一个决策过程要想达到科学化、民主化，就必须要有充分有效的沟通作前提。

3. 沟通可以促进组织成员了解和确认组织目标，改变人们的行为和态度　任何政策、制度、要求、指示、规定等都是通过信息传递的方式传达到组织中的每个人，通过对组织目标的解释和宣传，可以使组织中的各个子系统和全体成员不断以总目标为参照系调整自己的行为，使整个组织更加统一，使人们能按照统一的要求认识问题、协调工作。

4. 有效沟通可以建立和改善人际关系，增加组织内聚力　只有沟通人们才可能交换思想、传递感情、建立关系。对于每个组织成员来说，能够得到应当知道的信息，不但对其工作有所帮助，而且会使他产生满足感、被尊重感，使他意识到自己在组织中的地位。可使组织成员增强对组织的感情和向心力，增加组织的内聚力，激发出更大的积极性和主动性。从心理学角度来看，每个人都有进行信息交流的权利和欲望，如果这种需求不能通过正常的沟通得到满足，就会产生消极影响，以传播小道消息等方式进行沟通，而这类方式常常干扰组织目标的实现。

（三）组织沟通的途径与方式

1. 组织沟通的途径 是指信息在沟通过程中所经由的路线、路径或渠道，也就是信息论中所讲的信道（网络）。一般讲组织沟通的途径主要指正式沟通的途径，按其形式的不同可分为以下几种。

（1）下行沟通 即指信息自上而下的沟通。这种沟通的内容包括上级机关制定的方针、政策、要求、指示、任务、计划、法规等。在组织沟通中，只有及时搞好下行沟通，才能获得下级的信任和支持，才能有效地完成工作。

（2）上行沟通 即指信息自下而上的沟通，如请示、汇报等。它是下行沟通的依据，如果上行沟通不畅，就容易造成下行沟通失误。要搞好上行沟通，就要有相应的措施和制度的保障，这样才会提高上行沟通的质量。

（3）平行沟通 上行和下行沟通都是指在组织内的纵向沟通，组织内的横向沟通称平行沟通。组织内同级之间的沟通在管理中也非常重要，这种沟通能促进组织内的信息交流，彼此交流经验、资料、情报，可以增强组织的协调性。

（4）双向沟通　在组织沟通过程中，每一个人都是信息的发送者兼接收者，在这里联系信息发送者和接收者的沟通途径的功能是双向的。当然也有人把作报告、演讲等形式的信息发送沟通称为单向沟通，把会谈、讨论等形式的沟通称为双向沟通。但是，一个完整的信息沟通过程，不仅仅是发送者单方地向接收者发送信息，也应包括接收者对信息作出一定的反应。

以上几种类型的沟通途径一般用于正式沟通，非正式沟通往往是不规则的，其途径主要是通过组织中人与人之间的关系网络。如果组织中人际关系融洽、友好，相互间可以促进协作，则非正式沟通就能有效地发挥积极作用；如果情况相反，非正式沟通就有可能妨碍有效管理。非正式沟通的途径作为正式沟通途径的补充，有其特有的功能，同正式沟通途径相比，非正式沟通途径能更灵活地、迅速地适应事态的变化，而且可以省略许多文件和程序。但是这种沟通难以控制，随意性强，存在着可能传递不准确的、错误的、被歪曲了的情报等弊端，有时也会阻碍组织有效地进行活动。

2. 组织沟通的方式　沟通的方式可以分为语言沟通和非语言沟通两种。

（1）语言沟通　包括口头沟通和文字书面沟通。口头沟通就是利用言语进行沟通。这种沟通方式能够自由地使沟通双方或沟通各方迅速地交换意见，澄清疑点或解释语义方面的歧义，能够使信息接收者容易了解和接收信息内容，取得反馈，具有速效性。但是这种沟通方式由于多是即时进行的，并且人们总是尽可能表达自己的看法，所以有可能造成信息的误传。文字书面沟通是组织沟通的重要形式，具有权威性，由于人们在使用这种方式时比较慎重，要从容思考、准确遣词，因而信息准确度较高，而且书面沟通可以保留记录便于考查，还可以散发、扩大信息沟通的范围。这种沟通方式的不足是不能当时取得反馈信息，良好的书面沟通也要求沟通双方具备相当能力（阅读、写作），否则会严重影响沟通效果。

（2）非语言沟通 包括使用动作、表情、行为等非语言方式来表达一定意思以达到沟通的目的。非语言沟通有时能够起到语言沟通所起不到的作用，它常被用来作为沟通的辅助手段，但是这种沟通方式受时间和空间的限制，易受干扰使信息失真，只有沟通双方在同一现场才能进行，而且如果信息接收者不理解信息发出者表达的意思，就会妨碍沟通的实现。

(四)组织沟通的原则

1. 明确的原则 当信息沟通所用的语言和传递方式能被接收者理解时，被认为是明确的信息。进行组织沟通必须使用明确的信息，否则会影响组织决策，引起混乱。发出信息要用别人能理解的文字、语言、口气来表达，是信息发出者的责任。发言人应有较高的表达能力，熟悉对方所能接受的语言，减少沟通障碍。

2. 完整性原则　组织内沟通应按组织结构的完整性进行，上级主管人员不应超越下级主管直接向有关人员发布指示，只有在时间不允许时，采用越过下级主管人员直接发指示的做法才是必要的，但必须以保证维护组织的完整性为前提。

3. 战略上使用非正式组织的原则　由于非正式组织在沟通中的特点，所以只有当主管人员使用非正式组织来补充正式组织的信息沟通时，才会产生最佳沟通效果。非正式组织可很快传递信息，以完善补充正式组织的沟通渠道，对做好组织的协调工作有一定的积极意义。非正式沟通渠道的消息对完成组织目标有不利的一面，但可反映正式沟通渠道是否通畅，对非正式沟通渠道应兴利除弊。

（五）组织沟通的障碍及影响因素

1. 语言障碍　主要指语言表达的正确性、精确性、概括性、抽象性方面的问题使沟通出现障碍。如上级主管人员在批文中使用"原则同意"一语，可能造成下级的误解，让下级无所适从。

2. 知觉障碍　所谓知觉，是指人对事物的认识。由于人的经历、文化知识水平、性格及其他方面的因素不同，对一事物可能会产生不同的看法或结论。如对某项工作的评价，有的说好，有的说问题不少等，往往夹杂着个人的爱好与憎恶。

对事物的知觉不同，会造成沟通的障碍。另外，如果某一部门对自己的职能只拘泥于狭隘的固定观念，失去整体目标，也会影响知觉产生错误和偏见，犯"盲人摸象"的错误。

3. 心理障碍

（1）上下级关系障碍　在组织管理过程中，上级主管的直接目标是实现所制定的组织目标。而下属的直接目标是完成上级交给的任务，上级不可能完全了解下级的困难，下级也不可能完全理解上级的意图，由此而形成沟通障碍。在实际工作中，常可见到上级为显示自己的权威而随意指挥下属的行为；下级为迎合上级需要而汇报材料、看眼色行事，有时是为了自我庇护，有关坏事的情报往往途中被扣压或伪装。

（2）年龄障碍　也就是所谓"代沟"。年龄大的人往往希望年轻人接受他们的经验，认为年轻人爱好高骛远，不肯脚踏实地工作；年轻人则认为老年人知识老化，思想陈旧。

（3）情绪障碍　当一个人情绪好的时候，易接受批评和建议；倘若在情绪不佳时施以批评，往往造成心理上的屏蔽和反感，有中断沟通的可能。

4. 时间、空间障碍　由于信息技术的发达使这方面的障碍得到了相当程度的克服，但是这种障碍仍然有损沟通。如长距离沟通借助于电报、电话仍然会受到限制，影响沟通；匆忙的交谈也会使沟通大打折扣，上下级之间进行交流尤是如此。

5. 组织结构障碍 设计组织结构时应考虑组织沟通的途径是否通畅，应对沟通的线路、时间作出科学安排。组织层次应该合理，过多的层次会影响沟通的速度和准确性。

6. 信息过量障碍 信息过量会使正常组织沟通受到严重妨碍甚至中断。为了防止组织沟通出现障碍，应该采取有效的防范措施，如组织尽可能形成规范的语言，沟通时使用易为对方接受的语言，必要时给予重复，进行双向沟通，使沟通双方有平等地位，防止报喜不报忧，注意提高人员的素质等。有效的组织沟通可以提高组织内聚力，提高工作效率，所以应给予应有的重视。

四、我国护理管理的组织系统

（一）各级卫生行政部门的护理管理体系

国家卫生健康委员会是国务院的一个部门，是主管全国卫生工作的国家卫生行政领导机关。它负责制定、实施党和政府的卫生工作方针、政策；组织医药卫生科技人员开展防病治病工作，保护人民身心健康，提高全民健康水平。医政司护理与康复处是国家卫生健康委员会内主管护理工作的职能机构，它负责为全国城乡医疗机构制定有关护理工作的政策、法规、人员编制、规划、管理条例、工作制度、职责和技术标准等；配合教育及人事部门对护理教育、人事等进行管理；并通过全国护理中心进行质量控制技术指导、专业骨干培训和国际合作交流。护理教育工作由科教司负责。各省(市)、自治区卫生健康委员会均有一名领导分管医疗和护理工作。除个别省市，地(市)以上卫生健康委员会普遍在医政处(科)配备一名主管护师(或主管护师以上技术职务)全面负责本地区的护理管理，并根据需要和条件配备适当的助手。为了加强护理专业技术指导和质量控制，充分发挥专业技术人员的作用，各省、自治区、直辖市卫生主管部门，重视加强各级护理学会的工作，支持他们积极开展学术活动。有的在卫生主管部门领导下，吸收有专长和经验的护理骨干组成护理专业技术管理委员会，协助卫生行政部门开展护理技术指导和质量控制。

(二)医院护理指挥系统

医院内护理指挥系统是医院系统中的一个子系统，是实施护理组织管理的核心，它与医院内其他子系统之间有着密切的联系，相互依存并相互制约。根据国家卫生健康委员会发布的相关规定，医院护理指挥系统的设置如下。

县和县以上医院都要设立护理部，实行院长领导下的护理部主任负责制。护理部主任直接领导或指导各科室护理工作，各科主任对护士长是领导或业务指导关系。护理部主任负责全院护理人员培训、院内调配、考核、奖惩等。护士的调出调入、晋升、提级、任免及护校毕业生的院内分配，由护理部提出意见，会同人事部门决定。为了加强护理技术管理和护理科研工作，护理部主任参加医院学术委员会，委员会下设护理学术组，为护理业务技术提供咨询，评议护理科研成果。床位多且任务繁重的医院，可设科护士长。科护士长由护理部主任聘任，在护理部主任领导和科主任业务指导与配合下，全面负责所辖科的护理管理，有权在所辖的范围内调配护理人员。病房护理管理实行护士长负责制。病房护士长在科主任领导和护理部指导下做好病房管理工作。护士长领导护士完成护理工作，在完成病房管理，贯彻各种规章制度的过程中，护士长对全病房工作人员有指导责任。医院护理指挥系统应是一个由护理部主任、科护士长、护士长三级负责制，或总护士长（护理部主任）、护士长二级负责制构成的组织系统。

第二章　护理质量管理

护理质量管理是护理管理的核心，提高护理管理和技术水平，最终目的就是为了提高护理质量。在现代医院管理中，质量管理应是一个完整的质量管理体系，而护理质量管理就是医院质量管理系统中的一个重要子系统。建立护理管理的质量管理体系，是实现医院科学管理的重要标志。

第一节　护理质量管理的概述

一、基本概念

（一）质量

"质量"这个词常用于两个不同范畴，一个是指产品、工作或服务的优劣程度；另一个是指物体的物理质量。我们讲质量管理用的是第一种含义。

关于质量的定义有各种不同的解释，德国质量协会（DGQ）的定义是：质量是一种商品或一项服务工作适合于完成预定要求的属性。医疗护理工作是以救死扶伤为目的向病人提供服务，所以其不仅有质量含义，而且与其他行业的质量相比显得更为重要。故这一定义也适用于护理质量管理。辩证唯物主义认为，质的稳定性是以一定量的活动限度为必要条件的，量是事物存在的规模和发展的程度，是可以用数量表示的规定性，其又受质的制约。因此，在护理质量管理中，必须把握质量与数量的辩证统一关系，既要注重质量指标，又要注重工作量和效率指标；既要有整个护理工作系统的标准，又要有具体操作和工作的质量标准。

1. 质量特性 任何事物的质量都是通过它的特征属性及其对有关事物的作用或效果表现出来的，这就是质量特性。某种产品质量或服务质量，一般都有若干质量特性，称为质量特性群。各质量特性之间有的有相关性，称相关质量特性；有的没有相关性，称非相关质量特性。质量特性可以引入物理量的概念分成三类，即：①可进行定量分析的特性，如长度、重量、流量等，具有这种质量特性的质量管理对象，可以进行计量质量管理；②可以计数的质量特性，如个数、次数、频数等，具有这种质量特性的质量管理对象，可以进行计数质量管理；③还有一些质量特性只能进行定性分析（分类），如转归、分型、可达范围等，对于具有这种特性的质量管理对象，也要采用相应的管理方法。随着科学技术的发展，原来只能定性评价的质量特性，可能发展为可计量的质量特性。在医院的质量管理对象中，有计量质量特性的管理对象，如生化质控、药品质量等。但是医院内大量的质量管理对象具有定性分析和计数判断的质量特性，医疗、护理质量主要是定性分析和计数判断的质量特性。

2. 质量范围　是质量概念的重要方面。凡某事物质量要素和管理因素能决定的内容，均属于质量范围。质量范围可分为绝对质量范围和相对质量范围。绝对质量范围是指质量要素所决定的质量特性，一般地说，这种质量范围是绝对不变的；所谓相对质量范围指质量管理所确定的范围，这种范围是可变的。医疗、护理质量范围是一个较复杂的问题，对医疗、护理质量进行评价，应根据医疗、护理质量特性来进行客观判断，也就是按其绝对质量范围进行判断，而不应与非质量因素混同起来，护理质量范围不应超出护理质量特性的范围。因医疗、护理科学技术尚未能控制的因素导致的疾病预后，不属于护理质量范围。分清质量范围和非质量范围，是明确质量概念的重要问题。

3. 质量缺陷　是指不符合技术规定的一种特征表象，缺陷的判定标准就是技术标准。有没有质量缺陷是认识质量的基本标志，是确定质量是否合格的分界线，质量控制归根到底是控制质量缺陷的发生。一切不符合质量标准的现象都属于质量缺陷，质量缺陷的多少、大小及其影响使用价值和服务效果的程度不同，一般采用分级的办法来加以判断，严格判断质量缺陷是明确质量概念的关键。判断质量缺陷的程度非常重要，根据国际上的习惯，质量缺陷可分成三级：①危险缺陷(危及人的生命)；②重要缺陷(可使用性严重降低)；③次要缺陷(可使用性降低不多)。但是质量缺陷不一定与质量所决定的功能或后果形成绝对的联系，也就是说不能完全根据质量决定的功能(可使用性)或后果来判断质量缺陷，如护理质量缺陷不应根据是否造成伤残或死亡来判定。医疗护理工作中的差错、事故也是一种质量缺陷，其判定和处理各有规定。不按法规制度执行也是一种缺陷。

（二）护理质量

护理质量是指护理工作为病人提供护理技术和生活服务的效果的程度，即护理效果的高低、质量的优劣。护理质量是护理工作"本性"的集中体现。护理质量不是以物质形态反映其作用与效果的，而是集中地反映在护理服务的作用和效果方面。它是通过护理服务的设计和工作实施过程中的作用、效果的取得，经信息反馈形成的。它是衡量护理人员素质、护理领导管理水平、护理业务技术和工作效果的重要标志。传统的护理质量概念，主要指临床护理质量，即执行医嘱是否及时、准确；护理文件、表格填写是否正确、清晰；生活护理是否周到、舒适、安全、整洁；有无因护理不当而给病人造成的痛苦和损害等。随着护理学学术体系的完善和护理工作范围扩大，护理学已发展为一门独立的学科，护理质量也应由上述狭义的概念发展为广义概念。医院护理质量应包括以下四个方面。

（1）是否使病人达到了接受检诊、治疗、手术和自我康复的最佳状态。护理工作的这一宗旨是护理质量的一个广义概念。按照这一概念，要求护理工作不仅是被动执行医嘱和完成各项护理操作，更重要的是主动为病人服务，这一质量概念的实质是主动性服务质量。

（2）护理诊断是否全面、准确，并随时监护病情变化及心理状态的波动和变化。护理诊断质量和监护质量，是护理质量的重要内容。护理诊断不仅要与医师诊断一致，更重要的是突出护理诊断的综合性、全面性，并发挥对病人身心动态的监护作用。

（3）能否及时、全面、正确地完成护理程序，并形成完整的护理文件。完成护理程序，不仅指执行医嘱，更重要的是针对不同病人的需要，实现护理服务程序化、规范化，使各项护理工作符合质量要求。

（4）护理工作能否在诊断、治疗、手术、生活服务、环境管理及卫生学管理方面完成协同作业，并发挥协调作用。护理质量不仅表现在护理工作本身，而且表现在对病人的特异性医学服务和非特异性医学服务的各个方面。这一质量概念，突出反映了护理质量的全面性、广泛性。

（三）质量管理与 TQC

全面质量管理（TQC）的基本理论和指导思想是把质量管理看成一个完整的系统，TQC 就是将整个管理过程和全体人员的全部活动都纳入提高质量的轨道，充分发挥专业技术和科学管理的作用，最经济地保证和提高质量的科学管理方法。TQC 使质量管理从单一角度转变为多角度、全方位的质量管理，各个不同的管理角度互相联系、互相促进、互相制约，使质量管理从整体控制、深化程度上都达到了新的水平。

（四）护理质量管理

护理质量管理就是要求医院护理系统中各级护理人员层层负责，用现代科学管理方法，建立完整的质量管理体系，满足以护理质量为中心的护理要求，一切从病人出发，保证质量的服务过程和工作过程。对护理质量实行控制的目的，旨在使护理人员的业务行为活动、思想职业的道德规范等各方面都符合质量的客观要求和病人的合理需要。通过质量控制，阻断和改变某些不良状态，使其始终能处于对工作、对病人有利的良好的符合质量标准要求的状态，用最佳参数、最短时间、最好的技术、最低的成本，达到最优化的治疗护理效果，使病人得到康复。以往的医疗护理评价也是属于事后质量评价，从一般性的质量总结检查，发展到质量管理；从质量管理发展到TQC，这是护理工作现代化建设的重大步骤。

二、护理质量管理的特点

护理质量管理作为医院质量管理的一个重要组成部分，有其自身的特点。

（一）护理质量管理的广泛性和综合性

护理质量管理具有有效服务工作量、技术质量、心理护理质量、生活服务质量、环境管理、生活管理、协调管理等各类管理质量的综合性，其质量管理的范围是相当广泛的。因此，不应使护理质量管理局限在临床护理质量管理范围内，更不应该仅是执行医嘱的技术质量管理。在整个医院的服务质量管理中，几乎处处都有护理质量问题，事事都离不开护理质量管理。这一特点，充分反映了护理质量管理在医院服务质量管理方面的主体地位。

（二）护理质量管理的协同性与独立性

护理工作与各级医师的诊断、治疗、手术、抢救等医疗工作密不可分；同时，与各医技科室、后勤服务部门的工作也有密切的联系。大量的护理质量问题，都要从它与其他部门的协调服务和协同操作中表现出来。与各部门协同配合的效果如何，是护理质量的主要表现。因此，护理质量管理必须加强协同质量管理。但是，护理质量不只是辅助性的质量问题，而是有其相对独立性，护理质量必须形成一个独立的质量管理系统。

(三)护理质量管理的程序性与连续性

护理质量是医疗质量和整个医院工作质量的重要组成部分。在这个大环节中，又有若干工作程序质量。例如，中心供应室的工作质量就是一道完整的工作程序质量；手术病人的术前护理和术前准备工作质量就是手术质量的一道工作程序质量；临床诊断、治疗等医嘱执行的技术质量，也是这些诊断、治疗工作质量的工作程序质量。工作程序质量的管理特点，就是在质量管理中承上启下，其基本要求就是为确保每一道工作程序的质量进行质量把关。不论护理部门各道工作程序之间或是护理部门与其他部门之间，都有工作程序质量的连续性，都必须加强连续的、全过程的质量管理。

三、护理质量管理的意义

质量管理对于各个行业都具有头等重要的意义，护理质量管理是护理工作必不可少的重要保证。质量保证是护理工作开展的前提，因为护理服务的对象是人，护理工作质量的优劣直接关系到病人生命的安危，所以护理工作必须保证质量。救死扶伤，实行革命的人道主义，全心全意为人民服务的宗旨就具体体现在质量管理工作中，提高护理工作质量是护理管理的核心问题，通过实施质量管理控制，可以有效地保证和提高护理质量。在整个医疗系统中，护理工作是一个重要的组成部分，它不仅占有很大的人员比例，而且参与涉及整个医疗工作的各个环节，护理质量是医疗质量的组成部分，良好的护理质量是取得良好的医疗效果的重要保证。随着现代医学科学的发展，现代医学模式要求护理工作能提供全面的、整体的、高质量的护理，以满足病人身心各方面的需求，这就要求护理人员不仅要掌握大量的知识，提高技术水平，而且要有现代化的质量管理，建立质量管理体系是现代化管理的重要标志。所以，护理质量管理不仅对目前开展护理工作具有重要意义，而且对于促进护理学科的发展和提高护理人员的素质也具有深远意义。

第二节 护理质量管理的标准

一、标准及标准化的概念

标准化是进行质量管理的基础，没有标准质量就失去了衡量的尺度，也就无所谓质量；没有标准和标准化就没有真正的质量管理，所以必须对这些基本问题有所认识。

（一）标准

标准是对需要协调统一的技术或其他事物所作的统一规定。它以科学技术和实践经验为基础，经有关方面协商同意，由公认的机构批准，以特定形式发布，其目的是为了获得最佳秩序和社会效益。

我国的标准可以分为国家标准、专业标准和单位标准，其决定了标准的适用范围和有效范围，各类标准不得互相抵触。

（二）质量标准

质量标准是工作成果的规范，是在计划程序中能显示界限和规定的关键环节处，即"关键性的项或点"，是可以根据它对事物进行衡量的有形标志。质量标准就是事物预定要求的规定和界限。

（三）护理质量标准

是护理质量管理的基础，是护理实践的依据，是衡量整个工作或单位及个人的工作数量、质量的标尺和砝码。护理质量标准是以工作项目或管理要求或管理对象而分别确定的。因为护理质量是根据若干的质量特性群所确立的，又有若干的质量关键项和点所组成的质量体系，所以护理质量应有各种不同项目、种类及一系列具体标准，形成一个护理质量标准体系。它们是彼此间有纵横联系，互为依据、相互衔接和相互制约的整体效能。

（四）管理标准

为了进行质量管理，需要对有关的计划、决策、控制、指挥等管理职能制定相应的标准，即管理标准。包括：质量责任制管理标准（规定质量责任制应达到的要求）、业务管理标准（业务范围、职责权限、工作制度、工作程序、工作方法及这些方面应达到的要求和考核办法)、技术管理标准(如诊断技术管理标准、护理技术管理标准、卫生技术管理标准等)、质量管理方法标准(如质量检查、控制、评价等方法标准,质量分析方法标准,质量统计方法标准,质量管理图法标准,质量管理工作循环标准等)、管理缺陷判定。

(五)标准化

是以制定和贯彻标准为工作内容的有组织的活动过程。这种过程不是一次完结,而是不断循环螺旋式上升的,每完成一次循环,标准化水平就提高一步。护理质量管理的标准化,就是制定、修订质量标准,执行质量标准,并不断进行标准化建设的工作过程。护理质量标准化主要有以下几种表现形式。

1. 统一化 是对重要性的同类工作和事物规定统一的质量要求,以保证护理服务质量。其实质是使管理对象的形式、功能、技术要求等具有一致性,以防止工作中因各行其是而忽视质量,并消除不必要的多样化而造成的混乱现象。如护理质量概念、操作规程、计量单位等,都要做好统一化的工作。

2. 规格化 是物质性质量标准的主要形式,其实质是物质技术质量定型化和定量化。如病房规格、物资规格、医疗护理文件表格的规格等,都需要通过规定具体规格使质量标准具体化。

3. 系列化　是同一项工作中各个工作环节同时进行标准化的一种形式，主要是使医疗、护理、技术及后勤服务等各个工作环节达到技术质量和服务质量系列配套的标准化工作。

4. 规范化　主要是选择性技术质量的标准化形式，如手术方案、护理诊断及措施、抢救方案等。

二、质量标准的制定方法和原则

(一)标准的制定方法

护理质量标准的制定方法和过程，大体可以分为三个步骤：一是调查研究，收集资料；二是起草标准文件并逐项进行试验验证；三是审定标准，公布实施。

1. 调查研究，收集资料　调查内容包括：国内外有关标准资料，标准化对象的历史和现状，有关方面的科研成果、实践经验和技术数据的统计资料，有关方面的意见和要求等。调查方法要注意收集资料与现场考查相结合；典型调查与普查相结合；本单位与外单位相结合。调查工作完成后，进行归纳总结。

2. 起草文件并进行验证　在掌握情况的基础上，对各种资料、数据进行统计分析和全面综合研究，然后着手编写初稿。对事关全局的重要标准要进行审查论证，并要对一些问题加以说明，包括：制定该标准的依据；编制的简单经过；主要数据测定的原则；水平分析对比资料；主要分歧及处理意见；贯彻措施建议及贯彻中可能出现的问题；存在的问题及需要解决的问题等。初稿完成后要发给有关单位、人员征求意见，组织讨论、修改。凡需通过试验才能得出结论的项目，要通过试验验证，以保证标准的质量。

3. 审定、公布、实行 对拟定的标准进行审批，需根据不同标准的类别审查通过。

(二)标准制定的原则

(1)坚持标准的科学性、先进性、合理性、实用性。标准应是经过努力才能达到的，应该是有利于提高护理质量，有利于提高医院管理水平，有利于护理学科的发展，有利于护理人才队伍的培养。

(2)从客观实际出发，掌握医院目前护理质量水平与国内外护理质量水平的差距，根据现有人员、技术、设备、物资、时间、任务等条件，定出质量标准和具体指标，并通过规章制度、技术操作规程、岗位责任、工作程序等形式反映出来，使护理人员便于学习贯彻，通过完成具体指标达到总的目标。

(3)贯彻预防为主的方针，在制定标准时要考虑到防患于未然。因为护理工作对象是病人，任何疏忽、失误或处理不当，都会给病人造成不良或严重后果，所以在要总结护理工作正反两方面经验和教训的基础上，按照质量标准形成的规律制定标准和进行管理。

（4）要保持标准化工作的严肃性和相对稳定性。在制定各项质量标准时要有科学的依据和群众基础，一经审定，必须严肃认真地执行，凡强制性、指令性标准应真正成为质量管理法规；其他规范性标准，也应发挥其规范指导作用。因此，需要保持各项标准的相对稳定性，不可朝令夕改。

（5）要进行数据化管理。没有数据就没有质量的概念，因此在制定护理质量标准时，要尽量用数据来表达。在充分调查研究的基础上，定出定性与定量标准。

三、护理工作标准化体系

护理质量管理对象繁多、内容复杂、牵涉范围广、技术性强，所以更需要具有高水平的标准化和配套的标准，形成纵横联系、互为依据、互相衔接、互相制约的体系，即标准化体系。

（一）标准项目（质量结构）

1. 要素质量 是指构成护理工作质量的基本要素，也是影响护理工作的基本因素。这些要素通过管理结合成为基础质量结构——要素质量。基本内容有：人员质量标准（人员配编及各级人员的职称、晋升、考核标准的合格程度）、技术质量标准（业务功能、能够开展的技术服务项目及技术常规的合格程度）、仪器设备质量标准（装备水平和设备管理的合格程度）、药品物资质量标准（药品、器材、器械的配备、规格等合格程

度)、环境质量标准(建筑设施、医疗护理活动和
空间、环境卫生监测等合格程度)、时限质量标
准(排班、值班、传呼系统、时限规定等合格程
度)、基础管理的合格程度,应该把这些标准看
作要素质量的重要项目,抓住质量问题的重要内
容,以形成质量管理的体系概念,全面地进行质
量管理。

2. 环节质量　是指各种要素通过组织管理
所形成的各项工作能力、服务项目及其工作程
序或工序质量,这些工序质量一环套一环,所
以称为环节质量。护理工作环节质量是整体护理
质量中各项具体的局部质量,是整体质量的重要
组成部分,其项目繁多,既包括护理管理工作、
技术工作和思想工作对质量的保证,也包括各项
护理工作的质量标准及分级护理质量标准的落
实等。

3. 终末质量　护理工作的终末质量是指病人
所得到的护理效果的质量。它是通过某种质量评
价方法形成的质量指标体系,传统的指标如技术
操作合格率、差错发生率等。这些指标数据作为
终末质量管理的依据和评价质量高低的重要凭据,
在质量管理中起了一定的推动作用,它是质量管
理工作最基本、最起码的要求。如果采用新的质
控方式进行管理,还可以制定相应的终末质量
标准。

总之,护理工作是一个连续有机的整体,欲

达到终末质量标准，必须抓好前两项质量，只有符合这三个方面的质量要求，才能达到护理工作的全面质量要求。

（二）标准类别

医疗护理工作质量标准大体上可以分为以下几种。

1. 方法性标准 这类标准又可分为三种。

（1）质量控制标准 指用数理统计方法直接控制的一种标准（如生化检验质量控制），是进行质量管理的主要标准。质量控制标准也可以分为两种：一是绝对控制标准，就是对工作质量或物品质量规定严格的质量合格界限，凡不符合标准要求者，必须作废、返工或绝对不准使用，如急救物品完好率、无菌技术、事故的管理等，凡质量指标为"0"或"100%"的，均属此范围。二是警戒性控制标准，就是对某些工作环节质量和终末质量规定控制指标（控制限），如陪住管理、技术操作管理等，凡是指标值留有幅度的标准均属此范围；这些工作标准或终末质量往往受客观条件的左右，因而是种相对性的条件性标准，是不能做绝对性控制的，只能用标准的控制界限来衡量其观察值，但不能完全按控制限衡量观察值，每当观察值接近或超出控制限（警戒限）时，必须立即采取管理措施。质量管理使用质量控制标准时，就能达到较高水平。

（2）工作实施质量标准 是对各项工作的内

容要求、程序要求和质量要求的标准,是对每个工作人员和每项具体工作要求做什么和怎样做的标准,如职责、工作条例、技术常规、操作规程等。

(3)质量计划标准 即质量目标(方针目标),是发展性质量标准,如计划、技术发展目标等。

2. 衡量性质标准 这类标准又可分为两种。

(1)质量检查评价标准 是工作完成以后,对其质量水平进行检查、评价的标准。通常是根据先进的平均值或本单位多年资料的平均值制定的标准,如陪住率、差错发生率等。传统的质量管理方式就是以使用此类质量标准为主。

(2)质量判定标准 是衡量某种技术质量的规范,是质量控制标准、质量评价标准的前提和基础,如疾病诊断的判断标准(诊断依据)、疗效标准等。

3. 部门质量标准 是分部门、分科室制订的合格标准。应包括人员配编和人员素质标准,业务功能和技术项目合格标准,装备合格标准,管理合格标准等。

(三)护理质量标准的内容

由于护理工作质量和作用效果的潜在效益多,社会效益多,不可控因素多,工作面广,内容繁杂而细致,较难确定其特征、属性和范围。根据中华护理学会讨论研究,护理质量标准可以分为以下四大类。

1. 护理技术操作的质量标准 包括基础护理技术操作和专科护理技术操作。护理技术操作的质量标准可以分为三个部分，即准备质量标准(包括病人和工作人员的准备，物品和环境的准备)、流程质量标准(包括操作过程中的各个环节)、终末质量标准(即操作完毕时所达到的效果)。

2. 护理管理的质量标准 护理工作的科学管理主要是实行护理部主任、科护士长、护士长分级管理。病房、门急诊、手术室、供应室是护理部门的基本单位，这些部门的质量直接关系到全院的护理质量。因此，对医院各护理单位及各级护理人员岗位责任应制定质量标准，以达到组织管理科学化、工作制度化、操作规程化、陈设规范化的要求。

(1)病房护理工作质量标准 病房护理工作质量包括病房管理、基础护理与重症护理、无菌操作与消毒隔离、岗位责任制、各种护理文件书写、护士素质等。

(2)门诊护理工作质量标准 包括门诊管理、服务台工作。

(3)手术室质量标准 包括无菌操作和消毒隔离、手术室管理、手术室各岗位工作质量标准。

(4)供应室质量标准 包括无菌操作和消毒隔离、物品供应。

(5)地段保健质量标准 卫生宣教工作、传染病管理工作、计划免疫工作、认真贯彻食品卫生法及疫情报告及时、准确、无漏报。

其他科如急诊科（室）、产房、婴儿室及 ICU、CCU 等均应制定护理质量标准，进行质量管理。

3. 护理文件书写的质量标准 护理文件书写是反映护理工作质量和护理人员工作态度及专业水平的重要标志之一，内容包括体温单、交班本、医嘱单、医嘱本、特护记录单、护理病历等。

4. 临床护理的质量标准 包括：整体护理的合格率、特级及一级护理合格率、急救物品完好率、基础护理合格率、消毒隔离合格率、无菌物品灭菌合格率、护理差错发生率、陪住率、输液反应率、输血反应率等。

第三节 护理质量管理的方法

一、基础护理质量管理

进行质量管理工作必须具备一些基本条件、手段和制度，这是护理质量管理的基础。

（一）质量管理教育

包括技术培训和质量管理的普及宣传与思想教育两个方面。方式可以多种多样。通过教育要使全体人员掌握质量管理的基本概念及方法步骤；掌握质量管理的工具及如何运用，使每个护理人员都明白有关质量标准和管理方法；克服对质量管理认识的片面性，进一步了解质量管理的意义，树立质量管理人人有责的意识。

（二）建立健全质量责任制

要将质量管理的责任明确落实到各项具体工作中，使每个护理人员都明白自己在质量管理中所负的责任、权力、具体任务和工作关系，在其位、任其职、尽其责，形成质量管理的体系，并可与奖惩制度挂钩。

二、标准化的护理质量管理

标准是衡量事物的客观准则，是技术管理与工作质量管理的依据。标准具有权威性，由公认的机构批准，以特定形式发布。护理质量标准是护理质量管理的基础，护理目标提供了护理人员努力的方向，标准则是提供达到目标的方法。护理质量标准根据护理工作流程、服务对象、护理管理要求、人员特点及工作特点制定。标准化的护理质量管理就是制定、修订质量标准，实施质量标准，进行标准化的工作过程。标准化本身就是质量管理的基本方法。

三、应用 ISO 9000 质量管理体系标准的护理管理

ISO 是国际标准化组织的英文缩写，ISO 9000 标准是国际标准化组织在总结世界发达国家先进质量管理和质量保证经验的基础上，建立的一套实用而有效的管理标准。ISO 9000 标准对医院来

说，是一种崭新的管理方式，它的实施将医院的改革注入新的理论、新的方法、新的生机。

（一）医院推行 ISO 9000 标准的目的和意义

就是建立有责（责任）、有序（秩序）、有效（实效）的质量管理体系，不断运用先进的、科学的管理思想和方法，迅速提高医院现代化管理水平，提高医院的医疗服务质量，提高医院全体人员的质量意识，提高医院间质量的竞争能力，为广大病人提供优质、高效、满意的服务，使医院的建设步入持续、健康、跨越式发展的快车道。在医院推行 ISO 9000 标准，与以往的各种检查、评比、竞赛等活动都不同，它不是临时的、短暂的、形式的，而是具有长期性、标准唯一性和实用性。长期性，就是在日常的各项工作中，都要按照 ISO 9000 标准执行。标准唯一性，就是在全院任何一个岗位、一个环节、一项操作，都只有一个相应的工作标准，医院的各级人员都要按照所制定的标准和流程进行工作，而不是搞一套标准，在工作中执行另一套标准。实用性，就是制定出来的标准不是可望而不可即的，而是根据国家及军队的法律法规、各类人员的岗位职责、常规、标准以及适合医院工作特点的制度、要求制定出来的工作标准，是围绕以病人为中心，将现有的制度等规范化、系统化、标准化，使医院的每个环节、每个部位都处于受控状态。护理工作是医院质量管理体系的一个子系统，必须随着医院大体系有效运转，医院的综合质量才能迅速提高。

（二）贯彻 ISO 9000 质量管理体系标准的指导思想

概括起来可用五句话来表示：一是写你应该做的，就是按照标准要求，结合法律法规、护理卫生行业规定、医院实际和病人需求，编写护理质量体系标准文件，也就是说必须应该做的；二是做你所写的，就是按照医院标准文件规定去做，才能使质量体系有效地运作起来；三是记你做过的，及时准确记录是质量活动的证据，因此，应该按照标准文件规定认真做好每一项记录；四是检查其效果，只有对护理质量管理体系的有效性进行不断的检查和监控，质量管理体系才能有活力，质量才能得到保证；五是纠正其不足，及时发现问题，及时采取纠正措施，并针对不同的问题分析原因，有针对性地进行整改，医院的护理质量管理体系才能在改进中更趋于完善。

（三）ISO 9000 质量管理体系标准的特点

1. 强调系统化管理　标准给出了建立和实施质量管理体系的十三个步骤，包括：确定服务对象的需求和期望；建立组织的质量方针和目标；确定过程和职责；确定过程有效性的监控方法并用来控制现行过程的有效性；防止缺陷；寻找改进机会；确定改进方向；实施改进；监控改进效果；评价结果；评审改进措施和确定后续措施等。

这种建立和实施质量管理体系的方法，既可用于新建体系，也可用于现有体系的改进。

2. 强调以服务对象为中心 标准要求每个组织应以服务对象为中心，把病人的要求放在第一位。应调查研究服务对象的需要和期望，并转化为质量要求，采用有效措施使其实现。

3. 强调以预防为主 标准不仅要求控制质量的结果，更强调低质量的预防。在标准的多处条款中，都从预防的角度提出了控制要求。

4. 强调过程管理 标准认为，任何工作都是通过过程来完成的，控制过程便能得到预期的结果，所以标准建立了一个过程模式，将资源管理、过程管理、效果的测量与分析、持续改进作为体系的四大主要过程。逻辑性更强，相关性更好。

5. 强调持续改进，追求实效 持续改进是医院的一个永恒目标，这是体系标准的一个重要内容。持续改进包括：了解现状，建立目标，寻找、评价和实施解决办法，测量、验证和分析结果，把更改纳入标准等活动。通过持续改进，达到质量管理体系运行有效性和质量的提高。

6. 强调证据 标准要求把过程管理情况进行记录，这样既可为分析质量状况、实施持续改进提供信息，又可以为医院内部的相关单位，包括院外相关机构提供所需要的证明。

7. 强调领导的作用 标准提出为了营造一个良好的环境，最高管理者应制定质量方针和质量目标，确保关注服务对象要求，确保建立和实施一个有效的质量管理体系，确保应有的资源，并随时将质量体系运行的结果与目标比较，根据情况决定实施质量方针和目标的措施，决定持续改进的措施，这是标准对管理者提出的要求。

(四)贯彻 ISO 9000 质量管理体系标准的程序

1. 医院最高管理层决策　根据医院的管理和发展需要，由最高管理层决定是否需要推行 ISO 9000 质量管理体系标准。

2. 准备工作　选择合适的咨询机构，成立贯彻 ISO 9000 质量管理体系标准的领导小组和工作小组，制定贯彻标准的工作计划，组织安排培训工作。

3. 过程分析和体系设计　对医院现有的管理状况进行调查，在调查的基础上进行质量体系的设计，包括识别和确定管理过程，明确过程的控制要求，确定应编制的体系标准文件，列出标准文件清单。

4. 标准文件编写　制定编写计划，规定标准文件编写完成的时间，明确编写人员并分配编写任务，然后按规定的格式进行编写。文件编写完成后应逐级进行审查和修改，最后由最高管理者或授权人员批准发布。

5. 体系标准的运行　标准文件发布后，组织各级人员进行学习，在充分理解文件要求的基础上实施质量体系标准文件。在实施过程中进行日常监督检查，内部质量审核和管理评审，不断发现问题，采取纠正和预防措施，使质量体系标准文件不断完善。

6. 认证审核 体系运行一段时间后，在经过完整的内部质量体系审核和管理评审后，在质量体系符合 ISO 9000 质量管理体系标准的条件下，可以申请认证。选择合适的国家认证机构，做好认证前的准备工作。对认证审核中提出的不符合项可以在规定的时间内采取纠正和预防措施，以便尽早获得认证证书。获得认证后，医院护理部门要在 ISO 9000 质量管理体系内，按照标准要求继续实施，并随行业规定的改革变化进行完善和增加。同时，要组织好每年认证机构的审核工作，以达到持续改进质量的目的。

四、质量管理工作循环

质量管理工作循环（PDCA 循环）是 20 世纪 50 年代由美国质量管理专家戴明（W. E. Deming）根据信息反馈原理提出的全面质量管理方法。医院护理部门是惯性运行的技术机构，其质量管理也需要在惯性运行中持续不断地进行，循环管理就是适应这种惯性运行质量管理的科学方法。

（一）基市内容

所谓循环管理就是从找出问题（工作检查）到采取管理措施改进工作，并不断延续下去的管理过程。这种管理过程包括计划、执行、检查、处理四个阶段，简称为(PDCA)循环管理。

1. 计划阶段(plan)　经过分析研究，确定质量管理目标、项目和拟定相应措施，这一阶段分为四个步骤：①分析现状，找出存在的质量问题并用数据说明；②逐项分析影响质量的各种因素；③找出影响质量的主要因素；④拟定质量对策、计划和措施。

2. 执行阶段(do)　将拟定的质量目标、计划、措施落实到各个执行部门，并落实到人，组织质量计划和措施的实施。

3. 检查阶段(check)　检查质量计划实施情况，一方面要边做边检查；另一方面必须对每一项阶段性实施结果进行全面检查，衡量和考查所取得的效果，并注意发现新的问题。

4. 处理阶段(action)　总结成功的经验和失败的教训，根据总结修订、补充有关标准和制度，或者作出新的规定，以巩固成绩并防止同类质量缺陷再度产生；同时将此次循环中遗留下来的质量问题和新发现的质量问题自然地转入下一个循环中去进一步解决。

(二)护理质量的循环管理

护理质量管理是一个独立的质量管理系统，也是医院质量管理体系中的一个重要组成部分，应结合医院质量管理工作开展护理质量循环管理，使之纳入医院同步惯性运行的循环管理体系。

五、护理质量缺陷控制

（一）两类缺陷的控制

临床护理工作质量控制包括警戒性缺陷控制和条件性缺陷控制。一是警戒性缺陷控制就是对尚未铸成医疗护理缺陷，但已显示出来的缺陷苗头采取控制措施；对尚可纠正的医疗护理缺陷采取及时的纠正措施。二是条件性缺陷控制是指对因客观条件不足造成的质量缺陷进行控制，对这类缺陷的控制，一方面要发挥护理人员的主观能动性，克服条件不足的困难，采取补救措施，使这种缺陷的影响减少到最低限度；另一方面要及时发现，引起重视，创造条件加以解决。以上两类质量缺陷的控制，均应采用临床工作质量检控方法，即确立若干质量检控点进行质控。

（二）临床工作质量检控点

所谓质量检控点，就是各项质量的关键点及最容易发生质量缺陷的薄弱点；这种检控点应具备下列条件：①质量检控点所包含的质量特性必须明确、具体，最好是单一的质量特性；②质量检控点的质量判断幅度要小，最好能进行"肯定"或"否定"的定性判断或定量判断，或者可规定为少数几种质量水平的选择性质量判断；③有明确的质量判断依据和标准；④可进行单项管理，即经过质量判断后，可以采取单项质量缺陷的控制、纠正、补救等管理措施。

（三）质量检控的实施

临床工作质量检控的实施，应采取自我检控、逐级检控、监督检控相结合的方法，进行有组织的、整体的质量控制。

1. 自我检控　指护理人员自己对质量的检控。要求他们各自按照质量检控点自觉地发现质量缺陷，随时加以纠正。

2. 逐级检控　是指各级护理管理人员对每个病人的各项护理工作质量，按照质量检控点，通过逐级查房等工作进行质量检查和控制，及时发现问题，随时加以解决。

3. 监督检控　是指院级或科级质量管理人员对各类质量检控点进行日常监督检查，以及病人出院后对各类质量检控点的最后判定。

六、临床护理工时单位（工时量）及服务质量管理

（一）临床护理工时单位的概念及其质量管理的意义

按照现代医学模式的要求，临床护理人员必须以病人为中心，多与病人接触，进行沟通交流，而不能只是机械地执行护理操作。护理人员面对面为病人服务时间的多少（工时量的多少）及其服务效率的高低是决定护理质量的基本因素。直接为病人服务的工时量及服务效率就是有效服务的

工时单位(以 1 分钟为一个工时单位)。这种工时单位的多少，在临床护理质量管理上有三层意义。

(1)临床护理的有效服务工时单位多少，体现护理工作周到、舒适、安全等质量要求。护理人员能否以足够的有效服务工时单位对病人进行面对面的直接服务，是保证护理质量的基本问题，也是临床护理质量管理的重要任务，应该加以控制。

(2)保证足够的有效服务工时单位，才能使护患之间进行沟通交流，加强心理护理。

(3)临床护理工时单位的多少，意味着临床护理的主动程度如何，是衡量临床护理质量的重要标志。在护理水平较低的情况下，多数护理工作(技术操作、生活护理等)都是被动性护理工作。所谓主动性护理，就是根据病人的不同需要主动照料病人，在技术护理方面(护理诊断、制订护理计划、病情观察、对症护理等)、生活护理方面(卧位、起居、营养、环境、活动等)、心理护理方面(了解和掌握病人的心理活动、感情交流、心理诱导等)都要主动，而不仅是被动地按医嘱护理病人或应付病人或家属的呼唤。

(二)各类临床护理病人的有效服务工时单位测定和分值

可测定各类病人实际需要的有效服务工作时间和平均值，作为有效服务工时单位标准值。这种标准值应以一个护理班次为单位进行测定。即测定一个护理班次做好各类病人各项护理工作并在工作效率正常的情况下所需要的工作时间。另外，为鼓励护理人员主动为病人服务，还要另加主动服务系数，就是在完成必要工时单位之外，另加主动服务时间，作为标准工时单位。

（三）临床护理服务质量等级和分值

临床有效工时单位多少，虽然大体反映了护理质量高低，但是，还应该根据每个护理班次完成任务的情况和发生质量缺陷的程度确定服务质量等级，并确定各等级的质量分值（表 2 - 1）。

表 2 - 1　临床护理班次服务质量等级和分值

服务质量等级	有效服务工时单位完成情况	分值
I	全部完成工时单位并完全合格	5
II	完成工时单位但在服务中发现一般缺陷	4.5
III	完成工时单位但在护理工作中有较多差错	4
IV	有重要的护理失误	2
V	发生护理事故	1

（四）临床护理有效工时单位及服务质量管理的实施

1. 测定有效服务工时单位　医院临床各科的护理工作量各有差异，因此，应首先调查测定实际需要的工作量，并根据实际需要和可能，分科规定标准工时单位和标准分值。

2. 建立服务质量检查认定制度　就是通过护

理交接班(大交班)逐班检查,认定上一班实际完成的有效服务工时单位和服务质量等级。具体方法如下:①建立护理人员自我检控制度,包括自行核实和登记本班次各类病人例数;有计划地安排和完成本班次各项护理工作,并严格控制遗漏和不合格事项发生,自行检查完成情况和质量;随时调剂机动时间,自行增加主动服务并登记(主要是多接触病人,进行主动心理护理和生活护理);随时检控差错事故,如有发生随时登记,并立即采取补救措施;自我判定有效服务工时单位完成情况及本班次的服务质量等级。②建立护士长及质控小组对各班有效服务工时单位完成情况及服务质量等级的检查、考评制度;在每次大交班之前,由护士长或质量成员进行巡视,重点检查该班护理人员出勤和坚守岗位情况,各类病人例数,各项护理工作完成情况和质量,有无差错事故等。对该班各项登记和该班护理人员的自我判定结果进行考评和鉴定。③建立交接班"认定制度":每次大交班时,除按交接班常规交接有关事项外,上班护理人员还要逐项说明本班有效服务工时单位落实的各项有关数据和情况。

3. 建立临床护理有效服务工时单位及服务质量信息逐级反馈控制制度　首先由科护士长汇集整理,并根据全科的实际情况和问题,及时调整护理班次和人员,以保证进一步落实各病区有效服务工时单位。

七、护理协同服务质量管理

护理协同服务质量是指护理人员之间及护理人员与各级医师、医技科室和后勤人员之间协调配合、协同操作的服务质量。

（一）护理协同服务的种类

1. 护理供应服务　护理部门需要使用大量物品、器材、药品等，其中多数需由护理人员进行加工、准备和消毒，才能满足临床的需要。由于护理供应不是一般的物资供应工作，而是护理人员分工、协调一致地为病人服务，所以说这是一种协调服务。这种服务质量的基本要求是：规格适用，安全可靠，送取主动，供应及时，能满足临床需要。此类护理协同服务的主导方面是供应室。

2. 医护协同服务　是护理协同服务质量管理的中心环节，也是医护共同为病人服务和保证医疗质量的重要环节。医护协同服务的主要内容是：执行医嘱协调一致；观察病情和监护病人密切配合；抢救危重病人协同操作；会诊、查房互相协助；指导病人出院分工协作等。此类协同服务，有的以护理人员为主导，有的则以各级医师为主导。

3. 护、技协同服务　即护理人员与医技科室协调配合为病人服务。除检诊医技科室外，各医技科室都需要护理人员与之密切配合,病人膳食营养等也属此类协同服务。

4. 护理与后勤协同服务 护理服务的大量工作必须与后勤服务协调配合,主要有病房管理,设施维修、养护,环境卫生和环境管理,消毒隔离,被服换洗及各项生活服务事项等。

(二)护理协同服务质量管理的基本方法

建立健全各项有关规章制度是加强护理协同服务质量管理的基础工作。健全有关规章制度是为了明确护理人员与各有关部门及护理人员之间在协同服务中的职责分工、时间安排、协调要求、协调信息沟通、协同操作规程和工作程序等。

第四节 护理质量的评价方法

护理质量的评定是护理质量管理的重要步骤,通过评定可以了解和掌握护理工作质量、工作效率和人员情况,为以后的管理提供信息和依据。

一、护理质量评定的内容和指标

(一)护理质量评价的主要内容

1. 要素质量评价 要素质量评价的着眼点是建立在护理服务的组织结构和计划评价上,即执行护理服务的背景方面,包括组织结构、物质设施、资源和仪器设备及护理人员的素质。具体表现为：

（1）环境 病人所处环境的质量，是否安全、清洁、舒适，温度、湿度、清洁度等情况。

（2）护理人员素质及管理 是否选择合理的护理方式，人员资质是否合乎标准，责任制护理情况等。

（3）设备、设施管理 器械、设备是否处于正常的工作状态，包括药品、物资基数及保持情况，要根据客观标准数量进行检查计量。

（4）病房结构、病人情况等。

2. 环节质量评价 即护理过程评价。可评价护士护理行为活动的过程是否达到了质量要求，可按护理工作的功能和护理程序评价。具体包括七个方面，即：正确执行医嘱；病情观察及治疗结果反应；对病人的管理；对参与护理工作的其他医技部门和人员的交往和管理；护理报告和记录的情况；应用和贯彻护理程序的步骤；沟通技巧、心理护理、健康教育、身体和感情健康的促进方面。

3. 终末质量评价 评价护理服务的最终结果，评价护理服务结果对病人的影响，即病人得到的护理效果的质量。终末质量应从生理、心理、社会等方面加以考虑，但这方面的质量评价影响因素较多，有些结果是在医疗的其他过程中显示，如住院天数等。

（二）护理质量评定的指标

可以分为两部分。

1. 工作效率指标　这类指标基本上是工作量的指标，是标明负荷程度的。大体包括：护士人数，护士平均床位工作量，开展床位数，收治病人数，平均床位工作日，重症护理日均数及重症护理率，一级护理（特护）工作指数，抢救指数，护理工作处置量，教学培训人次数，科研成果数，论文撰写发表数，卫生宣教，好人好事，表扬批评人次数等。

2. 工作质量指标　以临床护理工作质量为主。如护士培训率，考试及格率，病房管理合格率，特护、一级护理合格率，护理文件书写合格率，技术操作合格率，消毒灭菌合格率，护理事故及严重差错控制率，陪住率等。

对护理质量做指标评审时，要注意分析科室工作负担，人力结构，物资设备条件是否合理。尤其是人力结构，因为工作质量与人员的定额必须相适应，这是坚持实事求是质量管理的重要方面，同时要把与质量管理有关的质量指标进行统计计算。

二、护理质量的评价方法

（一）加强信息管理

信息管理是质量管理的重要基础，是计划和

决策的依据。护理质量管理要靠信息的正确与全面，因此要注意信息的获取和应用，对各种信息流进行集中、比较、筛选、分析，从中找出干扰质量的主要的和一般的、共性的和特性的因素。再从整体出发，结合客观条件作出指令，然后进行反馈管理。

（二）建立健全质量管理和评价组织

质量管理和评价要有组织保证，落实到人。

（三）采用数理统计指标进行评价

应建立反映护理工作数量、质量的统计指标体系，使质量评价更具有科学性。要注意统计资料的真实性、完整性和准确性，注意统计数据的可比性和显著性。按照统计学的原则，正确对统计资料进行逻辑处理。

（四）常用的评价形式

常用的评价形式有同级间评价、对上级工作评价、对下级评价、服务对象评价（满意度）及随机抽样评价。

（五）评价的时间

1. 定期检查评价　综合性全面定期检查评价：可按季度或半年、一年进行，由护理部统一组织全面检查评价。但要注意也要掌握重点单位、重点问题。

2. 不定期检查评价　主要是各级护理管理人员，质量管理人员深入实际随时按质量管理标准要求进行检评。

3. 专题对口检查评价　根据每个时期的薄弱环节，组织对某个专题项目检查评价，时间随情况需要而定，质量管理人员按质量标准检查。

第三章　护理风险与安全管理

近年来，由于医院管理理念的进步和病人自我保护意识的增强，病人安全问题已经引起世界卫生组织及众多国家医务界的高度关注，成为医院管理领域最重视的话题之一。而保证护患安全的具体措施就是加强风险防范管理，建立高危防范机制，是目前管理者亟待研究和思考的课题。为此，结合临床实际，针对目前存在的严峻问题，建立医院护理风险防范体系是保证护患安全的重要举措。

第一节　护理风险管理概述

一、护理风险管理的概念

1. 护理风险　是医疗领域中因护理行为引起的遭受损失的一种可能性，是一种职业风险，具有一定的发生频率并由职业者承受的风险，包括政治风险、技术风险、法律风险、人身安全风险等。

2. 风险管理　是指对病人、工作人员、探视者现有和潜在的护理风险的识别、评价和处理，并采取正确行动的过程。以减少护理风险事件对病人和医院的危害与经济损失，是发现、教育和干预的过程。

二、护理风险管理的目的

明确护理风险所在，掌握风险发生规律，提高风险防范能力，有效回避护理风险，为病人提供安全的、有序的、优质的护理。

第二节　护理风险的识别方法

一、护理风险的识别

护理风险识别是对潜在和客观存在的各种护理风险进行系统连续性的识别和归类，并分析产生护理风险事故的原因，包括六个方面。

（一）病人因素

护理风险很大程度来自于病人本身，病人身体健康因素（对抗病痛、创伤的能力）、人体解剖因素（组织器官结构的变异）以及疾病综合因素（是否有其他疾病及合并症、并发症）等都会影响医疗行为的成功效果。另外，病人的经济能力和病人家属的决策等也是造成护理风险的重要患方因素。

（二）疾病因素

疾病的发生发展和转归都有一定规律，不以

病人和工作人员的意志为转移。在疾病发生的早期症状不明显，容易造成误诊。有的细菌在药物使用中造成耐药性，有的病理组织在药物使用过程中产生抵抗性，从而使药物变得无效。

（三）科学技术的局限性因素

目前现代医学科学虽然有了很大发展，但是由于人体的特异性和复杂性，难以完全预测，而这些情况的出现纯属于现代医学科学技术不能预见却又不能完全避免和克服的意外情况。如恶性肿瘤、艾滋病、狂犬病等，虽然对其病因研究比较透彻，但是仍然没有治疗上的良方。

（四）护理人员认知局限性因素

影响护理人员认知因素包括护理人员本身因素、身体因素、情绪因素、环境因素，也包括病人的情绪因素和疾病因素。护理人员认知局限的另一方面，是医学科学对某种疾病没有任何认识，可能某些疾病发生在特殊的条件或特定的区域，对于少见病和罕见病能够认识的护理人员极少。另外，检测手段的限制也是制约护理人员认知力的重要因素。

（五）医疗器械、药品、血液应用因素

护理过程中需要凭借现代医疗仪器设备、药品及其他医疗辅助物品才能充分诊治疾病。但本身也存在着对机体的损害和创伤，也存在着质量缺陷。

（六）管理因素

在医院整体协调管理、人力资源管理、设备环境管理、安全保障制度建设等方面因素直接或间接对病人和护理人员造成损害。尤其是目前部分医院护理人员配置严重不足，造成护理负荷过重，工作不到位，随时都存在着安全隐患。

二、护理风险的识别方法

护理风险的识别方法如下。

1. 要查询文献、报道，对照《医疗事故处理条例》，反思历年的质量问题和差错，收集院外护理纠纷的事件。

2. 收集病人不满意的信息和建议。

3. 与护士沟通优化护理工作流程。

4. 巡查病人，并向家属了解病情。

5. 考核护理人员能力。

通过上述方法，确定护理风险事件易发部位、环节和过程，明确病人安全上存在的和潜在的危害。

第三节　护理风险管理的方法

护理风险管理应该依据的步骤是：识别护理风险所在（分析）；制定风险管理计划；健全风险管理机制；实施风险管理措施；评价风险管理效果；持续护理质量改进。

一、护理风险的评估（制定防范计划）

护理风险的评估是明确可能出现的风险后，对风险发生的可能性及可能造成损失的严重性进行估计。对易出现风险的护理项目进行程度和频度的评估，并行定量分析和描述，包括护理风险发生的概率、损失程度、可能性及危害程度，确定危险等级，为采取相应的管理措施提供决策依据。护理管理者要关注护理过程中各个环节的风险，尤其是发生概率高、损失程度重的护理风险，在管理监控过程中，必须严格防范，从而降低发生率。医院要根据本单位实际情况，对主要风险项目进行研究筛选，归纳整理高危风险防范内容，包括：防烫伤、防压疮、防坠床、防跌倒、防液体外渗、防脱管、防误吸、防意外（窒息、走失等）等。对每一项目规定风险因素具体内容和分值并建立风险评估预案。各级护理人员针对预防风险的措施要求进行护理和告知教育，提出具体防范措施并告知病人及家属，讲解告知掌握后履行签字程序。家属和病人按照告知的内容注意自己的举止行为，从而保证病人的安全。

二、护理风险的控制

护理风险的控制是在风险识别和评估的基础上采取应对风险事件的措施。护理风险控制有以下步骤。

（一）了解掌握病人需求

主要是通过日常护理查房、伤病员座谈会、病人对护理工作的满意度等调查方式，了解掌握病人对护士的护理技术、观察沟通能力、服务态度及尽职尽责等方面的需求，为标准和制度流程的制定提供依据。

（二）制定护理标准、操作程序和风险管理制度

根据国家法律法规、卫生行业规定、医院实际情况和病人需求，每年对已有的制度规定进行修改和完善。同时，对于新发的敏感高危因素及时明确，并制定相应的规定与流程，保证护理人员在关键的时间、关键的环节和部位均有法可依。

1. 规范并完善各项护理规章制度　一是修订各班护士工作职责、程序和重点，使现行的护理规章制度可操作、有效性强；二是制定并完善病人安全管理预案（病人在使用呼吸机时遇停电的应急预案、预防病人发生误吸的措施和处理预案、预防病人化疗药物外渗的措施和预案、防范病人发生坠床及摔伤的预案、预防病人烫伤的措施和管理预案、预防病人意外伤害发生的措施和预案及预防火灾发生管理预案等）；三是规范关键过程管理（急诊科与病房交接制度、急诊科与 ICU交接制度、急诊科与手术室交接制度、手术室与病房交接制度、手术室接送病人交接制度及产房与病房交接制度等）；四是规范护理仪器设备的准入及管理；五是规范执行医嘱、安全用药（制

定安全用药管理规定、规范高危药品的存放管理制度、病人识别制度、抢救病人中口头医嘱执行制度及护理不良事件主动上报制度等）。

2. 规范重点时段管理 一是双休日和节假日的管理，是护士长须特别注意的关键环节，要制定节假日护理安全管理规定，护士长要安排节假日前安全检查的项目；二是对夜间和中午时段，相对人员少，要制定具体时间段的岗位责任制；三是交接班时段，要明确每班具体交接班内容与规定；四是在工作繁忙或闲暇时，以及护士考试、怀孕、哺乳等特殊时期都要作出明确的规定。

3. 规范教学安全管理 一是对带教教员资格的认定、考核及标识进行明确的规定；二是专人管理实习学员，建立实习学员个人档案；三是制定实习学员出科和实习结束对护理带教老师的调查问卷制度，了解掌握学习与带教效果。

4. 规范护理技术管理 对新业务、新技术的引进要实施准入制度；对护理技术操作、专科护理技术、设备操作中常见问题及故障排除都要制定出相应的流程。

5. 规范护理告知管理 要建立护理安全管理告知制度，对容易造成病人伤害的高危因素进行风险评估，提出具体防范措施并告知病人及家属，讲解告知掌握后履行签字程序。如：在病人拒绝治疗护理时、特殊护理操作前、新入院病人带压疮、应用保护性约束具前等都要进行告知，各专科根据本病区特点补充相关项目的告知内容。

6. 规范护理安全标识的管理　目前主要针对病区内越来越多的护患风险因素,需加大病区安全标识的研究和管理。将护理安全标识规定为四类:①禁止标识为红色(防烫伤、防压疮、防坠床、防跌倒、防液体外渗、防脱管、防误吸、防窒息、防走失、防过敏等);②警示标识为橘黄色(绝对卧床、严密观察出血、禁食水、特殊用药、重度感染、抬高患肢、安装起搏器等);③治疗标识为绿色(膀胱冲洗、鼻饲、气管切开等);④仪器设备标识为蓝色(呼吸机已消毒、氧气筒满或空、除颤器待使用等)。上述内容都要进行明确的规定。所规范的标识要醒目,分别挂在病人病房相应的位置,能给护患双方一种警示信息,随时提示和帮助护士、病人及未经专业培训的陪护人员。

(三)建立风险管理组织,明确具体职责

按照规定要求进行临床护理规范化培训,包括沟通技巧、安全教育与法律知识等。对全院所有护理工作岗位人员,均制定和完善工作职责,量化到岗、细化到人。上到护理部主任、科护士长,下到普通护士、护理员,都有各自的岗位职责,都清楚自己应该干什么。增强各级各类护理人员的质量和责任意识,形成以病人为关注焦点、质量是生命、管理出效益的共识。医院护理风险防范体系的构架如下。

1. 医院护理质量管理委员会　一般情况下由护理部主任负总责，成员包括护理部科护士长、质量管理科及医院中高职称护理专家人员组成。职责是：审定护理工作程序标准和流程；制订护理质量考核办法和考核标准；组织对各护理病区的护理质量考核工作及对各考评组的工作进行抽查和评价；每月召开质控人员会议，对共性和有争议的问题进行讨论，听取意见，布置月质量管理重点，对有关护理质量的难点问题组织会诊和指导；根据科室工作情况组织协调护理人力、物力及技术资源；对护理质量管理会议上确定的意见，在护士长例会上通报，并要求全院护理人员执行；每月向医院质量管理考核办公室报告护理监控结果及奖惩意见。

2. 医院护理质量检查组　由护理部成员及高级职称的护士长组成。分整体护理、技术操作、护理文书、病区管理、重点专科、急救器材和消毒灭菌等检查小组。职责是：参与制订护理程序、标准和流程；负责各种护理记录书写标准的制订；按护理质量考核办法和标准，对各护理病区进行考核和评价；按护士长工作职责对其进行考核与评价；每月讨论监控范围内的护理质量状况并提出改进措施。

3. 科室护理质量控制小组　由各护理病区护士长和护理骨干组成。职责是：严格检查督促本病区护理人员执行护理标准和流程；每位成员针对质控的项目有明确的具体分工；组长每周按护理质量标准及考核办法进行检查和评价；每月召开小组会议，总结工作和护理质量目标完成情况，分析问题原因，提出整改措施，并对整改的效果进行跟踪验证；向护理部提出建议和意见。

4. 医院护理技术管理小组 由护理部负责，成员包括护理部成员及重点专科的高级职称护理专家组成。职责是：审定科室新技术新业务开展的准入条件并确定实施；负责科室新技术新业务操作流程和标准的认定工作，组织技术培训和考核；负责组织重症、疑难病人的护理会诊和病例讨论；每月分析护理技术管理中的问题并进行及时纠正和改进；负责护士职业防护的教育和监控；推广护理经验；负责制订护士上岗准入制度和考核标准，并实施考核和配发上岗证（新护士、专科护士、特殊岗位护士）；负责聘用护士职称的晋升考评工作。

（四）按标准抓落实，检查督导，评价效果，预防和纠正风险发生

1. 培训与考核 按照医院和科室制定的工作流程对广大护理人员进行培训，学习《医疗事故处理条例》、法律法规和医院护理工作制度，及时通报其他医院有关安全的信息，从法律层面、职业道德、技术水平等方面，组织护理纠纷的个案分析会，提升护士风险防范的意识和能力。同时，利用各种形式组织考核督促掌握。

2. 执行与落实　各个护理环节和个人，根据各自职责和岗位规定要求，对照标准逐条落实。在运行期间，护理部加大对标准落实的监控力度，将标准内容列入每日护理总值班的监控重点中，发现不符合标准的事项，及时反馈给科室。同时，充分发挥护理部管理职能的作用，对总护士长进行明确分工，重点帮带指导分管科室的落实工作。为了能够使科室的护理质量管理到位，要制定《科室护理质量检查记录》《病区护士长质量监控记录》和《科护士长质量监控记录》，做到全院护理的各个岗位有经常性的质量自查、有病区护士长定期的质量检查、有护理部随机的质量监督。真正实现护理质量监控的人人参与。

3. 预防与改进　在风险管理的过程中要做到三个方面的改进。

（1）把病人对护理工作的满意程度放到改进护理工作质量的首位来抓。首先组织病人对护理需求的调查，并根据其需求制定《病人对护理工作满意度调查问卷表》。在调查方法上可请第三方部门监督检查，聘请院外监督调查员，每季度对住院各个科室定量病人进行随机调查，调查的具体时间由监督调查员自行确定，并将调查评价结果及时反馈给科室，医院根据结果采取相应的改进活动或措施，对于医院质量的持续改进提供可靠真实的依据。

（2）规范护理不合格的处理与评价方法，不断持续改进。主要是对每月检查发现的问题填写《不合格事项纠正措施表》，要求责任科室进行原因分析，提出改进措施，并将此表交给科护士长，科护士长在1周内进行措施落实的跟踪验证和效果评价，彻底纠正后交护理部备案，从而使不合格事项得到有效的控制和改进。

（3）加强与科室间质量信息的有效沟通，将检查结果迅速反馈给科室进行及时改进。主要是建立《护理问题通报单》，由护理部总值班人员负责保存，在检查中发现科室的不合格问题时，及时记录，并于次日反馈给责任科室病区的护士长，以便于迅速得到纠正和改进。改变以往月反馈造成的纠正周期长、问题得不到及时解决等弊端。

第四节　护理安全文化建设管理

护理安全文化建设是通过建立美好愿景和价值观，强化安全意识，提升护士"诚信和责任感"，不断寻找解决问题的最佳方案。

一、关键品格的培养

培养护理人员自觉执行规章制度的观念，是规避护理风险的重要举措和关键环节。同时，还要培养护士三大优秀品质，一是忠诚：忠于职守；二是自律：自己管理、自我约束、自觉提升、慎独精神强；三是奉献：牢记自己对社会的责任。

二、营造"非惩罚性"工作氛围

"针对系统＋非惩罚性环境"是安全文化的标志，鼓励科室主动报告护理不良事件，鼓励科室自己查找问题、分析原因，创造安全讨论的空间，共同面对问题，举一反三，引以为戒。

三、设置法律提示和安全提示警言

在科室相应适宜的环境中设置警言、警句，随时提醒护理人员执行制度规定。牢固树立：执行法规、规章、常规就是在执法，就是履行法律职责。

法律提示、安全提示：巡视病房；据实记录；认真查对；履行职责；落实常规；遵守制度。

四、医院护理风险管理的注意事项

（一）注重护理安全管理的前馈控制

现代管理理论及思想强调安全管理应贯彻预防为主，应关注安全管理中信息的分析，制订有针对性的安全控制计划和监控内容，从而达到护理安全的目的。

（二）构建护理安全保障的防范机制

针对容易发生护理不安全事件的环节、人群、时段等高危因素制定防范制度和操作规范，对高危环节严格控制、高危人群重点教育、高危时段不忘警示，通过有针对性地监控，将不安全隐患消灭在萌芽中。

（三）强化护理安全的教育和培训

为了更好地适应医院发展的步伐，促进新业务新技术开展，医院护理管理者必须进行多种形式的护理安全教育和培训，全面提高临床护士的安全防范意识及实际应对能力。

第四章　护理技术管理

护理技术管理是护士长工作中的重要内容，是衡量护理管理水平的重要标志。护理技术的质量直接影响医疗效果。良好的护理技术管理对于提高护理工作水平，促进护理学科的发展具有重要作用。

第一节　护理技术管理的概述

一、护理技术管理的概念

护理技术管理就是对护理工作的技术活动进行计划、组织、协调和控制，使这些技术能准确、及时、安全、有效地用于临床，以达到优质高效的目标，为服务对象提供满意的护理服务。医院护理技术管理的研究对象是医院基础护理工作和各不同专业护理工作的任务、工作特点、主要内容、技术要求和组织实施方法。

二、护理技术管理的意义

护理工作的服务对象是病人，除了有良好的服务态度外，主要靠护理技术。这就要求护理技术服务要及时、安全、可靠，协调性和连续性要好。随着护理科学的发展，现代科学技术成果广泛应用于护理工作领域，护理工作的科学技术性要求越来越高。护理技术水平在某种意义上讲对提高护理质量有决定性作用，护理技术水平的提高必须靠技术管理。为此，对护理工作要实行科学的组织管理，调动和发挥护理人员的积极性，合理使用技术力量，密切协同配合，以提高护理工作质量和效率。

三、护理技术管理的特点

（一）技术性

护理技术是在全面掌握医学护理知识的基础上，经专门训练、反复实践而获得的一种技能和能力，未经系统学习和专门训练并获得相应资质的人员不允许进行技术操作。因而管理上要由懂技术的人负责，要按照国家规定搞好训练和继续教育、引进新技术和技术创新。

（二）责任性

护理技术工作的对象是病人，护理人员对维护、促进和恢复病人的健康负有责任。护理技术工作一旦发生失误，可能会增加病人的痛苦，甚至造成其残疾乃至死亡。因此，不论从医学道德上或法律上都要强调其责任性。管理上要加强护理人员的责任心教育，健全各种责任制。

（三）服务性

护理工作的性质是为病人提供护理服务，必

须树立全心全意为病人服务的思想，以病人利益为重。护理技术管理要明确为谁服务的问题，为了练技术而不顾病人痛苦，或只顾经济效益不管病人利益的行为都是不允许的。

（四）社会性和集体性

医疗护理技术管理受社会环境、人际关系等各方面因素影响，而且受经济规律制约。同时，由于现代医学的发展，医院中的各种工作不可能由一个人去完成，需要多学科、多部门相互配合密切协作。因此，护理业务技术管理必须协调好内部和外部、上下和横向的联系。

第二节 护理技术管理的范围与措施

护理技术管理工作，就是要建立全面的护理技术质量保障系统。使护理工作逐步做到：管理科学化、工作规范化、操作程序化，更好地为病人服务。

一、常用护理技术管理包括的范围

（一）护理诊疗操作技术的管理

在为病人诊疗过程中，有大量的技术操作要由护士承担，如吸痰、给氧、洗胃、导尿、灌肠术、各种过敏试验和注射技术、各种引流技术等。这些操作技术的管理在训练的基础上主要靠制定技术操作规程和严格检查、监督执行情况来加以控制。违反技术规程，要承担责任。

（二）基础护理技术的管理

除上述诊疗护理技术外，还有病人的舒适护理（压疮防治技术等）；饮食治疗和营养；病情的一般观察；各种医用剂量统计的基本换算方法；各种护理文件的书写等。主要是通过制定工作规程和落实责任制进行管理并要加强督促指导。

（三）专科疾病护理技术的管理

专科护理技术是结合专科疾病的特点形成的，临床各专科的护理工作范围广、内容多。近年随着分科越来越细，新业务、新技术不断开展，专科护理技术也有较大的发展。一般护理人员需要掌握所在专科的护理技术。高水平的护理人员应在掌握常见（内外妇儿）专科技术的基础上，重点掌握本专科的疾病护理技术。管理上要抓好疾病护理常规的制定和执行情况的检查。此外，还要注意抓好人员培训和科研学术活动，注意学习诊疗知识，以丰富工作人员的临床经验。

（四）急诊抢救技术的管理

医院急诊病人是医院的主体，护理人员必须掌握急诊抢救和危重症病人的监护技术。抢救监护技术直接关系着病人生命安危。为此，要经常组织急救技术培训演练和实践考核，抓应急能力的培养，抓医护之间和各科室之间的协调配合，抓组织管理能力的培养，要善于调配人力物力，善于做好病人和家属的工作，善于与有关部门进行工作协调等。

（五）消毒隔离技术的管理

各种消毒和隔离技术的管理是防止医院内感染的基本措施，也是护理工作中最常用的基本技术。这项技术掌握并不难，关键是管理要严格，制度要坚持不懈，执行要认真彻底、一丝不苟。

（六）危重症监护技术的管理

随着医学科学技术的发展，尤其是先进医疗仪器设备的引进，危重症监护技术有了较快的发展，如 ICU、CCU、RCU、NICU 等，各种监护病房中病人的诊治过程中，护理人员的作用很大。护理技术发展也很快，除了要求护理人员有良好的护士素质、扎实的基本功外，还要有较系统的专科知识和技术水平，有敏捷的分析判断能力，以适应工作的需要。一些先进的仪器设备的使用，也要求护理人员不仅要具备一般的护理知识和技能，而且要具有相关学科的知识，了解工作原理，掌握操作方法，以充分发挥仪器设备的作用。监护室护士要接受专门训练，以适应工作需要。

（七）整体护理技术的管理

整体护理是一项综合护理技术，它除了要求护理人员全面掌握上述各项技术和护理程序外，还要求他们了解心理学、伦理学、社会学、管理学等方面的知识。护理人员不仅要有良好的愿望和态度，而且要掌握一定的技术、技巧和方法。并对有关的护理诊断进行探讨。

（八）新技术的引进与开发的管理

这是护理技术不断发展的源泉。各级护理管理人员应把新技术的引进开发作为管理重点，组织理论水平较高的护理人员进行研究、开发，包括了解、掌握国内外护理技术的进展情况，开展技术革新等。

（九）护理情报档案资料的管理

包括临床护理资料、护理技术资料、护理业务技术档案、护理业务工作档案，应有专人收集、登记与保管。

（十）护理技术的基础建设管理

主要包括：①护理队伍的技术素质建设，如岗位练兵与技术培训；②器材设备的保障，如生命体征监测设备、监视通信系统及电子计算机的应用等；③建立护理科研和技术实验室，引进开发新技术；④加强医德医风教育。

二、护理技术管理的措施

（一）护理技术管理的组织科学化

职责要明确，并应有相应的权力，以更好地发挥效能，保证技术管理的正常进行。护理部主任、科护士长、护士长可实行垂直业务领导，对于还不能实行垂直领导的单位，也要制定相应的措施，落实技术管理的责任。

（二）护理技术质量管理标准化

要建立逐级检查制度，护理部对临床护理技

术操作规程、规章制度的执行情况，对护理常规、消毒隔离、无菌技术的执行情况，要进行抽样检查和评价，护士长则更要监督检查。

（三）护理人员技术培训常规化

在技术干部的培养上要有计划，眼光要远，目标要高，要进行全员培训。要注重组织各级护理人员业务训练，学习基本护理理论和现代医学新进展，认真抓好基本功，提高护理专业理论水平和实际技术水平，并要对人员进行定期业务技术考核，制定可比性的技术考核指标，认真评定考核成绩。建立护理业务技术档案，对护理工作情况和护士的业务能力、技术水平、科研成果、论文及工作经验等材料要有详细记载，作为使用、培养、晋升的重要参考依据。

（四）护理管理手段现代化

随着护理学科迅速发展，护理文献急剧增加，各种管理方法的系统化、科学化、数量化，也要有与之相适应的管理手段。应用电子计算机，保密性强，便于管理；应用数据库技术方便检索、分类及统计；实现计算机联网，资料可以共享，为管理现代化提供了广阔的前景。

第三节　护理技术规程的制定与实施

护理技术常规和规程是护理技术工作的规范，是开展护理业务技术工作的必要条件，是标准化管理的重要基础。常规和规程本身就具有技术管理的监督性质，制订常规和规程是一项技术性很强的工作。要结合我国目前护理工作实际水平和医院的具体工作情况来制定。护理部制定总的标准，各病房也要有具体要求，以便于衡量和管理。

一、制定常规和规程的原则

制定护理技术常规和操作规程应遵循如下原则。

1. 明确目的要求，要在基础理论指导下结合临床实践，根据目的要求制定操作方法和步骤，对需要强调的注意点应有说明。

2. 疾病护理常规和技术操作规程的具体步骤必须符合人体生理病理特点，有利于疾病治疗，避免增加病人痛苦，保证病人安全。

3. 各项技术操作必须严格贯彻清洁、消毒、灭菌原则。

4. 各项常规和规程应条目简明、扼要，力求达到数量化或扼要文字确切表达，便于记忆和执行。

5. 根据新业务、新技术的开展情况及时修订和补充。

二、护理技术常规和规程的主要内容及管理

（一）护理技术操作规程

1. 护理技术操作规程分类

（1）基础护理操作技术规程　是对各科通用

的基本技术制定的统一规范。如体温、脉搏、呼吸、血压的测定，无菌技术，各种注射采血技术，各种穿刺技术，导尿、灌肠、给氧、吸痰、标本采集等。

（2）专科护理技术操作规程　是根据各不同专科的特点，制定的各专科护理操作技术的规范，如烧伤护理、糖尿病及并发症护理、产后出血护理等。

（3）特别护理技术操作规程　是对要专门进行培训、组织专门人员从事的护理技术的规范，如危重症监护、血液净化、腹透析等。

2. 执行护理技术操作规程的管理　技术规程实质上是一种质量控制的标准，是指导护理活动的基本法规。主要包括以下几个方面。

（1）选择和制定符合实际的技术操作规程，并逐步修改、完善、配套，形成统一规定，便于检查和评价。

（2）开展经常性的检查、监督，并与质量评定、技术经济责任制结合，形成制度。

（3）护理技术操作是基本功，要作为护士在职教育重点，经常系统地抓好技术训练。

（4）在执行具体操作前，应做好病人准备和物品器材准备，明确目的，弄懂理论依据，了解病情，不盲目执行。要认真查对，严格无菌操作，并在操作后注意病人反应，防止差错事故的发生。

（二）疾病护理常规

1. 疾病护理常规分类

（1）特殊症状护理常规 指各种疾病均可出现的共同症状，如昏迷、高热、呼吸困难、黄疸、头痛等。

（2）专科一般护理常规 是指根据专科疾病的共同点，从中找出疾病发展的规律而制定的常规，如内科病人的一般护理常规、外科病人的一般护理常规、肿瘤病人的一般护理常规等。

（3）各种疾病护理常规 是根据每一种疾病的特点制订的各项具体护理常规，如糖尿病的典型症状是"三多一少"，急性肾小球肾炎的主要临床症状是血尿、尿少、水肿、高血压等。根据这些疾病特点，结合制定常规的原则，制定各种疾病护理常规。

2. 制定实施疾病护理常规的注意事项

（1）要求护理人员要掌握各种疾病护理常规的内容及制定常规的理论依据，明确科学道理，在疾病护理中自觉执行护理常规。

（2）在护理过程中必须严肃认真，根据疾病护理常规进行护理，不能任意改变，以免加重病情或发生意外，给病人造成痛苦。

（3）应适应医学科学发展的需要，对疾病护理常规及时进行修改和充实。

（4）要掌握病情变化，加强护理，做到心中有数。

（5）应掌握病人的心理状态，依据病情进行心理护理。

三、护理差错事故的预防和处理

护理工作中正确预防处理护理差错事故，是医院护理技术管理的一项重要内容。护理工作范围广，工作环节多，操作具体，可能发生差错的机会也较多，护理差错是事故的苗头，加强护理差错的预防工作，可以防微杜渐，对预防事故有重要作用。

（一）常见护理差错原因分析

在护理工作中产生差错的具体原因可能是多种多样、各不相同的。护理工作在不同岗位、不同工作环节都会有差错出现，对这些差错进行分析后会发现，差错的出现是有一定规律的，归纳起来主要的原因如下。

1. 未执行工作制度　如未执行查对制度出现的给药错误，漏发、错发治疗饮食，收集标本时的错人、错项、漏项，丢失重要标本，执行和转抄医嘱中的错漏现象；未执行交接班制度出现的特殊检查病人漏做、错做检查前准备等；药物、器材、被服保管不当造成变质、损坏、丢失等。

2. 未执行操作规程　如消毒不严导致的感染或全身反应、坠床、烫伤、压疮、仪器设备的损坏等。

3. 业务生疏造成的差错　如注射部位不当造

成的血管神经损伤等。

4. 少部分人玩忽职守 如擅离职守、不认真
造成延误抢救时机等。

(二)护理差错的预防措施

1. 加强责任心，培养严谨认真的工作作风
调查显示，相当数量的护理差错是由于责任心不
强造成的，管理者要对护理人员加强责任心教育，
把全心全意为人民服务的宗旨，体现在对病人高
度负责和严肃认真的工作风上。另外，护理管
理人员要注重调查研究，了解护理人员的思想状
况，把预防差错的思想工作落到实处。

**2. 抓好专业训练，提高护理人员的业务水
平** 业务生疏、技术不过关是发生护理差错的重
要原因之一。因此，护士长要带头抓好护士的学
习，特别是在医学科学高速发展，新业务、新技
术不断应用的情况下，要加强基本功和专业的训
练，熟练掌握各项护理业务技术，这样才能保证
护理训练的质量。

**3. 落实各项规章制度，使各项工作规范化、
操作程序化** 在工作中严格执行规章制度，严格
执行护理工作常规和规程，是防止差错发生的重
要措施，护理管理人员不仅要组织学习、执行，
而且要进行检查督促，使护理人员自觉用规章制
度约束自己，保证医疗护理安全。

4. 抓好易发生差错的关键环节，预防为主
护理差错常发生在某些人、某些时机和某些工作

环节上，具有一定的规律性。因此，护理管理人员要抓住容易产生差错的关键环节，以争取工作的主动，防患于未然。易发生护理差错的薄弱点主要有以下几个。

（1）人员方面　工作环境不熟悉的新护士（或新调入人员）；有思想问题未得到解决的人员；基础训练不够、技术不熟练的人员；平时工作马虎或有麻痹思想的人员。

（2）时间方面　快下班时；节假日；收容多，特别是重病人多时；抢救工作紧张时；新护士或实习护士多时；人际关系紧张，人员不团结时等。护士长要根据实际情况，摸清规律，及时提醒或采取必要措施，以防止差错发生。特别要抓住关键环节，如查对制度，交接班制度，值班制度，消毒隔离制度和护理常规、规程的执行，使预防差错发生成为管理的重要内容。

5. 加强领导，发挥机关的职能作用　医院领导必须把预防差错事故的工作列入议事日程，要深入实际，切实把关。开展评比活动并作为考评晋升的内容。

（三）正确处理差错事故

护理差错事故发生的原因往往是多方面的，有思想问题也有技术问题，有主观原因也有客观原因，因此处理上要实事求是，严肃认真。

（1）调查研究，总结教训，作出正确判定。严禁隐瞒不报。要分清责任，也要找出工作上的原因。

（2）针对差错事故发生情况，采取必要措施，做好善后工作。

（3）建立差错登记汇报制度，详细记录差错发生的经过和原因，便于分析总结。

（4）护理事故的处理要根据有关规定进行。

第四节　医院内感染的管理和预防

一、医院内感染管理的重要性

（一）概念

医院内感染又可称医院内获得性感染，是指病人在住院期间遭受的感染，但不包括入院时即有的或已潜伏的感染。

医院内感染可分为两大类：一类是外源性感染，是指病人之间、病人与医院工作人员之间的直接感染，或通过空气、物品间接感染人体；另一类是内因性感染，是因病人抵抗力降低，对本身现有的细菌感受性增加而发病。

（二）预防医院内感染的重要性

医院内感染问题已成为当代临床医学、预防医学和医院管理学面临的一个重要问题。虽然国内外对医院感染都加强了各种预防措施，但医院内感染率却仍然较高。医院内感染的预防和控制，是护理技术管理的一个重要内容，而消毒隔离工作是控制医院内感染的重要手段，护理人员是具体的执行者，完成消毒隔离工作的质量如何，直接影响医院内感染预防工作的效果。为此，加强对医院内感染的监测与控制，是医院各级管理工作不可忽视的重要问题。

二、医院内感染的管理与监控

大量流行病学调查资料中反映了我国现阶段医院内感染的严重性，因此必须重视医院内感染对病人和医院所造成的危害，并要采取科学合理的预防措施和管理措施，使我国的医院内感染管理达到先进水平。

（一）加强组织领导，建立医院内感染管理组织机构

医院要成立感染管理科或医院感染管理委员会，建立医院内感染监测网，任命有关人员负责医院感染监测控制工作，这对降低医院内感染的发生率将起到很大作用。医院内感染牵涉到医院内各个部门，必须统一组织，互相协调，各级感染管理组织和人员要职责明确，并要制定预防医院内感染的长期计划、近期计划和各项规章制度及卫生学标准。医院护理部也应重视这项管理工作。

（二）加强宣教，提高认识

一方面要提高医护人员的认识。搞好医院内感染的监控工作，不仅靠少数监控专职人员，还

要提高护理人员对医院内感染监控工作的理论知识和认识水平，使全体护理人员熟悉医院感染的有关理论，掌握预防感染的技术，严格执行消毒、隔离、灭菌制度。另一方面要对病人进行卫生宣教，增加他们的有关知识，养成良好的卫生习惯，学会保护自己。

（三）加强医院内感染的监控工作

首先要建立医院监测系统，在医院感染管理组织的领导和指导下开展工作。医院内感染监测应包括对病人之间医院内感染的监测、对医院工作人员的监测和对医院环境的监测，特别是对重点科室，如新生儿病房、心血管病房、烧伤病房、移植外科、血液透析、ICU 等，要进行重点管理。护理部和科室要制定控制感染的具体措施，如搞好医院内的预防性消毒、经常性（随时）消毒和终末消毒，并用监测方法检查消毒的效果。要通过采取有效的管理措施，纠正不符合要求的工作习惯，使环境污染降到最低限度，并尽量争取改善不合理的设施和工作条件。如病人检查、治疗活动通道问题，污物、洁物使用通道问题，病房环境、用具和用物消毒问题，加强食堂等处的监测控制等。

第五章　护理科研管理

护理科研是医学科学研究的一个组成部分，护理科研管理是护理管理中的一个重要内容。它是运用管理学的基本原理和方法，结合护理科研的规律和特点，对护理科研工作进行组织管理，以保证和促进科研工作开展的一项活动。

第一节　护理科研的任务

护理学是医学科学中的一个学科，它涉及面广，具有独特的理论和技术。开展护理科研是为了探索护理学基本理论，找出科学依据，在逐步丰富理论的基础上形成我国的护理理论体系，为护理实践服务。通过科研工作不仅可以巩固和发展已有的理论知识，总结经验，而且还可以扩大知识范围，提高思维能力和工作能力，从而促进护理工作不断向高级阶段发展。根据我国护理事业发展需要和医学科学进展情况，护理科研工作的内容非常广泛，有护理科学领域中方向性的理论问题，也有护理工作如何适应现代医学科学发展的具体问题，归纳为以下几个方面，即：基础护理理论的研究；基础护理技术的研究；护理器械与工具革新的研究；病人心理及精神护理的研究；危重症监护技术的研究；常见病多发病护理的研究；中西医结合护理的研究；医院护理管理学的研究；公共卫生家庭护理及社区保健的研究；医院建筑、设施的研究；战伤救护和灾害救援的研究及护理工作绩效的人力资源管理研究等。

第二节 护理科研的原则与方法

一、护理科研的原则

（一）保障病人安全，减轻病人痛苦

部分科研项目要在病人中进行，在以人为观察对象的临床试验时，一切科研题目的选定、科研设计和采用的方法等，必须在保障病人安全的条件下进行，不能影响病人健康的恢复。如药物疗效观察、材料采集、治疗处置等，必须在考虑到病人安全的情况下才可开展。在处置、采集材料或疗效观察时，要事先向病人解释清楚，征得病人主动配合，绝不允许为了科研而增加病人额外的心理负担。

（二）要具有准确性和科学性

护理科研必须在控制条件下进行，研究方法要严格尊重客观规律，凡事不能主观臆断草率从事，要尽量避免干扰，以防影响结果的准确性。对观察对象要有严格的选择标准和效果评定标

准，要设置对照组并随机分组，必须保证样本的真实性及样本对总体的代表性。出现异常情况要认真分析，必要时重新试验，最后得出正确判断。

（三）要考虑实用性，从基础开始循序渐进

护理科研要考虑实用性，通过科研使工作得到提高，用科研成果促进护理理论和护理技术的发展。要根据本人情况及占有资料情况、设备、经费等条件，恰如其分地立题，切不要好高骛远，急于求成。

（四）要实事求是，培养严谨科学的工作作风

在时间、度量、环境、观察反应和试验结果上都有严格要求。如在药液的稀释浓度、采血的条件和数量，试验反应是阴性、阳性还是可疑等问题上，要实事求是、绝对准确。

二、护理科研的方法

根据护理工作实际情况，护理科研中临床科研占有较大比重，可以采用以下几种方法。

（一）调查研究

包括资料收集、资料整理和资料分析。通过实地取材而进行有计划、有目的的科学研究。调查可以分为回顾性调查和前瞻性调查两类，前者是对已发生的事件进行调查分析，如病例分析，这种研究较容易，短期内可得结果，但条件不易控制，可比性差。后者是先将要调查的项目和人

员进行设计规划，然后再追踪观察，这种方法结论意义大，可重复进行，但费时费力，周期长。两种调查不是截然分开的，有时可两种调查方法并用。

（二）临床观察和临床试验

临床观察即在工作实践中根据科研项目的要求，有目的、有计划地在病人中观察科研所需要的情况。如环境情况对病人的影响；不同病人、不同病情时的心理变化；不同时间和不同情绪的病人对药物的作用和反应等。通过认真观察，详细记录，科学分析，找出规律性的东西，从而得出正确的结论。但是，临床观察与实验室工作不同，干扰多，控制难，要设法排除干扰，去伪存真，才能保证科研工作的质量。临床试验研究是按照科学的方法，研究疾病临床阶段的规律的试验。研究内容包括：对某一疾病的病因或发病机制的研究，以寻求早期诊断指标；根据病因或临床转归等情况，制定疾病的临床分型，研究影响因素及疗效对比等，其中疗效对比最为常用。临床试验研究应遵循试验研究的基本原则和方法，在病例选择、设立对照组、疗法选择上及效果评价等方面均应有其特点。如对压疮防治方面的临床试验研究，可探讨如何避免剪力以防止压疮的发生；又如研究某种药物对压疮的疗效，所选择的病人的诊断、病程、病情、神志、年龄、营养状况、精神状态等方面，要有一定的同质性，对照组疗法的选择，疗程的长短，用药前后创面的大小、深浅及愈合与否的判定等，均需在研究计划中作出具体的规定。

（三）试验研究

试验研究是使设计的试验因素在排除其他因素干扰的情况下，作用于受试对象，然后对试验效应进行观察。试验研究包括试验因素、受试对象及试验效应三个部分。要注意试验效应必须选取客观的、精确的指标，以便比较。试验设计应遵循对照、重复、随机化等统计学原则。目前国内护理学实验室还为数不多，但利用院内、科内的实验室也可以开展试验研究。如空气培养与预防交叉感染，消毒灭菌效果检查等。试验研究虽然比较复杂、要求高，但数据准确，可比性大，理论价值高。通过试验研究，可使护理工作水平迅速提高。

（四）病例分析和资料统计

病例是临床工作的材料宝库，可根据科研项目进行病例统计。分析所需要的资料，用统计学的要求加以处理，即可得到临床护理可研究的实用材料，最后写成文章。

第三节　护理科研的程序

科研工作大体要经过以下几个步骤，护理科研也不例外。

一、选定科研题目

选题是进行科研的第一步，选定题目要慎重，实事求是。题目能否完成，完成后有无使用价值，都要事先进行充分的考虑、论证。

二、进行调查研究

科研题目确定之后，应着手进行制定具体计划的准备工作，确定题目只是定下了研究方向，题目能否实现，如何实现，需在调查研究的基础上为具体工作做好充分的准备。如对选定题目的研究现状、存在问题、经费、观察试验对象的选定、实验室配合等都需要进行认真设计，仔细研究。

三、查阅文献

科研工作具有继承性和创造性，进行科研必须掌握一定的资料。通过查阅国内外有关的文献资料，可使自己的知识更加系统，同时可以开阔思路，启发思维，避免盲目性和重复。

四、制定科研方案

制定科研方案的过程就是统筹安排任务进程和确定切实可行技术方案的过程。对于工作进度指标要求，具体方法和阶段检查等都要做出明确的计划，以保证科研的顺利进行。

五、观察与实验

根据设计方案要求，计划和安排进行具体的科研工作。

六、检查实施情况

科研工作虽然在设计和制定方案时做了充分准备，但在具体实践过程中难免出现因环境、试验条件和试验对象的变化而出现的偏差。因此，要在研究工作进程中有计划地进行认真检查，发现问题及时纠正，以保证全部工作的正常进行。

七、总结报告

科研计划如期完成后要及时写出总结报告，及时申请成果鉴定，找出经验教训，促进学术交流和提高工作水平。资料整理是一项极为重要的工作，对原始资料要进行登记、审核和检查，发现错误及时纠正，要按统计学要求进行资料处理，撰写科研论文。

第四节　护理科研的管理

一、护理科研的组织领导

随着科学技术的发展，科研工作的集体性、综合性和长期性越来越强。几乎每个研究项目都不是某几个人，某个科室或某个单位所能完全胜任的，这就要求发挥各级领导机构的指挥效能，从组织管理上加强规划、领导。首先要由护理部主任具体负责领导，护理部成员和部分护理骨干参加组成护理科研领导小组，并将其纳入医院学术研究的轨道，统一规划、统一管理。医院护理科研领导组织机构的主要任务是编制护理科研规划，审查科研设计，分配科研经费，监督科研计划完成情况，鉴定科研成果，评定学术论文质量，组织学术交流及向护理刊物推荐稿件等。

二、护理科研的管理制度

护理科研管理是医院科学管理工作的一个组成部分。要建立健全科研管理制度，保证护理科研工作顺利进行，使科研成果为护理工作现代化发挥应有的作用。护理科研管理制度主要包括以下内容。

（一）科研计划和科研设计管理制度

科研工作要有规划，科研设计应注意科研项目的先进性和实用性。基层制定计划应按直属关系上报批准。上级机构要认真审查，批准后要严格执行，无特殊情况不可更改。

（二）科研成果鉴定和推广使用制度

成果鉴定依科研题目和成果水平而定。鉴定级别一般分国家、部、省和基层四级。由组织对科研成果的实用意义和学术水平作出评价，根据评价决定是否推广使用。

（三）科研成果奖励制度

科研成果的奖励标准根据成果水平和实用价值而定。奖励分精神、物质等形式。科研成果获奖后，须将科研人员的成就记入本人的技术档案中。

（四）科研资料管理制度

科研资料是科研人员劳动的结晶，是宝贵的科学财富，应有专人负责，妥善保管。原始资料是整理、分析、推理和最后作出结论的依据。所有材料都应按要求书写、分类、装订和登记存档。借阅要有手续，不可丢失或损坏。

（五）科研仪器的使用保管制度

不论是一般或者精密的科研仪器，都要有专人负责保管，仪器的使用、维修和保养都应有明确的规章制度要求。要做到物尽其用，发挥效能，不可无故损坏丢失。

（六）科研工作检查总结报告制度

科研计划确定实施之后，应根据科研题目和完成时间而规定检查的具体内容和具体时间，发现问题及时解决，以确保科研计划按期完成。科研任务完成之后，应写出总结报告，或申请鉴定，或申报成果，或总结推广应用，或撰写论文。

（七）学术交流制度

科研成果或学术论文要定期组织学术交流，召开报告会，宣读论文，民主评定，推荐优秀。

积极参加全国、地区性和专科性等学术交流活动。

三、护理科研管理的主要内容

（一）课题设计管理

1. 选题 是科研工作的第一个程序，在选定课题之前，必须做好调查工作。应选择护理学中急需要解决的理论、技术问题，结合本科室的专长与特点进行探索。科研必须紧密联系业务，其成果才能提高工作质量。题目可以分为两类，即主题与分题。主题范围较大，需要长时间才能完成；分题是主题的一部分，一般在数月至 1~2 年内可以完成。研究工作既要有远景规划，又要有阶段目标，专科护理最好选一个主题作为研究重点。阶段分题不宜太多，以免分散力量。

2. 设计研究方案 是研究过程的指针，体现了奋斗方向、任务范围、各种条件和手段的利用方法等。要求每个研究课题负责人要写出详细的设计方案，方案设计既要先进又要务实，不可贪大但要求全。力求用最经济的人力、物力、时间，选择最好的方法，以收到最大的效果。参与人员应是直接参加这一项护理工作的人员，便于取得第一手资料。设计的程序是先由课题负责人编制方案，其中包括国内外有关的发展现状与动向的情报依据、研究的途径与步骤、各阶段的内容与目标、工作方法、物资配备（仪器、设备、场所、试验手段及经费）、协作分工、各步骤可能出现的困难及解决的方法等，交研究组讨论修订，如有不同方案可进行比较补充，然后由学术委员会通过，并报上级领导机关备案。有时方案设计不能事先做得完善，只要总的设想切实可行，也可采取分段设计，分段小结，摸索前进的办法。

3. 履行开题报告与同行评议 对于新开的课题在完成研究课题设计与预初试验以后，均应履行开题报告与同行评议，以便使设计更加完善、合理。必须按照科学的方法和科学的程序进行认真的开题报告与同行评议，会前要把选题的主要资料交给与会成员，做好评议的准备工作。研究课题的负责人在会上报告课题组科研人员的学历、专业、经历、擅长等主观条件，完成课题的各种客观条件，及可能遇到的问题和解决办法。评议时要注意：①课题的创新性和先进性；②开发性和实用性；③预见性(把当前和长远需要结合起来)；④社会效益。同时还要论证研究课题的设计是否周详，是否切实可行。

(二)计划实施管理

研究课题经过同行评议，研究组根据专家意见再对设计方案进行修订，经学术委员会批准后，便应迅速组织实施。在课题进入实施阶段后，应当随时深入了解研究方案的执行情况。学术委员会保证研究工作的人力、物力、时间等条件的落实，同时还要指导科研人员的工作，注意操作细节，尽可能利用客观指标，防止实验室检查的误差，正确反映客观实际。在研究中遇到问题时，应在组内互相讨论和查阅资料，并注意改进试验方法。在工作中应详细记录一切观察到的现象和试验结果，并按时总结各阶段成果。必要时学术委员会对各参与研究的单位予以指挥和协调，帮助解决具体问题。

(三)科研成果的管理

科研成果是科技工作者共同劳动的结晶，是国家的宝贵财富，必须严格地进行管理。对科研成果的管理包括评议、鉴定、应用、推广、考核、评价、成果奖励等。

1. 抓好科研资料的整理总结　在科研工作的阶段和完成全部工作后，课题负责人应组织科研人员做好资料的汇总整理工作。每项科研工作结束后，写出学术性报告或学术论文以及工作总结。

2. 认真做好科研成果鉴定　科研成果经过实践考核和检验，证明其结论或结果是可靠的，即可申报成果鉴定，首先备好各项技术资料及论文，提请学术委员会讨论通过后报请上级有关部门审批。如为单项科技成果的鉴定，可邀请学术委员会的有关专家参加，这样便于集中意见，准确判定并提高工作效率。对于重点项目科研成果的鉴定，则由组织鉴定的有关部门邀请5~7名同行专家或与本专业有关的专家、教授组成鉴定小组。由课题负责人介绍成果内容，以口头介绍、实物、多媒体等形式逐项报告设计思想、科研方法、材料、研究中遇到的问题，以及当前国内外这方面的研究动态，并提出申请评奖的理由。然后用背靠背的方法充分讨论、评议，提出鉴定意见，并写出小组评语。评语包括成果水平，各环节的优缺点，成果在提高护理质量方面的作用，建议奖励等级以及今后深入研究的意见等。

3. 做好科研成果的应用和推广工作 应用的程度以及实际效果是检验科研成果的科学性、成熟性、可靠性和适用性的主要方法。

（1）学术委员会要为经过鉴定的成果提出具体的应用计划。特别要对新理论、新技术、新疗法的安全性进行预测，必须在取得可靠性甚至规范性之后，才能用于人体。首先要在本单位应用，继而推广至外单位。

（2）学术交流是科学劳动社会化的产物，是科技工作者的信息沟通。通过交流能将研究能力进行组合，可以促使相互间的协作加强，交流能激起创造性的学术思想，交流还能使知识和科研成果广泛地在社会上传播。有准备、有目的地举办讨论会、座谈会、报告会可以起到互相启发、互相渗透的作用。以期刊、学报、汇编等文字形式进行的交流，是反映一个单位学术水平的窗口，是本单位科技人员发表学术论文的园地，其对扩大本单位学术影响、交换外单位的信息资料，将具有良好的作用。

（四）科技档案的管理

科技档案是科研活动的真实历史记录。完整地保存和科学地管理科技档案是科研管理工作的一个组成部分。有条件的单位应设专职人员具体负责此项工作。

1. 科技档案的范围 包括科研设计、协议书、开题报告、原始记录、试验数据、阶段小结、总结、论文、科研成果鉴定材料及成果推广经过等。

2. 立卷归档要求 ①凡完成的课题，必须按课题建立技术档案。课题负责人是该课题建档、归档的负责人，课题结束后，应迅速组织有关人员完成整理归档工作。②研究周期长的课题可以分段归档，待课题结束后再综合整理归档。③不论研究工作成功或失败或因故停止，材料均应全部保存。在鉴定、推广、评奖时，应检查科技档案是否完整、准确，否则不予鉴定与评奖。

第六章　护理人力资源管理

卫生技术人才是医院第一资源，它对医院的价值是以医务人员的能力、行为方式、所付出的努力和时间体现出来的。改变以往旧的管理模式，构建新的激励机制，最大限度发挥医务人员的工作积极性、自主性和创造性，才能形成医院持续发展的竞争实力。实质上，管理的变革首先是人的变革，管理的高效率首先是人力资源的科学化管理。每个组织的任务确定之后，就是根据任务要求选择不同人员来承担岗位责任和完成组织目标。如果没有人员，组织就不存在。为了保证医院护理服务的高效率，医院的护理管理都需对部门和医院的发展有自己的构想和计划，这种涉及组织成长发展的计划就一定包含护理人力资源管理这一重要的组成部分。

第一节　护理人力资源管理概述

护理人力资源管理的组织职能就是通过对医院护理人员进行合理安排和有效利用，做到人尽其才、才尽其用，充分调动员工的积极性，使护理人员的个人潜能发挥到最大限度，减低人员成本，配合其他护理管理职能，提高护理工作效率、实现组织目标的工作过程。护理人力资源管理是将护理人员作为生产力来看待，护理人力资源规划包括人员预测、招聘、选择聘用、培训、考核奖惩、保留以及制定相关人事政策等。

一、护理人力资源管理的内容

（一）规划

护理人力资源规划是论证确定医院护理人员需求量并作出策划的过程。主要任务包括确认、分析、预测和规划护理工作领域内的变革及护理人员在数量和质量上的需求，使护理人员适应医院的护理服务活动。医院人力资源和护理管理部门需要根据护理服务岗位要求和护理岗位人员更新、调动、退休或晋升来预测医院内部护士人力的数量和质量的计划。护理人力资源规划将帮助医院明确护理部门哪些岗位需要护理人员，这些岗位的护理人员需要具备何种资格。

（二）招聘

护理人员招聘是吸引足够数量具备应聘条件的个人并鼓励其申请到医院工作的过程。护理主管部门应与人事部门协商，根据医院护理工作岗位需要，决定需要的人数、专业知识和技能，对有资格的护理岗位申请人提供均等的聘用机会。在招聘进行前，护理主管部门应对确认的护理岗位进行工作分析，以确定护理岗位的任务特点、工作性质和人员资格要求，为开展招聘工作提供依据。如护理管理人员和一般临床护理人员在工作性质上有区别，对招聘人员的资格要求也就不同。在确定应聘护理人员资格的基础上，护理主管人员需要对所有应聘人员进行比较筛选，确保医院能够从申请人中间选拔出最符合医院护理岗位要求的护理人员。

（三）保留和激励

护理人员保留和激励是人力资源管理必不可少的环节之一。主要措施是为护理人员提供健康安全的工作环境，按照个人贡献等因素确定工资和奖金的分配，做到奖罚分明，通过奖赏、福利等手段激励护理人员。目的是调动护理人员的工作主动性和积极性，减少护理人员的流失。

（四）绩效考核和调整

护士绩效评价是为护理人员提供发扬成绩、克服不足的机会，目的是帮助护理人员把今后的工作做得更好，更加富有成效。护理人员的绩效评价结果，还是管理人员和组织作出对护理人员关于奖惩、培训、调整、升迁、离退、解雇等决策的依据。

（五）培训

是指通过对医院护理人员的工作指导、教育和业务培训，使护理人员在职业态度、知识水平、业务技能和工作能力方面得到不断提高和发展，帮助护理人员在工作岗位上保持理想的职业水平，并得到个人事业的全面发展和自我实现。

（六）薪酬管理及劳动保护

根据各级护理人员的岗位、资历、工作能力、工作表现和绩效等方面因素制定合理、具有吸引力的薪酬标准和制度，并采用有效的措施为护理人员提供医疗保险、养老保险、劳动保护、节假日等福利待遇。

二、护理人员招聘流程

护理人员招聘主要包括护理岗位工作分析、寻找候选人、招聘考核、面试、候选人资格确认、健康检查、实际工作试用、录用八个步骤。

（一）护理工作分析

护理工作分析是一个对某岗位（职务）全面分析和描述的过程。一般分为四个阶段：准备阶段、信息收集阶段、分析阶段和提出分析报告阶段。医院要有效地进行护理人力资源开发与管理，首先要了解各种护理工作岗位的特点以及能胜任这些工作的护理人员的特点。通过收集数据，进而对特定护理工作（如专业护士、辅助护士、临床教学老师、护士长等）的实质进行评价。通过护理工作分析，可以书面形式确定各护理岗位的工作描述和工作规范。工作描述又称工作说明，就是确定工作的具体特征。护理工作描述是以书面陈述的方式来说明各种具体护理工作岗位需要从事的活动，以及工作中需使用的设备和工作条件信息等，护理工作描述包含工作名称、工作活动和程序(含工作任务、职责、工作流程、工作中的上下级关系等)、工作条件和物理环境、社会环境(含同事的特征及相互关系)、职业条件。护理工作规范是用来说明对承担某项工作的人员所必须具备的专业知识、特定技能、能力、身体条件和个人特征的最低要求。护理人员的招聘选择是在对空缺的护理工作岗位进行分析的基础上而进行的活动。只有在工作分析的基础上进行的人员选择，才能做到事得其人、人尽其才。因此，对工作要求的分析是护理部门实现有效招聘的前提条件。

（二）寻求符合护理岗位要求的候选人

所谓护理人员招聘是指医院采取科学有效的方法寻找、吸引具备资格的个人到医院应聘、医院根据需要和应聘者条件从中选出适合人选予以录用的管理过程。招聘宣传是传播招聘信息、动员潜在合格人员参与应聘的过程。招聘途径有多种多样，如直接申请、员工推荐、职业介绍机构推荐、招聘广告等，招聘广告为最常见的途径。为保证招聘宣传的有效性，招聘广告应包括以下基本内容：招聘医院简介、招聘的职位或工作种类及其特点、招聘职位或工作的工资等报酬待遇、应聘者的资格条件(性别、年龄、学历、专业、工作经历、身体条件以及对知识技能的特殊要求等)、申请时间、地点、程序以及其他有关信息。

（三）招聘考核

为了保证招聘护理人员的基本质量以及胜任工作岗位的能力，进行知识和技能考核是必要的环节。知识考试是通过笔答的形式，了解应聘护士对要求的专业知识深度和广度的掌握程度。由于护理是一门应用科学，对应聘护士的专业技能考核也是十分必要。考核的内容都是针对具体护理岗位的职责要求选择。对护理人员的选择考核内容重点是护理基础知识和基本技能。如果是选择护理管理人员，除上述考核内容外，有必要进行管理相关知识和能力的考核。

（四）招聘面试

面对初选合格的应聘者，真正可以直接了解本人具体情况并能对众多应聘者进行比较的方法就是招聘面试。面试的主要目的：为用人单位和主考人员提供了解和观察应聘护士的机会。面试主要了解应聘护理人员三方面的信息：专业技术能力、个人特点和个人潜力。通过面试，主考人员可以对应试者的专业知识，沟通表达能力、判断能力、思维能力、反应等有一个初步了解，以考察应试者对岗位的适合程度。主考人员根据招聘表格内容进行询问，得到有关信息。表格的设计可根据招聘岗位的要求而定。但无论哪种表格，都应简单明了、易于操作。

（五）候选人资格确认

在求职申请书和面试的基础上，人事和护理

部门对应聘护理人员的情况和任职资格已有基本了解，从而作出哪些人员具备岗位要求资格、哪些不具备资格的判断。

（六）健康检查

体检的主要目的是确认应聘护士在体力方面能否胜任工作。医院是否对应聘者提供工作也要根据体检的结果而定。

（七）申请人试用

为保证应聘护理人员的质量，一些医院在上述所有程序完成后作出初步聘用决策，但并不马上与应聘者签订聘用合同。而是采取试用的办法，在实际工作中对拟聘护理人员进行真实工作能力的考察，试用时间一般3个月。试用期满后，具体试用部门对拟聘护士在试用期的表现是否符合条件和是否胜任工作作出鉴定。对在试用期中不符合录用条件的人员，可给予辞退。

（八）录用

录用是对应聘者筛选的过程，通过将应聘人员与任职要求的比较，以及应聘人员之间的相互比较，使候选人的数量逐步接近组织或部门需要的数量。经过上述招聘程序和试用后，人事部门和护理管理人员就要根据筛选情况和招聘过程中护理人员的供求情况作出聘用决策。最终的选择就是在经过上述所有程序仍被保留下来的人员中进行，并与之履行合同手续。

第二节 护理人员的培训

培训的目的是在于促使护士在知识、技能、能力和态度四个方面的行为方式得以提高，保证护理人员有能力按照工作岗位要求标准完成所承担或将要承担的工作任务。医院护理人员的培训已不仅限于基本技能的提高，还是医院创造护士群体智力资本的重要途径，除了提高护士群体的基本技能外，还要通过培训教育使护理人员具有不断学习的能力，并运用所掌握的知识和技能优化护理服务过程。

一、护理人员培训需求

护士培训是一种组织行为，培训属于一种教育活动。护理人员的培训应该是全员的培训，对象包括医院所有层次的护理岗位人员。在具体实施过程中，管理者要考虑护理人员的工作性质、工作岗位要求、护理人员个人具体的学习需求，才能达到培训目标。护理人员的培训对护士本人和用人单位都是人力资源管理中不容忽视的关键环节。通过培训教育，将帮助护理人员掌握干好本职工作所需基本的方法和程序，减少护士在工作中出现缺陷的机会，使护理工作更富有成效。帮助护理人员了解护理工作的宗旨、价值观和发展目标等；使护理人员在组织中素质不断提高和职业不断发展。医学技术的不断进步要求组织对护理人员进行培训再培训，而护理人员在组织中也要经历工作岗位的变化，而这些变化对护理人员的知识和技能都会提出新的要求。根据国家卫生健康委员会关于医务人员毕业后继续教育的要求，在职护理人员每年要参加各种类型的教育培训，医院要从行政的角度对护理人员的培训教育作出规划。护理管理人员应根据本单位护理人员的实际情况，结合其业绩和培训需要评估，作为护理人员培训的依据，结合实际工作有针对性地进行培训教育工作。同时，还应注意培训效果的评估，使护理人员的培训工作真正起到促进护理队伍整体素质提高、不断改进护理工作、提高护理人员工作效率的作用。

二、护理人员培训步骤

为了保证护理人员培训教育的有效进行，对培训教育工作实行严格的科学化管理是十分必要的。建立护理人员培训体系的基本步骤包括以下几个方面。

（一）掌握护理人员学习特点

护理人员的培训应与其成长的特点相结合。护理人员的成长特点如下。

1. 实践性　护理工作有着很强的实践性，只有通过护理工作实践，才能做到理论联系实际，把从书本上学习的知识变成自己的实际体验。理论知识只有在工作实践中才能真正掌握，工作经验只有通过实践才能积累，操作技能只有通过实践才能提高，否则就不能胜任工作，也就不能成为一名合格的护理人员。

2. 晚熟性 护理人员晚熟的原因除工作具有很强的实践性外，学习周期长也是原因之一。在掌握基础理论、临床医学和护理学理论之外，还要经过较长时间的实践，取得比较丰富的经验，才能成熟。所以，护理人才的培训要注意这方面的特点，一方面不可急于求成，另一方面要创造条件，培养和发现人才。

3. 群体性 护理人员的成长，不是孤立地只靠自己的努力就能办到的，由于护理人员的成长具有实践性、晚熟性，群体水平如何对个人有重要影响，护理质量的提高、人才的成长也表现出群体性特点。这就提示管理者，对于护理人才的培训管理应注意普遍提高水平，这样才能产生合力，共同发挥作用。否则，容易低水平同化，工作难以提高。

4. 早衰性 临床护理人员具有早衰的特点。护理工作是集脑力劳动与体力劳动于一体的工作，不仅要求有扎实的基础理论和丰富的临床知识，而且要有熟练的技术操作能力和技巧。临床科室护理人员要 24 小时不间断地为病人提供服务，护士在值班期间要对全科病人了如指掌，并具有较强的应急能力，这些都是年长后精力和体力所不能及的。护理管理人员必须清醒地认识到这一点，对不同年龄、不同资历和不同层次的护理人员采用不同的培养方式，使之年长后，能在社区保健、健康指导、心理咨询、家庭护理、康复护理等方面发挥一技之长，那将是一支不可低估的社会力量。

为此，制定一个行之有效的培训计划，了解受训护士的成长和学习特点是培训成功的第一步。培训时首先帮助护士建立自信和自尊；在职护理人员绝大多数为成人学习者，有不同程度的自学能力，要允许护士有机会提问，并回答他们的问题；成人学习者希望学习内容有针对性，培训者要选择护士工作中可能面对的实际问题，提供的信息和技能可以帮助护士应用在实际工作中；成人学习者不喜欢别人告诉自己该干什么，在培训中要让护士自己形成看法，自己找到答案；护士一般都扮演了多重角色，他们很珍惜自己的时间，培训者应注意提高培训的实效。

（二）分析培训需求，确定培训目标

护理人员培训需求分析就是对医院未来发展、护理工作内容和岗位要求以及护理人员个人情况进行分析，从而有效确定培训目标。分析可从医院发展层面、工作岗位层面以及护理人员个人层面三个大的方面进行。在进行学习需求评估时，培训者应主要了解护士需要知道什么和有潜力做到什么及与他现在知道和做到之间的差距。通过培训，要达到缩短两者间差距，从而实现建设高效率的护理人力队伍的目标。评估学习需求的主要步骤有：回顾具体护理岗位的职责和绩效期望；确定该岗位需要的知识和技能的类别；确定护士缺少并需要培训的知识和技能，并列出需要接收培训人员的具体名单。无论采取什么方式进行培训，都要首先确定培训目标，即希望通过培训达到什么结果。

（三）制定培训教育计划

在明确学习目标以后，就是确定培训中应传授的信息内容以及采取什么方式传授这些信息的计划。如果是新护士掌握基本技术操作，培训者就可通过采用在岗技术操作培训步骤，获得较满意的效果。如果是提高护理管理人员的管理技能，那么培训的内容和方式的选择范围要宽，如沟通技能、处理冲突的技能、人际关系技能、批评技能、有效管理技能等。培训者需采用综合培训的方法，逐步实现培训目标。如课堂培训、自学、角色扮演、经验交流、培训者指导、案例学习等，通过多种形式获得期望效果。

（四）实施培训计划

应注意帮助护理人员积极参加到培训中，向护士介绍培训目的要求和内容；避免其他事件的干扰；促进护士学员间的相互联系和交流；利用多种形式的培训手段，激发护理人员的学习兴趣，注意他们在培训过程中的反应；鼓励护士学员提问并有效回答问题；培训结束时，通过组织学员的讨论或学习反思，帮助学员制定如何在实际工作中运用新知识和新技能的行动计划，保证培训内容和工作能力提高的紧密结合。

（五）评价培训效果

评估培训效果有多种方式，常见的是用书面评估课堂培训的效果，对培训人员和培训活动的质量提供反馈意见，但对新技能和新知识在实际工作中的应用程度评估时意义不大，一般在培训2~3个月后进行追踪评估。其他评价的方法有：以讨论的形式让护理人员讲述学习收获和对培训的合理化建议；让护理人员自己定出行动计划，用行动证明学习结果；观察受训护理人员的工作情况以及在实际工作中使用新知识和新技能的情况；识别培训可能带来的一些可测量的变化因素，如差错率、病人满意率、成本消耗等，比较护理人员培训前后的工作表现；实际给护理人员分配任务，要求使用到培训内容，完成任务后进行总结；学习后测验等。

三、护理人员培训教育形式和方法

（一）培训形式

1. 脱产培训　是一种较正规的人员培训，是根据医院护理工作的实际需要选派不同层次有培养前途的护理骨干，集中时间离开工作岗位，到专门的学校、研究机构或其他培训机构进行学习或接受教育。这种培训在理论知识方面学习有一定深度，并较系统，因此对提高管理人员和专业技术骨干的素质和专业能力具有积极影响，从长远观点看，对医院有利。但培训成本较高，在培训人员数量上也受到一定限制。

2. 在职培训　是指在日常护理工作环境中一边工作一边接受指导、教育的学习过程。在职培训可以是正式的，也可以是非正式的。护理人员的操作技能培训是在职培训的主要内容之一。此外，护士工作岗位轮转也是在职培训的主要方式。通过岗位轮转，使护理人员在工作经历方面积累更多的临床护理经验，拓宽专业知识和技能，增强解决临床护理问题的能力，使其胜任多方面的工作，并为今后的职业发展打下良好的专业基础。也为在组织内形成护理人才的合理流动，更加有效地安排护理人力资源创造了条件。

3. 岗前培训　是使新员工熟悉组织、适应环境和岗位的过程。对刚进入工作单位的护士首先是学会如何去做自己的工作和保持与自己角色相适应的行为方式。护士岗前培训就是帮助新进护士尽快适应岗位和组织的要求，学习新的工作准则和有效的工作方法。首先，要使新到护士在和谐的气氛中融入工作环境，为其今后的有效工作打下良好的基础。其次，岗前培训要使护士了解医院的组织文化、经营思想和发展目标；帮助护士熟悉胜任工作的必要知识和技能、了解医院和护理系统的有关政策、规章制度和运转程序，熟悉岗位职责和工作环境，为护士开始一项新工作提供帮助。在职后的岗前职业培训则是满足护士继续发展的需要，从另一层面理解是帮助护理人员适应新岗位，让拟就任新岗位的护理人员了解必要的知识、掌握必需的技能。如 ICU 护士培训、新任护士长岗前培训等都是为特定的护理人员上任后顺利开展工作，提高工作效率打下专业基础。

4. 护理管理人员的培训　护理管理人才开发的主要目的是向管理人员提供管理岗位所需要的知识和技能，使其管理能力得以不断提高。各层次的护理管理人员都可通过不同形式的培训教育达到提高个人素质的目的。目前管理人员培训最普遍的内容有管理技能、人才开发、基本的计算机能力、交流能力、监控能力、相应知识和技术能力、新方法、病人服务关系、个人发展等。护理管理人才的培养是一个长期、有计划的工作过程，不可能在短期内完成。平时的人才储备是为了需要时有效发挥作用。

5. 护理人员的业务培训　培训的原则应包括：基本功能训练和专科技术训练相结合的原则、一般培养与重点培养相结合的原则、当前需要与长远需要相结合的原则、按智能结构不同层次分级培养原则。因此对护理人员进行培训应按不同智能结构、不同层次，有计划地进行阶段性地教育培训，教育内容和方法应符合实际需要，才能收到预期的效果。培训的方法主要有：自学和在实践中培训、短期轮训或进修培养、脱产或半脱产学习、开展各种形式的学术活动等。

6. 护理人员职业素质的培养　包括思想素质、专业素质和科学素质三个方面，各级组织应经常进行护士素质的培养和教育。

（1）思想素质　要教育和培养每一个护理人员热爱护理工作，献身护理事业，树立牢固的专业思想；要有崇高的道德品质、高尚的情操和良好的医德修养，以白求恩为榜样，发扬救死扶伤、实行革命人道主义的精神；真诚坦率，精神饱满，谦虚谨慎，认真负责；有高度的组织性、纪律性和集体主义精神，团结协作，爱护集体，爱护公物。不接受病人的礼物，抵制不正之风。

（2）专业素质　护理人员要对病人极端负责，态度诚恳，和蔼热情，关心体贴病人，掌握病人的心理特点，给予细致的身心护理；严格执行各项规章制度，坚守岗位，按章办事，操作正规，有条不紊，执行医嘱和从事一切操作要思想集中，技术熟练，做到准确、安全、及时，精益求精；要有敏锐的观察力，善于发现病情变化，遇有病情突变，既要沉着冷静，机智灵活，又要在抢救中敏捷、准确、果断；做好心理护理，要求语言亲切，解释耐心，要有针对性地做好病人的思想工作，增强其向疾病作斗争的勇气和信心；保持衣着整齐，仪表端庄，举止稳重，礼貌待人，朴素大方；作风正派，对病人一视同仁，对工作严肃认真。

（3）科学素质 护理人员要具有实事求是、勇于探索的精神，要认真掌握本学科基本理论，每项护理技术操作都要知其然并知其所以然；护理学是一门应用学科，必须注意在实践中积累丰富的临床经验，掌握熟练的技术和过硬的本领；刻苦钻研业务，不断学习和引进国内外先进的护理技术；善于总结经验，不断探索，开展研究，勇于创新，努力提高业务技术水平，不断推动护理事业的发展，要积极努力学习和了解社会学、心理学、伦理学等知识，拓宽知识面，更好地为病人的身心健康服务。

（二）培训方法

1. 讲授法 一种传统的教育培训方法。这种方法的优点是教学人员可控制学习进度，有利于受训人员较系统地接受新知识，帮助学员理解有一定难度的内容，可同时对数量较多的人员进行培训。这种方法的局限性是讲授的内容具有强制性，受训人员不能自主选择学习内容；学习效果容易受教师讲授水平的影响，没有反馈，受训人员之间不能讨论等。

2. 演示法 是一种借助实物和教具通过实际示范，使受训者了解某种工作是如何完成的，如监护仪的使用。演示法的主要优点有：感官性强，能激发学习者的学习兴趣；有利于加深对学习内容的理解，效果明显。局限是适应范围有限，准备工作费时费力。

3. 讨论法　是一种通过受训人员之间的讨论来加深学员对知识的理解、掌握和应用，并能解决疑难问题的培训方法。优点：参与性强，受训者能够提出问题，表达个人感受和意见；集思广益，受训者之间能取长补短，利于知识和经验交流；促使受训者积极思维，利于能力锻炼和培养。局限：讨论题目的选择和受训者自身的水平将直接影响培训效果，不利于学员系统掌握知识，有时讨论场面不能很好控制。

4. 视听和多媒体教学法　角色扮演、案例学习等教学方法均可选择性地运用于护理人员的培训教育。

5. 线上教学法　目前随着网络的不断更新发展，不同形势的线上教学得到广泛应用，也是一种新型的现代教学方法。

第三节　护理人员绩效考评

对护理管理工作本身而言，采取有效的方法衡量医院护理人员的工作成效是提高护理质量和管理效率的关键。对护理人员管理的其他方面，如晋升晋级、培训、人事调整、奖惩、留用解聘等人事管理决策，都是以护士的绩效考核结果为依据。护士绩效评价是一个同时包含人和数据资料在内的信息处理过程，这个过程既涉及技术问题，又涉及人的问题。由于护理人员工作行为和效果受诸多因素影响，给绩效评价工作增加了难度。如何科学有效地进行绩效评价，是新时期护理管理人员面临的挑战。

一、护理人员绩效管理考核的概念

（一）护理人员绩效考核评价

就是对各级护理人员工作中的成绩和不足进行系统调查、分析、描述的过程，侧重于主管人员对员工的工作评价过程。护理人员绩效评价需要获得的信息包括：被评价人员在工作中取得的成果；取得这些成果的组织成本投入；取得这些成果对组织的经济收益和社会收益带来的影响。总之，就是考核和评价护理人员工作的效果、效率、效益。

（二）护理人员绩效管理

是依赖于主管人员与员工之间达成的协议来实现组织或工作目标的一个动态的沟通过程。更强调通过员工的积极参与和上下级之间的双向沟通来提高员工绩效和组织效率。绩效管理是一个完整的管理系统，主要活动包括上下级之间达成共识的具体员工绩效计划；上下级之间关于绩效内容的动态持续的沟通；绩效评价；绩效诊断和辅导。

二、护士绩效评价在医院护理管理中的作用

（一）决策作用

通过业绩评价，有利于护理管理者对护理人

员作出客观公正的评价，为医院和部门正确识别人才和合理使用护理人员提供客观依据和决策。

(二)诊断作用

通过工作业绩评价，管理者可以发现护理人员的素质、实际工作知识和技能与岗位任职要求之间的差距，并进行原因分析，确定培训目标和内容，制定有针对性的培训计划。具有提高人员培训的有效性、促进培训内容与实际工作内容的紧密结合、优化护理队伍结构的作用。

(三)激励作用

奖优罚劣是护理人员管理中起重要作用的激励和约束机制，对调动人员的积极性具有促进作用。业绩评价结果可以帮助管理人员确定护士对组织的贡献，以此作为组织奖惩决定的依据。根据客观的考核结果对成绩优异者给予奖励，对工作低劣者进行惩罚，是保证奖惩公正性的根本措施。

(四)管理作用

护理人员绩效评价的主要目标是促进和维持组织的高效率。通过对护理人员的工作评价，管理部门可以采取人员调整、培训、转岗、留聘等多种措施，以保证用较少的人力资源获得较大的劳动成果，使各护理岗位人员的使用更加合理、更加有效。

三、绩效评价程序

绩效考评是一个系统的过程。绩效管理系统

由三部分组成：一是确定绩效标准，即界定绩效的具体考核指标以及各指标的内容和权重；二是考评绩效，即制定出有效、可操作性强的考评方案并实施的过程；三是反馈绩效，即部门或管理人员与被考评者沟通绩效考评结果的过程。

（一）确定绩效标准（以工作说明书和组织目标为依据）

护理人员的绩效评价必须与某一个固定的标准相比较才可能得出较公正的结果。护士的工作标准越明确，绩效评价的结果才更有效。标准的制定以工作岗位的基本要求为依据。绩效评价的标准一般包括：一是应明确被评价者应该做什么，包括工作职责、工作的质量以及一些相关指标；二是应明确被评价者做到什么程度，其相应的指标有具体的工作要求和工作表现标准。由于各项评价指标对工作的影响存在程度上的差异，因此，应给予每项岗位职务的各项评价指标以不同的权重数，以反映各个工作要素的相对重要程度。

（二）考评绩效

在有各级护理人员绩效评价标准的基础上，将具体护理人员或护理管理人员的实际工作表现与所制定标准进行比较，并加以分析评估。

（三）反馈绩效

当绩效评价工作结束时，首先要将评价结果告诉护士。反馈绩效的目的除了让被考评护士了解自己的工作情况外，还可促进管理者与护士一起分析工作中存在的不足以及确定改进措施。管理者的评价反馈，必须包括传递表扬和建设性批评两方面的信息，护理管理人员要做到恰如其分。否则，信息反馈方式不当或提法不妥，都将会给下属带来消极的影响，对工作极为不利。管理者的重点是既强调护士工作表现中的积极方面，同时要就护士在工作中需要改进的方面进行讨论，并共同制定改进计划，以提高今后的工作绩效。

四、绩效评价的原则和方法

(一)护士绩效评价原则

1. 评价标准基于工作的原则　应根据工作本身来建立，评价护理人员业绩的标准必须与其工作相关，否则评价将失去意义。制定标准的依据是具体的岗位职责。护士、护士长、护理部主任的岗位职责在内容上有不同要求，其评价指标就应当有所区别。注意的是制定评价标准时应尽量使用可衡量的描述，以便提高评价标准的可操作性。

2. 评价标准公开化的原则　护理人员绩效评价标准无论是对管理者还是对一般护士都应该清楚明细，熟练准确掌握。建立的护理人员工作标准应尽量具有客观性，经有关专业人员审定后应在事前公之于众。使护理人员明确知道医院对他们的期望行为和业绩的水准，帮助其找准自己努力的方向。

3. 评价标准化的原则　绩效评价的标准化的含义：一是指在同一负责人领导下从事同种工作的人员来说，应使用同一评价方法对其工作进行评价。二是评价的间隔时间应该是基本相同的。虽然目前年度评价是最为普遍的间隔时间，但世界上许多具有创新观念的企业所进行的评价较为频繁。三是定期安排所有人员的评价反馈会议和评价面谈时间。四是提供正式的评价文字资料，被评价人应在评价结果上签字。

4. 评价激励的原则　通过绩效评价结果比较，使护理人员之间拉出区别距离，以此作为医院人事或管理部门使用、晋升、奖惩、培训的依据。对工作出色的护理人员进行肯定奖励，实行成就激励，以巩固和维持组织期望的业绩；对工作表现不符合组织要求的护理人员进行适当的批评教育或惩罚，帮助其找出差距，建立危机意识，促进工作改进。

5. 评价结果的反馈原则　优秀的评价体系会随时保持向护理人员提供持续性的反馈，以帮助他们把工作做得更好。护理管理人员应当对得到低标准评价的护理人员给予必要的培训和指导，并尽力挽救那些勉强合格的护理人员。

6. 考评面谈的原则　评价面谈可给双方提供一个沟通的极好机会。面谈对护理人员的发展也是极为重要的。评价面谈一般包括三方面内容：讨论被考评人的工作业绩；帮助被考评人确定改进工作的目标；提出实现这些目标所采取措施的建议。评价面谈一般安排在评价期结束后不久进行。护理管理者在评价面谈过程中要做以下工作：做好考核面谈前的充分准备；谈话重点是护士的工作表现和今后的发展方面；对评价结果给予具体解释；对理想的工作表现给予充分肯定；确定今后发展所需要采取的具体措施；护士今后发展方面将应担任的角色；重点强调未来的工作改进和发展。

7. 选择合格评价者的原则 护士绩效评价者应该由那些能直接观察到护士工作业绩典型样本的人员来承担。通常，由护士长担任，其他相关人员也可参与。为了保证评价工作的可靠性和连贯性，护士长和参与评价的人员应接受必要的培训。

(二)绩效评价的主要方法

护理人员绩效评价方法必须具备信度和效度。评价方法的信度是指绩效评价结果的可靠性；效度是指评价达到所期望目标的程度。虽然由于目的、条件、实际情况等因素的不同可采用不同的评价方法，但护理管理人员在选择评价方法时应注意符合保证绩效评估有效性的一些基本要求。选择的评价方法应体现组织目标和评价目的；评价能对护理人员的工作起到积极正面引导作用和激励作用；使用的评价方法能较客观真实地评价护理人员的工作；评价方法简单有效易于操作；

评价方法节约成本。

1. 绩效评价记录　是一种被广泛采用的绩效评价方法，是根据评定记录所列出的指标，对照被评价人的具体工作进行判断并记录。一般具有两种类型：一是与工作相关的指标，如工作质量、工作数量；二是与个人特征相关的指标，如积极性、主动性，适应能力、合作精神等。除了设计评价指标外，还应对每一项指标给出不同的等级，评价者通过业绩的各种指标比重来完成评价工作。对各项指标和等级定义得越确切，其评价结果就会越完善可靠。当每一个评价者对每个指标和等级都按同样的方法解释时，就会取得整个组织评价的一致性。

2. 排序法　是指评价者把同一科室或护理单元中的所有护理人员按照总业绩的顺序排列起来。如病房中业绩最好的护士被排在最前面，最差的排在最后面。排序评价法的特点是简单、省时、省力、便于操作。其主要局限是当护士业绩水平相近时难以进行排序。

3. 比例分布法　是将工作单元或小组的所有护理人员分配到一种近似于正态频率分布的有限数量的类型中去的一种评价方法。如将一个病房中护理人员按照一定比例分为优秀、良好、一般、差。

4. 叙述法　是评价者用简明扼要的文字描述护理人员业绩的评价方法。这种方法侧重于描述护士在工作中的突出行为，而不是日常业绩。使用这种方法与评价者的写作技巧和能力关系较大。叙述法由于没有统一的标准，很难进行护理人员之间的比较，使用时应视评价目的和用途结合其他方法。

5. 关键事件法　是将护理人员的最有利和最不利的工作行为记录下来作为评价依据的方法。当护士的某种行为对部门或组织的工作和效益产生积极或消极的重大影响时，应及时记录，这样的事件称为关键事件。在业绩评价后期，评价者应综合这些记录和其他资料对护士业绩进行全面评价。

6. 目标管理法　目标管理特别重视和利用护理人员的贡献。运用目标管理评价可将评价关注的重点从护理人员的工作态度转移到工作业绩方面，评价人的作用则从传统评价法的公断人转换成工作顾问和促进者。被评价护理人员在评价中的作用也从消极的旁观者转变成积极的参与者。如护士与上级护士长一起讨论制定工作绩效目标，在如何达到这些目标方面，护士有一定的自主权，在此过程中护士长给予必要的支持和指导。在评价后期，护士和护士长进行评价讨论，护士长首先检查预定目标是否实现以及实现的程度，并与护士一起讨论解决问题及需采取的措施。评价面谈的目的是根据计划，帮助指导护士在工作中进步。同时，为下一个评价建立目标，并重复上述评价过程。

（三）考评者的选择

护理人员绩效考评工作不只是由医院人事部门来进行，同时也是护理人员认识自己、发展自己的重要手段。为了最大限度发挥护理人员绩效考核的功能和作用，对考评者的选用工作更为重要。

1. 直接领导评价　一般时间护理人员的绩效评价由直接领导负责进行。如护士的绩效评价由所在护理单元的护士长进行。由直接主管的护士长负责所管辖护理人员绩效评价的理由是：直接领导对特定的护理单位负有管理的责任，通常处于最有利的地位观察其下属的工作表现和业绩。护士的培训和发展是护理管理者的重要工作内容之一，评价结果是对护士进行培训的依据，与护士的专业发展是密切联系的。直接领导评价的局限性是：在评价下属绩效时会强调业绩的某一方面，而忽略其他方面；另外，管理者操纵评价，对下属的奖酬分配、加薪、晋升等决策带来影响。

2. 同行评价　同行评价的形式在许多组织的员工绩效评价中广泛使用。如果一个工作小组成员长时期内，共同完成需要相互配合影响的工作任务且比较稳定，那么同行评价的方法是可行的。其优点是：彼此的业绩都更为了解，因而能较为准确地作出评价；来自本部门护理同行适当的压力对护理人员自身的工作来说是一个积极的促进因素；反映众多人的观点，而不是某一个人的观点，相对来说较为客观。其局限是：在实施评价需要的时间安排方面和区别个人与小组的贡献方面有一定难度。另外，有些小组成员在评价自己的同事时可能处于两难的情况，如实事求是评价就会对同事不利，反之对组织或他人不利。因此，对参与评价的小组成员进行绩效评价培训是十分必要的。

3. 自我评价　　让护理人员在充分了解组织对自己工作岗位的期望目标和具体的绩效评价标准的基础上，实施自己评价工作业绩是可行的评价形式之一。自我评价的好处是：随时对自己的工作进行反思，更加了解自己在工作中哪些优点需要保持和发扬，哪些缺点需要改进。同时，自我评价对护士的职业发展也起到积极的促进作用，在工作中更加积极主动。自我评价对护理人员本人的成熟度有一定要求，实施前必须进行培训是保证评价质量的基础。

4. 下属评价　　是由直接下属对管理者的业绩进行评价。其理由是：直接下属处于一个很有利的位置来观察自己领导的管理效果，如果管理者重视达到岗位职责的要求，会尽力将管理工作做得更好。反对下属评价的观点是：管理者会人为地采取一些行为以获得好的评价结果，而下属则会担心实事求是评价会遭到报复。

5. 联合评价　　采用许多组织多种方式联合评

价的方法。包括组织外部的服务对象、社会第三方的评价。多种评价方式的组合可提高绩效评价结果的可靠性和有效性，从而使评价工作更具有其实质意义。多重方式评价花费人力、时间和经费，管理者应根据单位的具体情况选用评价方式。总之，员工的绩效评价是任何组织都必不可少的管理环节。

第四节　护理人员薪酬管理

通过护理人员薪酬管理获得和留住护理人才是医院长期探索的过程。如何保证医院和部门具有相对公平的分配系统，并通过薪酬体系有效调动护理人员的工作积极性，正是医院和护理管理人员长期以来不断改革探索的关键问题。

一、薪酬的概念和作用

薪酬是指医院根据护理人员所作出的贡献，包括在医院中实现的绩效、付出的努力、时间、学识、技能、经验与创造所付给的相应的回报。由于薪酬是护理人员满足基本需要的重要保证，它在医院中起着非常重要的作用。护理人员的薪酬可反映医院的公平原则和员工的保障系统，从而为医院吸引和保留优秀人才，也是医院对护理人员进行长期激励和约束的重要手段。薪酬包括直接货币薪酬和间接货币薪酬。直接货币薪酬包括医院以工资、薪水、佣金、奖金和红利等形式支付给护理人员的全部薪酬；间接货币薪酬指医院以各种形式提供的福利、保险、休假等内容。从护理人员绩效考评的角度看，薪酬又可分为固定薪酬和浮动薪酬。固定薪酬一般包括基本工资、津贴和福利等；浮动薪酬主要包括奖金、佣金等短期激励等。薪酬还包含了非经济因素在内，又称为非经济报偿，这些非经济报偿涉及医院为护理人员创造的环境条件和机会，使成员个人对工作本身或对工作的物质与心理环境上的满足感，如工作的认同感、成就感、工作的挑战性等。

二、护士薪酬管理的影响因素

（一）外界环境

医院与外界环境密切联系，外界各种环境对医院的运转和有效的生存具有相互影响的作用。因此，医院的薪酬管理制度和体系必须掌握外在条件的实际情况，以确保设计出符合外环境的薪酬系统。外环境因素主要包括经济环境、社会环境、政治环境、科技环境等。

（二）护士个人条件

护士的薪酬水平受个人付出工作量的影响，护理人员得到薪酬的前提条件是他们在医院付出的劳动。护士的个人基本条件不同，在组织中提供的工作量和成果也不会相同，这种在实际工作中表现或者说贡献大小的区别，就是导致护士薪酬水平差别的基本原因。

1. 护士的资历和经验　护理人员在医院中工作时间的长短，也是影响薪酬水平的因素之一。工作时间长的护理人员得到高报酬的原因，主要是医院对他们过去投资的补偿，是减少护理人员流失率的措施。从而起到稳定护士队伍，降低医院护理人员流动成本的作用。护士的工作经验也对顺利完成工作任务、减少消耗、节约成本具有直接的作用，因此也是薪酬水平的考虑因素。

2. 护士的高技能高训练水平　高技能水平护士的薪酬水平一定高于相对水平和技能较低护士的薪酬。除了要求高薪酬水平的护理人员工作表现出色外，医院还要补偿护士在学习知识和技术时所消耗的时间、体能、智慧、心理压力等直接成本，以及因学习时间长于其他护士而减少收入所造成的机会成本。如大专专业护士比攻读护理本科和硕士学位的护士学习时间短，他们先工作，先收入，但收入的起薪水平一定低于本科和硕士毕业的护士。这种对高技能高训练水平给予高报酬的做法具有激励作用，促使护士不断学习新知识、新技术，提高工作能力和水平。其他方面一些因素也对不同护理人员薪酬水平产生影响，如：护士承担责任的大小，所在岗位工作的危险性，护士个人本身的潜力、机遇等。

（三）医院经济负担能力

医院护理人员薪酬水平的高低与本医院发展阶段、发展水平、业务范围、市场占有等经济指标直接相关。如果医院薪酬负担超过其支付能力，必然给组织经营带来直接影响。不同医院、不同岗位的护理人员，薪酬水平也会有区别。

（四）地区与行业的薪酬政策

国家、地区和医院的薪酬政策，也是医院制定薪酬方案的重要指导方针和政策依据。如工资增长的基本标准、人员提升与降级的薪酬变动标准、组织员工加班工资的发放政策、生病、假期、接受培训等特殊情况时的薪酬等。

（五）护理人员劳动市场的供求状况

除上述因素外，护理人员劳动市场的供需状况也将对医院护理人员的薪酬水平产生影响。当市场护理人员供给不足时，医院就会提高其薪酬水平以吸引合格的护理人员填补空缺。另外，地区劳动市场的不同，也会使同样条件的人员在薪酬方面有差别。

三、护理人员薪酬管理原则

（一）按劳付酬原则

其含义是指医院对护理人员所从事的工作应该以劳动为尺度计算薪酬。这里的"劳"指的是劳动量，即劳动者在劳动过程中体力与脑力的消耗量，而且劳动量必须是有效的。劳动有复杂和简单之分，在同一时间里的不同劳动，复杂劳动量大于简单劳动。因此，按劳付酬不能单纯用劳动时间或劳动产品作为计量劳动的尺度。

（二）公平原则

任何组织的薪酬政策制定都必须以特定组织的条件、人力资源市场、工作岗位以及员工四个方面为依据，薪酬政策要基本做到外部公平、内部公平和员工公平。外部公平是指本医院护士所获得的薪酬达到或超过其他医院条件和工作岗位相似护士薪酬水平。内部公平是指在本医院内部根据通过对护理人员所从事的工作进行评价，根据各岗位的相对价值而支付合理的薪酬。

（三）竞争原则

医院护理人员薪酬水平的高低直接决定其所能吸引到护理人才能力和技术水平的高低。薪酬的竞争性是指医院护理人员的薪酬标准在社会上和护理人才市场中具有吸引力，才能战胜竞争对手，招聘到医院需要的护理人才，同时留住优秀护理人才。

（四）激励原则

薪酬的激励性是指薪酬分配要在医院内部各类工作岗位、各级职务的薪酬水准上适当拉开差距，真正体现护理人员的薪酬水平与其对医院的贡献大小密切相关，充分发挥激励作用。有激励效果的薪酬能增强组织成员的责任感、调动工作积极性和热情，不断激励护理人员掌握新知识，提高业务技能，创造更好的工作业绩。同时，还可以吸引其他组织的优秀人才，使自己的竞争实力得到增强。

（五）经济原则

是指医院在进行薪酬设计时除了考虑到本组织薪酬系统的竞争性、激励性等因素外，还必须考虑医院的运作情况，因为员工的加薪就意味着组织人力成本的上升。也就是说医院在确定各级人员的薪酬标准时，要从医院的整体情况出发，考虑自身的实际承受能力。另外，不同成本构成的医院或组织，受到人力成本的影响强度也是不同的。对于劳动密集型的组织，员工的薪酬水平稍有提高，组织的成本就会明显增高，管理人员尤应注意。

（六）合法原则

医院的薪酬制度必须符合国家现行有关人事、劳动与社会保障政策和法律法规，这是任何组织都必须遵守的原则。

四、护士薪酬管理流程

薪酬设计的关键在于体现"对内具有公平性，对外具有竞争性"。在设计薪酬管理流程时，应结合医疗卫生机构的行业特点、医院的同行业定位和承受能力考虑，寻求适当的参照点，合理确定各护理岗位薪酬的构成和额度，达到兼顾总量和个体、短期和长期、激励和约束等制约因素。一般经历下列步骤。

（一）工作岗位分析

工作岗位分析是确定薪酬的基础。医院应结合医院服务目标，对医院护理服务范围和护理人员进行分析，确定岗位职能和所需人员技能等，在此基础上制定职位（岗位）说明书，为薪酬水平确定提供依据。岗位分析具体内容见护理人员招聘节内工作描述和工作说明。

（二）工作岗位评价

工作岗位评价以职位说明书为依据。薪酬管理中的护理岗位评价有两个重要目的，一是比较医院内各护理职位的相对重要性，从而得出职位等级；二是为下一步进行薪酬调查提供统一的职位评估标准，消除不同医院之间由于职位名称不同，或职位名称相同但实际工作要求和工作内容不同所导致的职位难度差异，使不同职位之间具有可比性，为确保医院人员工资的公平性奠定基础。

（三）市场薪酬调查

市场薪酬调查是针对组织薪酬的对外竞争力而进行的。医院在确定护理人员工资水平时，需参照劳动力市场的工资水平。薪酬调查的对象是与医院有竞争关系或与条件相似的医院。薪酬调查的数据包括上年度的薪资增长情况、不同薪酬结构对比、不同职位不同级别的薪酬数据、员工奖金和福利情况、组织的长期激励措施和组织未来薪酬走势分析、有关保障、病假、休假等雇员福利的信息。只有采用相同的标准进行岗位评价，并掌握真实数据，才能保证薪酬调查结果的准确性。薪酬调查的结果可反映市场现行同类人员的薪酬水平，医院可在此基础上为所有护理岗位确立起薪点，同时确定不同级别的薪酬差距。薪酬调查结果也可作为医院调整薪酬水平的依据，以此作为向医务人员解释医院薪酬政策的合理性。

（四）确定薪酬水平（薪酬定位）

在确定薪酬水平时医院既要考虑影响薪酬水平的外部环境因素，更要考虑医院内部的相关因素，如医院盈利和支付能力、人员的素质要求、医院所处发展阶段、人员稀缺度、招聘难度、医院的市场品牌和综合实力等因素。

（五）护士薪酬结构设计

护士薪酬结构设计是指在薪酬体系中，工资、奖金、福利、保险、红利、佣金等所占的比例和份额。医院薪酬结构的设计反映了医院的分配理念、分配原则和价值观，但应注意分配方式要与各医院所处发展阶段、自身行业特点和组织文化相一致。在确定人员工资时，要综合考虑三方面的因素：职位等级、员工个人的技能和资历以及个人绩效。在工资结构上，与之相对应的就是职位工资、技能工资和绩效工资，以此作为一个人基本工资的基础。在医院护理人员薪酬结构体系中，常见的薪酬形式包括工资、奖金、福利、保险和津贴五种。不同的薪酬形式具有不同的特性，管理人员进行护理人员薪酬结构设计和确定各薪酬形式的比例时应认真分析确定，以保证护理人员薪酬系统公平性和激励作用。在上述五种薪酬形式中，基本工资具有高差异性和高刚性。就是说，护理人员之间的工资差异应该是明显的，而且一般是能升不能降，有较强的刚性特点。薪酬中奖金的特点则是高差异性和低刚性，如果护理人员的绩效不同，奖金就应该有较大不同。但奖金的比例并不是一成不变的，随着医院技术水平战略目标的转变，奖金就应该不断进行调整，表现出低刚性的特点。目前我国企事业单位现行的保险主要是医疗保险、养老保险和失业保险。福利是组织所有员工均可享受的利益，而且不能轻易取消，因此具有低差异性和高刚性的特点。津贴的种类较多，在确定时应根据有关政策和医院实际情况区别对待。

（六）薪酬体系实施与控制

医院在确定护理人员调整比例时，要预先对薪酬水平做出预算。薪酬预算有利于医院在特定的时间段中使人力成本保持在一个既定的水平范围内。护理人员薪酬预算可以采用从医院的每一位护士在未来一年的薪酬预算估计数字，计算出各科室或部门所需的薪酬支出，然后汇集所有部门和岗位的预算数字，编制出医院护理人员整体的薪酬预算。在制定和实施护理人员薪酬体系过程中，医院内部进行及时沟通、宣传和培训，介绍医院护士薪酬制定的依据，是保证薪酬改革成功的重要因素之一。

五、薪酬支付

按照薪酬管理的公平原则，薪酬支付应该公开化，但公开化的程度应根据各医院的实际情况而定。护理人员对于薪酬的公平感觉来自于管理人员将正确的薪酬信息传达给医院的护理人员。调动工作热情最有效的手段之一，是对护理人员良好的工作成绩给予及时的奖励，因此，薪酬的支付时机也需要管理人员进行有效把握。为保证组织薪酬制度的实用性，组织应规定对薪酬体系进行定期调整。对于组织薪酬的调整主要包括：奖励性调整、生活指数调整、效益调整、工龄调整等。

目前我国薪酬支付主要有高弹性模式、高稳定模式和折中模式，各医院可根据本单位实际情况选择使用或在此基础上进行改良。高弹性的模式主要是根据员工近期的绩效决定其薪酬的数量。这种模式在基本工资部分，常实行绩效薪酬（如计件薪酬、销售提成薪酬等）；奖金和津贴的比重大一些，而福利、保险的比重小一些。高稳定模式主要取决于员工工龄和组织经营状况。薪酬的主要部分是基本工资，奖金的比重较小，一般根据组织的经营现状及个人薪资的一定比例发放。这种模式员工有较强的安全感，但激励功能较差，如果组织人工成本增长过快会造成组织的负担过大。折中模式需要管理者根据组织的经营目标、行业工作特点以及组织的经济效益情况合理有效进行组合搭配。这种模式既具有弹性，能激励员工不断提高工作绩效，同时又具有稳定性，给员工带来安全感，使员工关注组织和个人的长远目标，是较为理想的薪酬支付形式。

六、护理人员奖励

医院对护士个人的奖励主要取决于护士个人的工作表现和业绩，可以是针对护士的一贯工作绩效，也可以是针对护士对组织的特殊专项贡献进行奖励。这种奖励对在护士工作之间设立竞争机制，调动护士个人的工作积极性有显著作用。为了达到奖励的根本目的，即肯定成绩，调动积极性，提高员工的工作效率，医院奖励制度的制定应遵循以下原则。

（一）以医院文化和资源为基础

奖励手段得以成功的重要因素是与组织文化和组织的财务资源保持协调一致。应让护理人员明确医院的期望行为和要求的业绩，提倡和推崇的行为，如提倡改革创新、优良的服务品质、爱岗敬业等，管理者就应对这些行为进行奖励。另外，医院的奖励报酬是以组织的实际财务资源为基础的，在对员工进行物质奖励的同时还应该考虑医院的生存和发展。奖励方案与医院的经济资源必须保持一致。

（二）与出色的工作表现和业绩紧密结合

为了达到奖励调动护理人员工作积极性的作用，奖励应尽可能与良好的工作业绩结合起来。必须使护理人员明确他们的所得，是与自己工作的努力程度紧密相连。同时，让管理者和护理人员都确实感到奖励是公平的，这样才能收到理想的效果。

（三）奖励制度要符合组织内外环境发展

作为管理人员，应根据工作任务要求、合理化建议、改革创新、工作效率、组织经济效益等，随时对奖励报酬的后效进行检查分析，并酌情进行调整，以获得奖励对个人工作业绩和组织效率的激励效果。

（四）了解护理人员对奖励的期望值

奖励的设计应具有多样性，以适应不同个人的需求。要想通过奖励制度调动每一个护理人员的工作积极性，管理人员在具体执行奖励时应考虑护士个人之间的需求差别。

（五）奖励报酬应与护理人员的基本工薪保持独立

成功的奖励制度是将奖励报酬与员工的基本工资水平相互分开的。这种区分使护理人员的工作业绩与奖励报酬的关系一目了然，从而促进护士优秀工作表现的再现，进一步强化了一分耕耘、一分收获。即在下一个工作周期，必须努力工作，才能获得下一次奖励报酬。

第五节　护理人员的配备与管理

一、人员配备的概念和基本原则

（一）人员配备的概念

人员配备是对各种人员进行恰当有效的选择、培训、考评。其目的是为了配备合适的人员去充实组织机构中所规定的各项职务，以保证组织工作的正常进行，进而实现组织的既定目标。护理人员的配备和管理，是经过一系列有系统的科学管理方法，安排能胜任的护理人员于医疗行政体系中所设计的护理角色的过程。

护理人员的配备可根据医院计划、护理目标和职能机构确定，包括以下连续的步骤。

（1）确认要提供的护理方式与工作量。

（2）决定担负这项工作的护理人员类别。

（3）预测担负此项工作所需的护理人员数。

（4）选择合适的护理人员（招聘、提升、选拔）。

（5）安排已选护理人员到所需工作场所。

（6）赋予他们护理病人的责任和权力。

（二）人员配备基市原则

人员配备是组织有效活动的保证，其主要涉及的是人，在整个管理过程中占有极为重要的地位。人员配备过程中应掌握的主要原则如下。

1. 职务要求明确原则　对于组织中设置的职

务及其相应选择的人员的要求应明确，要求越明确，工作质量越有保证。若职务要求不明确，人员配备就没有了依据，就不能以合适的人员充实这些职务，量才录用；也无法考评工作成果，无法对人员进行有目的的培训。

2. 责权利一致原则　足够权力能使工作人员担当所负责任，实施工作计划；职责是工作任务，是义务，也是考评工作人员的主要内容；与权责相适应的利益和待遇（包括物质的、精神的）也是应该得到的。三者一致，才能使工作人员紧盯着目标，竭尽全力完成组织赋予自己的使命，避免权责不明和权、责、利不相符等矛盾。

3. 公平竞争原则　应该在组织所设置职务的候选人之间鼓励公平竞争，公平竞争才能得到最合适的人选。在组织内外应一视同仁的公平竞争，使机会相等。

4. 用人之长原则　一个人只有处在最能发挥其才能的位置上，才能干得最好，才能使组织得到最大的受益。因此进行人员配备时，必须根据各职务的明确要求，寻找最合适的人选。对于某个特定职务来看候选人的长处是否合适，应扬长避短。

5. 不断培养原则　要使所属人员能胜任其所担负的职务，需要不断地使他们接受培养和进行自我培养。现代社会，科学技术突飞猛进地发展，管理者应注意对下级不断培养，实施继续教育；

本人也要寻求接受培养的机会和进行自我培养。

6. 人事工作系统性原则 人员的选择配备、考评、培训是相互联系、相互作用的系统，是紧密联系的整体。考评的结果与选择、晋升、培训挂钩，与配备合适的岗位挂钩，使人事管理有计划、系统化。

二、护理人员的角色职责

（一）护理人员不同的角色职责

角色职责的概念是在护理组织中，任何一个被委任的护理职位，组织给其确立的被期望的行为。护理管理中，人员配备所涉及的人就是护理人员，不同角色的护理人员因受教育的程度不同，工作经历不同，其职务、职称、职责、任务不同。在实际工作中，各级各类医院又依所在地区、所担负任务和工作范围不同，规定了具体的岗位职责。这些职责不仅是各级工作人员开展工作的具体依据，而且也是护理管理中人员配备时，选拔、培训、考评的具体依据。

（二）现代护理工作范围扩大和护士角色延伸

1. 护理工作范围扩大及其原因 主要有以下几点：①科技进步和医疗技术的飞速发展，使护理学增添了新内容；②人类对疾病健康认识的改变，要求人们有自我保健的知识，给护理提出了新的任务；③医学模式从生物医学模式向生物心理－社会－医学模式发展，要求护理人员在更大范围开展工作，实施整体护理；④社会的进步和经济进步，提出了意外伤害（如车祸）、环境污染、精神紧张、饮食卫生等新的医学课题。受以上几个方面的影响，护理工作发展为有一定自主性、工作范围更为广泛的独立专业，护士的职责也扩大为"促进健康，预防疾病，恢复健康，减轻痛苦"。近30年来，护理学充实了许多新理论和学说，进一步加快了这种变化。

2. 护士角色的延伸的内容　现代护士的角色已使护理工作的对象从单纯的在医院中为病人服务扩大到社会人群；从针对疾病护理到整体身心护理；从临床治疗时期扩大到康复以至健康保健。目前我国护士角色也延伸扩大到预防保健机构，如卫生防疫站、妇幼保健院、结核病防治所、大学、工矿企业保健科、各医院地段保健科、家庭病房管理等部门。

三、护理人员的合理编制

人员的编制和分工是一门科学，它来自于实践又服务于实践。它必须符合社会发展客观规律的需要。护理人员编制的合理与否，直接影响到护理工作的质量。随着医药卫生事业的发展，护理工作的质与量及服务范围都起了相应的变化，护理人员不但要完成大量的科学技术工作，进行防病治病，而且要以高度娴熟的技巧，提高人体调节生理、心理功能和适应环境的能力。医院护理工作要为病人提供昼夜不间断的护理服务。因此，必须配备一定数量而且具有相当水平的护理人员，进行组织调度管理。

在实际工作中配备什么水平和多少数量的护理人员主要受以下因素的影响。

1. 工作量　护理工作量多少，任务轻重可以协助预计所需工作人员数。护理工作量是由多方面确定的，计算方法也较烦琐，但是其可以较直观地反映在几种指标上，如床位使用率，住院病人手术率，一级、二级、三级护理病人各占床位的百分比，监护病房平均床位使用率等，这些都会对人员的编制及分工产生影响。

2. 病人的护理需要　病人的护理需要依病人的分类不同有所区别，我国目前将病人的护理需要分为一级、二级、三级，根据分级病人分别接受不同等级的直接护理和间接护理。各医院护理部制定的护理质量标准和要求，是这种需要的体现，其也是影响护理人员编制的因素。病人的护理需要还与社会影响有关，并受上级护理行政单位所给予的政策、指示及护理行政管理人员的素质能力制约。

3. 护理人员的能力　人员训练有素，技术理论水平高，操作熟练，经验丰富，就可以保证工作质量，提高工作效率，否则就会增加工作障碍，降低效率。另外，人员的能力还包括体力因素、年龄结构。应选择能力、资历、思想品质与工作任务相称，能级对应的工作人员。

4. 其他因素

（1）管理水平　　医院工作是一个完整的系统，医、护、技、后勤工作互相关联，只有紧密配合、统一指挥，才能保证工作正常进行。

（2）工作条件　　包括医院的建筑布局（集中还是分散），设备设施条件（自动化、机械化程度），自然条件（季节影响、天气状况影响人群发病率的不同），医院的位置、交通等方面的问题，工作条件差的相对需要人员多。

（3）现行政策　　如人事管理、工资、病假、事假、产假、劳保、职工培训及工作时间内学习等政策、制度都影响编制。由于医院从事护理工作多是女性，有其生理上的特点，工作中需要昼夜值班，生活不够规律，体力消耗大，病、产假，休假，缺勤较多；加之抢救、特护、临时值班，业务学习、人员培训等情况，配备人员时应有一定比例的机动数，才能适应工作的需要，保证工作质量。

（4）社会影响　　如病人受教育的背景、医院之间的竞争、科技进步、自然或人为灾害、医院所在地居民经济状况、职业分布、人群年龄特征等。

四、护理人员的分工

护理人员的合理分工是保证实施组织管理的重要措施，分工合理就能充分调动每一个人的积极性，使人人按照组织目标进行工作，保证组织目标的实现。主要有以下几种分工方式。

（一）按行政职务分工

即按护理人员所担任的职务进行分工。这种职务是从行政管理角度出发划分的，如护理副院长、护理部主任和副主任、科护士长、夜班总护士长、护士长及护士。各种职务国家有规定的职责范围。

（二）按技术职务分工

目前我国的护理技术职务系列分为主任护师、副主任护师、主管护师、护师、护士几个级别，各级也有国家规定的职责范围。

（三）按护理方式分工

随着医疗卫生事业的进步及护理管理的发展，护理方式也出现了变化。根据我国目前护理工作开展情况，主要有以下5种护理方式，这些方式各有自己的理论和原则，各有优缺点，在实际工作中选择护理方式时，应考虑所在单位性质、人员、经费及病人等具体情况，不要盲目取舍。

1. 个案护理　是由一名护士负责一个或几个病人的全面护理。在医院中这种方式多用于护士长安排护士专门负责病情较重的病人的护理，也有病人聘请特护给予完全的照顾，由护士长进行评估和鉴定。优点是：护士可以与病人直接交流，护患之间关系融洽；负责护士有一定自主权，可以把护理内容和护理方法协调的更好；易明确职责、任务，有利于保证工作质量和加强护士的责任心。缺点是：需要人多，花费大。

2. 功能制护理　是以工作为中心进行岗位分工，护士根据医嘱完成各项护理任务，如治疗、给药、生活护理等，对病人的护理计划是由各位护理人员相互协作共同完成；护士按操作程序与工作标准工作，较少考虑病人的心理因素及其管理的有关问题。优点是：节约人员和经费，节省时间，所需器械少，工作任务明确。其缺点是：护理人员对病人的病情缺乏整体了解，易忽视心理护理，对病人护理的连续性差，重复性劳动易导致护理人员疲劳、厌烦，进取心下降。

3. 小组护理　由一组护士负责一组病人的护理。小组一般由 3～4 人组成，负责若干个病人的护理，小组负责人要具有一定的管理经验和技能，小组成员可由护师、护士、护理员等不同人员组成（有的也有医师参加）。优点是：护理人员责任心加强，对病人情况掌握较全面，可以按小组计划进行护理。缺点是：需较多人力和设备，对病人的护理仍不够全面。

4. 责任制护理　是一种能提供病人整体性与连续性护理的护理方式。责任护士提供病人从入院到出院的连续性护理，在病人住院期间实行 8 小时在班 24 小时负责制。责任护士是主体，可直接向医师报告工作，并与其他工作人员、家属等沟通。责任护士不在班时，有辅助护士（或其他责任护士）代为负责。护士长是咨询与协调者。它的实行改变了以往护士只是简单的医嘱执行人的状况，更系统、科学地发挥了护理的功能。优点是：护士的责任感加强，处理病人问题更直接更迅速，改进了服务态度，密切了护患关系；护理工作的连续性加强，护理质量提高；促进了护理人员学习的积极性和自觉性，有利于提高业务水平；有利于各方面协作，改善了医护关系。缺点是：人力、物力需求增多，经费消耗大，常受编制、人员素质等方面的限制。

5. 系统化整体护理　是以护理程序为核心，并将护理程序系统化，在护理哲理、护士职责与评价、标准化护理计划、病人教育计划、各种护理表格书写及护理质控各环节都以护理程序为框架，环环相扣，整体协调一致，以确保护理服务水平的全面提高与维持。这种护理方式的分工方式是每班(白班、大小夜班)都由主管护士、专业护士、助理护士组成，从而保证了病人在 24 小时内都能得到连续的整体护理，其系统性较责任制护理更好，在管理上也更灵活、更合理。其存在的问题与不足和责任制护理基本相同。

(四)合理排班

护理工作中的排班是护理组织管理工作中有关人员配备方面的具体问题，也是护士长工作的重要内容。护理工作需要根据工作任务，结合人力、时间情况进行科学的、周密细致的安排，使各班工作紧密衔接保持连续性。合理排班既可使领导掌握各班的重点工作，又可使护理人员明确职责范围，各负其责，并使各项工作能够惯性运行。

1. 排班原则

（1）护理排班应以病人的护理需要为中心，适应护理工作连续性，各班次紧密衔接24小时不能间断，合理有效地安排人力，注意有利于医疗、预防、教学、科研工作的顺利进行，统筹兼顾。

（2）充分掌握工作规律，分清主次缓急，做到人员合理搭配，全面安排。应使护师、护士、卫生员的工作互不重叠、互不干扰，使护理工作既可保证重点，又能照顾一般。

（3）保持各班工作量的均衡，按工作量安排人力，使每个人充分发挥效能。工作量大的部门，工作忙时应增加人力，使病人得到及时、正确的治疗。

（4）护理工作要有计划，但又应能根据变化的情况进行调整，应常备机动人员，以便随时调配。

（5）应在一定时间内保持人员的稳定性，提倡周班制。

2. 排班方法　根据医院的类型和科室的不同任务，排班方法可以不同。各单位实行的排班方法，都在一定程度上体现了这种特点和差异，同时也得到了本单位工作人员的认同，所以不宜限制采用哪几种。

第二篇

护士长的基本素质与管理艺术

第七章 护士长的基本素质

第一节 概　述

随着社会的发展，医院的规模也在扩大，功能越来越多样化，随之带来的任务也会增加。在≥500个床位的医院基本上实行了护理部主任、科护士长、病区护士长的三级管理负责制。它不但是各科室护理信息融合、集聚的重要枢纽，而且还是决策层（护理部）与执行层（各科室）之间工作联系的纽带。而护士长是医院护理管理系统中数量最多的管理人员，从管理学角度来探讨护士长的角色模式，了解护士长的职责，熟悉其工作方法，对提高护士长的管理能力及护理质量有着积极作用。

一、科护士长

护理管理系统中的中层管理者，起着沟通上下信息的桥梁作用，协调科室内外关系，担负着科室以及所属病房管理和专科护理业务技术直接指导的任务，为提高医院整体护理水平起着重要作用。

二、病房护士长

简称为护士长，是医院护理管理中最基层的管理者，是病房或护理单元工作的具体领导者和组织者，在完成病房管理和基础护理业务技术管理中起着主导作用。

第二节　护士长的基本素质要求

一、科护士长的基本素质要求

(一)科护士长的思想素质

1. 严于律己　科护士长是护理管理中的中层干部，是纽带和桥梁。科护士长要通过自己扎扎实实的工作，树立在工作中的威信。在日常工作中，首先要做到以身作则，做护士的表率。在工作中技术精湛、认真细致，无微不至地关心体贴病人，才能要求下级照章办事，保证质量。总之，要做到身教重于言教、严于律己、身体力行。

2. 大公无私　科护士长扮演着科系护理行政、业务指导、质量监督等多种角色。在日常工作中一定要以"公开、公平、公正"为原则，要做到一视同仁，不能感情用事；在遇到与自己有关的问题时，更要做到以大局为重；在处理护理人员问题时，应在坚持原则的情况下，尽量争取护士的权益和利益。

3. 宽以待人 科护士长要对各病区护士长热情疏导、气量大度、宽厚容忍、多理解、多关心、少指责、少埋怨；遇到问题首先要敢于承担责任，不推脱，更不能为琐事左右；要团结所属病区护士长同心协力，共同创造宽松、和谐的工作环境。

（二）科护士长的业务素质

1. 专业素质 科护士长不但要具有全面、系统的专业技能，还要向博学多才方向努力，扩大知识面，掌握多种学科的专业技能；学习管理有关学科的知识和技能，使自己逐步适应多学科的管理。

2. 管理素质 科护士长应在组织、计划、监督、控制、协调等方面具备组织管理能力。要求科护士长要详细了解全院的护理规划、本系统护理工作的基本内容和要素，熟悉护理技术操作常规和各项质量检查标准。同时，根据标准将检查、控制中发现的问题转换为数据，每月进行定量、定性分析讲评，使各科护士长能从讲评中吸取经验教训，提高护理质量，并向护理部汇报。另外，还要组织所属病区参加全院性的护理活动，如操作比武赛、学术活动等。认真积极地组织科系人员参加，以展示本科系集体的最佳精神风貌。

3. 沟通素质 科护士长的工作接触面较广，既有护理部甚至院外信息，又有各科之间的管理和业务方面的沟通，要利用每月组织的护士长例会、护理查房或参加科室交班等机会，将有利于工作、学习的信息与各科室的护士长和护士进行沟通，交流护理质量、经验教训，以创新思路、改进工作，提高技术水平。

4. 教学科研素质　科护士长经常承担全院或科系讲课的任务，还要在管理上带教新护士长或护理骨干，为此，应不断地提高个人的教学水平，并组织科系内进行科研活动，如申报科研课题、组织科研课题的实施等。科护士长不仅要给科室在人力、时间上的大力支持协调及业务指导，同时，还要主动承担教学、科研任务，要处处身体力行，以扎实的工作作风和卓有成效的实绩，来赢得护理人员的信任。

二、病区护士长的基本素质要求

病区护士长的工作相对比较复杂，集护理工作实施与科室管理于一身，是基层护理管理的领导者和组织者，是病区护理的带头人、科主任的助手、科室的总协调人。为此，要求护士长应具有较高的素质和精湛的专业技术。

（一）政治思想成熟

病区护士长应热爱护理专业，有奉献精神，勇于开拓，积极进取，公正廉洁，以身作则，用自己的模范行动去影响带动护士，凭借优秀的品行和人格魅力影响和团结护士团队，共同完成本病区护理任务。

(二)专科业务技术精湛

护士长应做到专业技术精湛，一是要求知识面宽，博学多才。掌握护理及相关理论知识必须全面系统，从而应对现代医学发展中的挑战。二是要求专业要精，技术精湛。护士长对护理专业，不但要熟悉常用的技术操作，熟悉护理工作的方法、技巧等，同时还要精通护理的全过程，对护理相关的业务要运用自如、技术过硬，为下属护理人员做出表率。三是会教善写，传道解惑。护士长作为科室的护理带头人，在工作中，要做一个好的老师，言传身教，对护士要"传道、授业、解惑"，培养新生力量。同时还要不断提高写作能力，积极带领下属总结资料，撰写论文，努力建成学习型、研究型护理团队，迅速提高病区护理综合质量。

(三)熟悉基层临床管理方法

护理管理是一门科学，既要讲究民主，也要明确行为准则、工作职责、工作制度。在工作中要讲究管理艺术，坦诚相待，尊重对方，还要善于处理与上级领导、医师、医技、后勤等部门和病人、陪护等人际关系，力求取得理解、支持、帮助与合作，使管理工作达到事半功倍的效果。

(四)保持身心健康

护士长既是临床的操作者，又是病区护理领导者，要身体力行，做出表率。要求护士长要具有充沛的精力和体力，来应对繁忙琐碎的工作。

护士长与医院内外相关部门接触非常广泛，在协调各项事物的同时，还要担负业务管理工作，在疑难重症工作面前，经常要亲自实施，其身心负担较重。护士长要善于自我心理调节，在身体上和精神上保持良好的状态。同时，也要会用科学的管理方法，从心理学的角度，引导科室护士一分为二地看待自己与他人，正确对待逆境与压力，避免心理失衡给工作带来的负面影响。

第三节　护士长的角色培养

一、护士长的角色与管理

(一)护士长的角色

护士长处于医院管理体系中的一个特定的位置，由于护士长在管理岗位上承担着一定的责任，因此，被赋予相应的权利和义务。在医院管理指挥体系中，护士长上有科护士长、护理部主任，下有科室护理人员。护士长在管理中的主要责任是带领病房全体护理人员共同完成护理任务；处理病房危急事件；在信息沟通方面承上启下；协调医、护、患之间的关系等。

(二)护士长的角色类型

护士长是护理管理中重要的角色，根据其工作任务和特点，把护士长的功能分为三大类型或十种不同角色。

1. 第一大类为人际关系角色，包括三种角色

①领导者角色：指导和带领下属共同努力完成任务，主持病房各种会议，激励护理人员士气；带领护士提供高质量护理，考核工作人员效率，负责排班、教学等。②联络者角色：建立联络和沟通网络，参加病房护理活动，代表病房参加有关病人护理的讨论会，与医师、其他医技人员、后勤等人员进行沟通联络。③病房大使的角色：在处理病房行政业务中，护士长代表病房参加护理部或院方举办的各种会议，代表病房接待来访者，介绍环境与设施等。

2. 第二大类为咨询的角色，包括三种角色

①监督者角色：监督和审核病房的各项护理活动和资料，每日早晨护士长巡视病房，查对处理医嘱情况，了解护理人员技术操作是否正规，护理质量是否符合要求，召开伤病员座谈会，参加医师巡视病房，收集病人的检查报告，护理记录等资料。②传达者角色：将与病人护理有关的资料传达给护理人员；主持病房的各种会议，传达上级文件、指示、命令、政策精神等。③代表者角色：作为病房的发言人。代表护理人员与其他医务人员协商业务工作；代表病人，与护理人员沟通，以便解决病人的特殊需要与问题。

3. 第三大类为决策的角色，包括四种角色

①计划者角色：规划病房业务，促进病房工作的开展，制定年度计划和工作改进方案，协助护理

人员制定和完成病人护理计划，制定修改病房有关规章制度和办事细则、护理人员岗位职责等。②冲突处理者角色：病房发生冲突，护士长是调解人。有紧急情况或骚乱发生，护士长应承担解决问题的责任。③资源调配者角色：决定病房有关资源的分配。安排护理人力资源照顾病人，各种医疗器材、仪器、卫生材料、药品及文具等的申请、领取、分配使用；在为病人提供足够的人力、物力资源方面负有责任。④协商谈判者角色：护士长有许多机会与他人进行正式、非正式的协商、谈判。如向直属上级申请调整或增派护理人员，协商增添医疗仪器、提出卫生材料、药品基数的补充，与医师谈判有关护理问题等。

（三）护士长的管理能力

应当具备多元化管理能力，主要表现在以下几个方面。

1. 质量意识　质量是医疗护理工作的根本所在。护士长要有以质量求生存、以质量求发展的意识。护理质量要适应社会进步与科技发展的需要，护理人员必须掌握精湛娴熟的专业技术，用高质量护理服务，尽快解除病人痛苦，促使其早日康复。

2. 服务意识　医疗服务的主体是病人，为人民健康服务，是卫生工作的基本信念与行为准则。护士长要以此为基点，增强服务意识，以病人为中心，简化医疗流程，实施全程优质护理服务，最大限度满足病人的合理需求。

3. 创新意识　进入 21 世纪的知识经济时代，人们的观念、生活及生产方式都发生了变革，正面临知识总量、人才素质和科技实力的较量，这些都给护理工作提出了更高的要求。为此，护理发展要以人的知识创新为目标，要把培养高知识、高智能、高能力、高素质的护理人才放在首位，护理管理工作才能具备创新意识，才能提出创造性的建议，才能带领全体护理人员进行创造性的工作。

4. 经营意识　商品经济社会等价交换原则，使社会效益和经济效益不可避免地成为衡量医院工作的两项重要指标。作为护士长必须增强经营意识，要开源节流。一方面要精打细算，进行成本核算，尽可能降低卫生资源的消耗和浪费；另一方面要以合理的收费来吸引病人，杜绝乱收费现象，努力提高医院的声誉，提高总体综合效益。

5. 协作意识　护理工作的复杂性、广泛性、社会性决定了护士长处于整个医疗工作人际关系的中心位置，护士长在医院里处于多层次、多方位、多角度、多类型的人际关系之中，扮演着举足轻重的角色。护士长必须具有较强的协作精神，根据不同的场合、对象，正确应用有效的沟通方法，以得到与病人及医院方方面面人员的信任和理解。

6. 团队意识　护士长必须树立并培养护理人

员的团队意识，自觉维护科室、医院的集体利益，充分调动集体的积极性，并注意创造一个优秀的团队。要知人善用，使每个成员都能感受到在集体中存在的价值和意义，在集体中得到尊重和信任。在调动护理人员积极性的同时，正确运用激励的方法。对于表现出色的护理人员及时给予表扬和肯定，并适时给予奖励，以激发出更大的工作热情；对工作态度不好，不按制度和操作规程办事的护理人员进行批评和帮助。

二、护士长角色的培养

(一)护士长角色的转变

从护士到护士长的转变，是新护士长人生中一次大的转折，由单纯的业务人员转变成管理者，将会面对许多问题与压力，若处理不当，会导致悲观，丧失信心，将会对本科室护理工作的展开造成极大影响。所以，新护士长要主动与护理部和科室主任沟通报告，虚心接受指导和帮助，努力学习，在临床工作中尽快适应新的角色，迅速提高自身各方面能力和素质，有利于护理管理队伍的稳定和管理质量的提高。

(二)新护士长的适应

1. 接受岗前培训　护理部在新护士长上岗前必须组织不同学科的培训讲座，使新护士长掌握管理的基本方法和技巧；参加学会或上级主管部门举办的护理管理培训班，提高管理素质；由素质较好的护士长或科护士长带教 2~3 个月，熟悉护士长的工作内容和管理方法。

2. 正确处理问题　护理部要指导新护士长定时分析本科的护理工作形势，对本科室存在的问题及首先应解决的问题，要做到心中有数，并锻炼其独立处理解决问题的工作能力。

3. 准确协调关系　新护士长必须重视人际关系方面的学习，准确处理好与上级、医师、护士及病人之间的关系，要尊重老护士，爱护年轻护士。对于需要多方面配合的工作，应努力使大家协调一致，共同围绕集体的目标而奋斗。在工作中要做到互相谅解和帮助，以坦诚的胸怀面对所有人。

4. 善于剖析自己　乐于听取群众和领导对自己的评价，正确认识自己所处的位置，虚心学习老护士长的成功经验，不断提高自己的道德素质和技术素质，处处以身作则，严格要求自己，凡是要求下属做到的，自己必先做到。

三、护士长管理能力的培养

(一)进行角色转变的引导

护士长来自于临床一线护士，在工作中表现突出，并具有一定的工作能力和工作业绩，因工作需要走上护士长工作岗位，使工作职责及范围发生了变化。为尽快使她们完成角色转变，必须进行有目标的引导，强化管理意识，使其尽快实现护士长的管理效能。

（二）组织管理知识的培训

应组织系统的管理基础理论学习及规章制度的培训，学习护理管理者的基础理论和临床操作运用，明确管理目标，提高立体思维及决策、协调、组织能力。及时了解国内外护理新动态、病人对护理人员角色的期待和护理技巧等，在不断积累管理经验的同时，积极参加专业对口脱产短训班，迅速提高护士长的管理水平和业务指导能力。

（三）建立质量控制体系

针对护士长的职责，制定护理工作质量考评细则。制定护士长工作质量记录，使护士长的工作做到月有计划，周有安排。每月召开1次全科护士会议，总结全月工作，找出不足之处，拟出整改措施，部署下月工作。每周组织业务学习、护理查房、晨会提问各1次；每月进行1次护理常规、专业知识理论知识考试及护理技术操作考核，要求人人过关。成立科部护理质量控制小组，明确分工，定期进行全面细致的护理质量检查，每月进行护理质量分析，并把握关键控制点，确保护理质量达标。

（四）提高责任感和紧迫感

管理能力不断提高的关键，是要在实践中不断学习、积累、总结和提高。护士长要有目的地给下属护士压担子，层层授权，分级管理能促使护士长潜心钻研，系统学习，扩大知识面，提高管理能力，使护理工作步步到位，处处扎实。

（五）加强行为规范教育

站在社会和病人的立场上，确立以病人满意为中心的质量标准，制定符合法令法规的服务标志。以端正服务思想，增加服务意识，改善服务态度，提高服务质量为重点，规范护理人员的行为，不断扩大服务内涵，开展优质护理服务，把服务意识的强化体现贯穿于护理实践中。

（六）制定考核评估制度

评价护士长的德能勤绩对调动其工作积极性至关重要，由护理部组织并制定考核标准。从基本素质、政治表现、工作业绩、能力结构和学术水平五个方面进行考评。同时，采取合理的方式，调查医护患方对护士长工作的满意度，并将评价结果通报本人，肯定成绩，纠正不足，持续改进。

四、护理部在护士长培养中的作用

护理部在培养护士长管理能力方面的作用至关重要，主要注意以下几个方面。

1. 护理部指定科护士长对新护士长进行传、帮、带，随时到各病区检查指导工作的开展情况，逐项落实。肯定成绩，指出不足，保证护士长在实践中迅速进入角色。

2. 建立每周一次的护士长例会制度，由科士长组织，让新护士长真实反映工作中的实际困难，创造互相学习和交流的机会，并帮助其制定工作目标，实施方案。

3. 定期组织全院护士参加护理专业的学术活动，给新护士长安排课题进行授课，不但使其巩固了专业知识，得到了自身锻炼，而且全院护士的整体素质也可得到明显提高。

4. 建立护士长总值班的机制。护理部有计划地安排新护士长参加全院护理的总值班，负责全院危重病人、急诊病人的技术检查指导及突发事件的处理，及时为夜班护士排忧解难，增强新护士长的管理意识和协调能力。同时，也为她们创造了相互学习、优势互补、共同发展、共同提高的机会。

5. 采取走出去、请进来的办法，邀请国内外护理专家学者介绍先进的护理管理知识，补充新护士长管理知识的不足，同时选派护士长到先进的权威医院进行参观、培训，开阔视野，增长知识，把新的知识和先进的管理经验尽快有效地运用于临床。

第四节 护士长的管理监控要点

一、科护士长的管理监控要点

（一）针对病情复杂多变的特点，强化制度的落实

1. 护理质量的监控点 主要是将危重病人、老年病人、小儿病人、新入院病人、病情突变病

人、特殊治疗病人等作为质量的监控点，要及时做好指导、督促、检查、落实。要求病区护理人员必须掌握病人床号、姓名、诊断、主要病情、治疗、护理、饮食、护理问题和护理措施。要注意过程、环节和终末质量控制，并就落实情况进行追踪检查验证，以促进护理质量的提高。

2. 交接班的管理监控点 交接班时必须做到"四看五查一巡视"。"四看"指的是看医嘱本、看交班报告、看体温本、看各项记录是否完整、准确，有无遗漏或错误。"五查"指的是查新入院病人的初步处理是否完善妥当；查病情有变化者是否已经给予及时处理；查手术病人的术前准备是否已经完善，各种需要带进手术室的用物是否已备齐；查危重、瘫痪病人的"三短六洁"，是否按时翻身、病人有无压疮，大小便失禁病人处理是否妥善，皮肤、衣被是否清洁干燥；查大手术后病人创口有无渗血，敷料包扎是否牢固，是否排尿，引流管是否通畅，各项处置是否做到及时、准确、安全。"一巡视"是对新人、重危、大手术后及病情有特殊变化的病人，与交接班人员共同巡视，进行床旁交接。

3. 专科疾病护理常规落实的监控点 要与医疗相配合，熟悉掌握各专科疾病的发生发展，检查专科护理常规的落实情况，要做到基础护理、分级护理与各专科疾病的护理相结合，提高专科护理水平。对急危重症病人的基础护理和专科护理质量进行全面监控。

（二）针对药物治疗多的特点，抓查对制度的落实

为保证病人的用药安全，科护士长必须督促所辖科室护理人员严格执行"三查七对"，正确、准确执行各项治疗与处置，熟练掌握各种药物的适应证、禁忌证、换算方法及不良反应，专科用药要做到"五了解"，即：了解药物性质、了解药物主要作用、了解药物常用剂量、了解药物不良反应（中毒症状）以及了解药物的解救方法，并进行有效的管理。

（三）针对科室老年病多的特点，抓病区的安全管理

老年病人的生理功能和器官功能都逐步衰退，具有多发性、发病快、病程短、易诱发水及电解质紊乱、全身衰竭、后遗症和并发症等特点。在护理中除要特别注意老年病的基础和专科护理外，还要特别加强病区安全管理。在环境和设施管理上，指导病区护士长最大限度地从方便老年病人的角度去考虑，充分满足老年病人对护理工作及环境的需求，防止因设施欠缺造成事故发生。科护士长应每日深入所辖科室，了解掌握病区护理安全情况，对高危风险的环节，指导科室建立醒目的标识系统和预防性的安全措施，如跌伤、烫伤、坠床等，要有风险评估预案，并在床前醒目的位置标识清楚。帮助科室为老年病人创造安静、舒适的安全环境。

（四）针对新业务新技术开展的特点，抓护理人员的知识更新

由于医学科学技术的迅速发展，新的药物、仪器设备和先进的治疗方法不断应用于临床，科护士长首先自身要不断地获取医学和护理的新知识、新理论、新方法。要严格按照规定要求，实行准入制度，指导科室对所开展的新技术制定详细的护理方法、程序和预防措施，在运行中要准确掌握各科室各专业的新业务、新技术、新项目等进展情况，主动参与课题论证和护理工作，并做好与护理部机关的沟通工作，以保证新技术安全有效地应用于临床工作中。

（五）针对围手术期的护理特点，抓外科护理质量控制

1. 针对围手术期护理的阶段性，抓好分工负责制　为保证手术的质量和病人顺利康复，科护士长要依据手术前后的情况不同，其护理管理的内容也应有所偏重，管理的关键点是在手术前、中、后 24 小时以内。科护士长应合理安排各个病区围手术期护理工作，周密计划，责任到人，各个环节准确交接，观察处理到位，做好预测管理，保证手术病人的护理常规状态下正常运转。科护士长还要重点监控各类大手术及特殊情况病人的抢救与护理，对手术后病人病情及重要变化了如指掌，做到心中有数，发现问题及时协调指导解决，以确保手术病人顺利康复。

2. 针对重大手术救治复杂性特点，抓好专科重症监护的培训工作 外科是手术病人多、急诊手术多、危急救治多的科室。心、肺、肝、肾脏等重要器官或系统的监护与治疗，经常贯穿于外科抢救与手术中。要求科护士长在管理中，必须加强专科重症护理的训练力度，特别是在 ICU、手术室、神经外科、心胸外科、骨科等专科性较强的科室，要采取轮转培训、专题讲座、重症护理查房和会诊等多种方式，提高护士的专科重症护理水平。

3. 针对手术病人护理的特点，抓好康复指导工作 康复护理可加速伤口的愈合，促进功能的恢复，提高病人的生活质量。科护士长要针对各个病区病种特点，指导并协助病区护士长做好病人入院、手术、出院、家庭（社区）的计划康复护理。手术前规范术前指导内容，包括康复训练和适应的准备；术后按照不同手术要求，循序渐进地配合主动与被动的康复训练，以及主动和被动的功能锻炼；出院时要给予病人简要的康复训练方法的指导，通过社区和家庭的干预，使康复训练按时、有效地完成，最终获得最佳的效果。

（六）针对护理纠纷的特点，抓好护理安全

科室护理安全管理是科护士长的首要任务之一，严格执行和落实各项规章制度是保证护理安全的主要举措。科护士长每日必须下科跟班、查房和指导，对大手术、新入院、危重病人的护理质量检查每日一次。发现问题要及时纠正处理，对于不安全的苗头和隐患要及时指出和提醒，协助指导科室制定预防措施并实施，防患于未然。同时，对所辖病区要反复、经常进行安全教育，要举一反三，引以为戒，将问题与缺陷消灭在萌芽中。还要抓好护理人员的服务态度和沟通技巧，教育护理人员急病人所急、想病人所想、帮病人所需，使纠纷的隐患消除在萌芽状态中。

二、病区护士长的管理监控要点

(一)抓计划的制定与落实

1. 明确任务和要求 需要明确护理部的工作计划和任务，依据领导要求和本科室情况，制订出适合本科室的年度计划，并把年度计划分解，制订出月重点、周安排、日程序，有计划、有步骤地落实各项任务。

2. 明确分工和职责 护士长首先要明确自己的工作范围和职责，将主要精力放在危重病人护理、病房的科学管理和护理质量控制等计划目标方面。要将年度计划的目标落实到个人，使每个护士明确自己的职责和承担的任务，以确保计划的落实和分工协作的最优化。

3. 定期总结讲评 护士长要对每周的护理工作进行讲评和总结，并做出下周安排，每月召开护士会，检查计划落实情况，及时调整计划安排，以确保计划的逐步落实。

（二）抓人力、物力资源的管理

1. 抓资源的调配　护士长是病房人力资源、物力资源的调配者。不但要全面掌握本病区护理人员的思想、技术情况，病人的收治、手术和特殊诊疗的需要，合理地调配人力资源和物力资源，同时，还要对本病区的仪器、设备、病房床位等做到心中有数，对申请领取批量物资的情况要把好关。对使用的仪器设备做好保管和维修工作，做到开源节流、避免浪费。

2. 抓护理人员的素质培训　"三基"训练是针对新护士、低年资护士的基本功而开展的，需每年进行。特别是做好训练项目的建立与考核，重点安排好 15 项护理操作训练；专科训练是结合专科护理特点抓培训，是专科技术发展、培养护理人才和提高护理质量的需要。护士长要有计划地安排年资高、经验丰富的专科护士给低年资、新入专科的护士讲课、示范操作及考核，以提高专科护理的整体水平。新业务训练是结合护理学科及专科诊疗技术的发展，就新技术、新方法、新器械使用等新的护理知识或技能进行学习和普及。护士长要根据学科发展，及时安排培训和考核。

（三）抓质量的管理与监督

1. 抓护理质量管理、监督和反馈　病区质量监督的内容为技术操作质量、病情观察质量和服务需求质量。护士长每日早交班时，收集夜班工作的信息，检查交班记录；巡视病房观察重危病人、术后病人，了解病情观察的质量；在跟班检查中了解护士的技术操作质量；听取病人和家属的服务反馈信息，找出质量薄弱的环节，并及时进行质量改进。同时，还应将质量监督的信息反馈到科护士长和护理部，保证全院护理管理处于良性循环。

2. 抓病区管理质量　良好的病区环境是保证医疗、护理工作顺利运行和促进病人康复的重要条件，创造优美、舒适的休养环境是护士长与每一位护士工作的责任和重点。抓好病区管理应做到：环境卫生勤消毒、床单位整理规范化、物品放置定点化、人员活动有序化、安全管理制度化。严格按照"清洁、整齐、肃静、舒适、安全"的标准实行管理。

3. 抓安全制度的落实　安全制度是护理管理全过程的准则，具有一定的法制效力。护理安全制度主要内容包括：值班制度、交接班制度、查对制度、医嘱制度、分级管理制度、消毒隔离制度等。护士长要熟悉各种制度，组织护士认真学习有关的制度和常规，通过早交班、查房小提问和书面考试，检查护士熟悉掌握制度的情况。在学习制度的基础上，针对护理工作的特点，制定出相关的措施。针对病情变化快、护理工作的薄弱点、复杂点和繁忙点，及时检查规章制度的落实，进行严格把关。

（四）抓内部的协调沟通

护士长在科室的协调沟通中起着桥梁、纽带的作用。要准确地将上级的文件、指令、任务和要求，及时传达给每个护理人员，能够正确领会贯彻；并将护士、病人及家属的信息及时反馈到上级有关部门；还要保证医、护的协调，护、技的协调，护、患的协调，争取做一个领导信任、同级配合、下级支持、病人理解的护士长。

（五）抓护理科研管理

护理科研是护士长管理的任务之一，护士长要有计划地培养科研骨干，以科研来源于临床、科研应用于临床的原则，主动与医疗协作，积极开展护理科学研究，以科研促临床，以科研育人才。

（六）抓护理服务水准

护理服务水准是病人满意度的重要标准之一，在很大程度上反映了护士长的管理水平。

1. 强调优质服务，讲究语言艺术　热诚的护理服务是向门诊和入院病人展示热情和礼貌，使病人感受到尊重和接纳，同时还要讲究语言艺术，掌握沟通技巧。针对不同的病人、不同的情景，给病人以耐心、满意的解释，争取病人主动配合诊疗和护理。护士长要以身作则，做好表率。坚决杜绝对待病人"话难听、脸难看"的不良行为。

2. 强调方便服务，适应病人的需求　为病人提供舒适的环境是现代住院病人最基本的要求，病人在门诊的就诊、交费、检查流程要合理、方便、节约时间。病人入院后护士要热情、周到、及时送检、送药。急病人所急，想病人所想，让病人感受到温暖。

3. 强调责任心，保证病人的安全　责任心体现着服务态度，在护理工作中要一丝不苟，积极地做好工作。有责任心才会用心观察病人的各种反应，耐心听取病人的倾诉，认真仔细地为病人做好处置，加强责任心，护理工作质量才能提高。护士长要深入病房，及时了解病人的情况。定期召开病人及家属会议，了解病人对护理工作的满意状况。每月在护士会上有针对性地用数据进行讲评，并制定改进措施。发现病人有不满意的情绪苗头，要及时化解和沟通，提高住院病人的满意率。

（七）抓成本效益管理

1. 严格按照国家政策规定执行　成本管理涉及每个病人的切身利益，有很强的政策性，严禁因暂时的、局部的利益，或者个人利益，损害国家、集体和病人的利益。

2. 熟悉医疗成本核算的内容　成本的高低，直接影响着医院和科室的经济效益。护士长要十分熟悉医院医疗成本的内容和成本核算的原则、方法，计划领取各种卫生材料。

3. 最大限度利用人力资源　科室工作人员、

合同制护士、卫生员以及护士的工资、劳务补贴都是医疗成本的必需支出，护士长要充分挖掘人力资源，合理安排工作，减少人浮于事的浪费。要教育医务人员爱科如家，还要认真管理好科室的卫生材料，避免库存积压。以确保科室的管理费降到最低限度，例如：水、电、气、药品管理等，防止科室出现"跑、冒、滴、漏"现象。

4. 把好医疗收入的管理 医疗收入的主要来源就是住院病人的住院费，护士长要了解病人的住院押金金额，认真做好医嘱的核对，随时检查医嘱记录，防止漏收费或重复计费。在病人出院时，要指导办公室护士及时与核算室联系，在最大程度上防漏收、欠费、不合理收费以及超病人需求服务的收费，避免不必要的医患纠纷。

第八章 护士长的职责

第一节 科护士长的职责

一、科护士长的工作特点

(一)决策性与执行性并存

科护士长工作是在护理部主任领导下，参与全院护理工作重大决策，例如：计划的制订、重大活动的策划、业务训练与考核监督、科室护理质量考评等。所以，科护士长要站在全院的角度考虑问题，积极参与意见。同时，科护士长又是决策的执行人。要布置任务和制定落实的措施，必须逐项紧抓落实，逐条逐款认真检查，才能确保护理指挥系统高效有序地运转。

(二)从属性与独立性并存

科护士长必须服从护理部的计划、决策部署来认真完成工作。不但要将护理部有关文件、政策、法规、规章制度，及时传达到各科室和管辖的护理人员，还要在"以病人为中心"的前提下，以常规、制度为准则，结合各科系的实际情况，具体问题具体分析，创造性地开展工作。以最大的限度调动护理人员积极性，满足病人的健康需求。

(三)管理性与技术性并存

科护士长处于护理管理系统的中间层，对分管科室护理工作承担着管理和指导的责任。科护士长要通过计划、组织、指挥、控制、协调等管理职能，对所管科室护理人员的护理过程，实施全面、全程的管理。科护士长还要亲自实践，深入科室，及时有效地解决下级护理人员的技术疑难问题和急危重症、疑难病人的护理问题。另外，还要积极参与到科系的新业务、开展的新技术和护理科研的工作中去。

(四)思想性与专业性并存

护理人员每日都必须面对复杂多变的环境，由于护、患之间思维方式和问题认知存在着很多差异，难免会产生矛盾和意见，甚至会出现纠纷，科护士长不但要深入细致地做好思想工作，积极协调各种人际关系，建立和谐的护患关系，还要抓好业务工作，认真落实规章制度，提高基础护理和专科护理的水平，保证护理质量达标。

二、科护士长的任务

(一)科护士长是医院护理管理工作的贯彻执行者

科护士长在护理部主任的领导和相应科室主任的业务指导下，负责本科系护理组织管理和业务技术管理工作。根据全院的工作部署与护理部的工作目标，制定本科系的实施计划，做到年初有计划、每季有讲评、每月有安排、年终有总结，并将执行的结果及时准确全面地反馈到护理部，保证全院护理工作目标的实现。科护士长将上级的思想传达给护理人员时，要注意结合本科系的实际情况，逐项抓落实；要在危重病人抢救、技术操作规范、安全管理、科研教学等方面下功夫。另外，科护士长在工作中必须以身作则，起到表率的作用，做规章制度模范的执行者。

（二）科护士长是科系护理质量的检查监控者

科护士长必须经常深入所管辖科室，进行护理质量检查指导。通过参与护士交班、巡视病房、了解护理人员、病人及其家属的要求和反馈意见，以及征求医疗、医技、后勤等多方面的反映和评价，找出护理技术和护理服务存在的问题，定期召开所属护士长会议，进行护理质量的讲评。

（三）科护士长是科系护理业务活动的指导组织者

科护士长首先要围绕护理部的训练目标，认真组织科系护理业务学习、护理查房、护理疑难病例会诊等护理学术活动，组织业务训练和考核，不断提高护士的业务技术水平。同时，还要积极组织护理人员参加院内外的护理学术活动。科护士长要熟悉分管科室的主要专业技术，能够解决本科系临床护理中的疑难问题。科护士长是护理学科的带头人，应具备较深的专科知识，知识面要宽，要及时了解国内外护理发展动态，并对科室护理人员开展新业务、新技术的传播与指导，以提高专科护理的技术水平。

(四)科护士长是科系护理资源的调配安排者

科护士长不但要掌握本科系护理人员基本情况，例如：人员的年龄、学历、排班、病假及出勤等情况，还要掌握平时各科的护理工作量，及时了解各科危重病人及抢救情况。根据实际情况，合理地调动护理人力资源，必要时协调科室之间的支援，以此保证危重病人的抢救和各项护理工作的完成。

(五)科护士长是科系护理人员思想的交流沟通者

思想沟通是理解的基础，理解是团结协作的前提。科护士长应从"以人为本"的管理策略，通过各种渠道，听取多方不同的意见，与护士认真做好交流，沟通情感。帮助他们解决工作中的实际问题，调动积极因素，搞好科室内团结。

三、科护士长的职责

1. 在护理部主任的领导和相关科系主任的业务指导下，根据护理部对全院护理工作质量标准、工作计划，结合所辖科系情况制订护理计划，并组织实施。组织全院护理常规的制定，并严格督促各病区落实基础护理和分级护理制度。

2. 深入所辖科系各病房参加晨会交接班，检查危重病人的护理，对抢救危重病人的护理工作进行技术指导。对复杂的技术，新开展的护理业务，要亲自指导并参加实践。

3. 教育全科系护理人员加强责任心，提高服务质量，认真执行医嘱、规章制度和技术操作规程，预防差错事故。对于出现的差错缺陷，应及时组织讨论分析，总结经验教训，制定防范措施。

4. 随同科主任查房，以便了解对护理工作的要求与存在的问题，加强医护联系与沟通。

5. 组织所辖科系护理人员业务技术学习与培训，并注意护士素质的培养与提高。

6. 组织拟订所辖科系护理科研计划，督促检查实施，总结护理经验与学术交流。

7. 了解所辖科系病人的病情、思想与生活需求。督促并检查各病区的护理工作，提出改进措施和意见。

8. 负责组织安排护生在本科系的临床教学及实习工作。

9. 掌握所辖病区护理人员政治思想、业务技术、人员流动等状况，负责科系内人员的协调与临时调配，为护理部主任当好参谋，做好分管工作和完成临时性任务。

10. 督促各个病区的护士长认真落实各项工作计划和各种规章制度，定期主持所辖科系护士长会议，分析护理质量，研究解决存在的问题。

四、护士长总值班的职责

根据护理工作连续的特点和环节质量控制要

求，医院应设护士长总值班岗位。负责督促检查、指导和协调正常工作时间外的护理工作。护士长总值班的职责如下。

1. 行使对午间夜间全院护理工作的组织领导权。

2. 掌握全院危重、新入院、手术等病人的病情、治疗及护理。解决护理工作中的疑难复杂问题。

3. 协助医院领导组织并参加医院内抢救工作。

4. 负责解决临时缺勤的护理人员的调配工作。

5. 检查护理人员岗位责任制的落实情况。

6. 负责检查夜间的治疗准备工作及操作规程的执行情况。

7. 检查夜间各病房护理工作，如环境的安静、抢救物品及药品的准备、陪护与作息制度的执行情况、值班人员的服务态度、工作完成情况等。

8. 每日参加全院交接班会议，向护理部提交值班记录。

第二节 病区护士长的职责

1. 在科护士长的指导和科主任的领导下，负责本病区的临床护理、护理教学和科研以及护理管理工作。根据护理部和科内工作计划，制定本病区的具体护理工作计划、护理质量监测控制方案，并组织实施、检查和总结，负责本病区护理人员排班。

2. 参加并指导危重、大手术及抢救病人的护理，督促护理人员严格执行各项规章制度和技术操作规程，有计划地检查医嘱执行情况，加强医护配合，严防差错事故。

3. 随同科主任及主治医查房，参加科内会诊及大手术或新手术术前、疑难病例和死亡病例的讨论。组织本病区护理查房和护理会诊，积极开展新业务、新技术及护理科研工作。

4. 负责本病房护理人员的政治思想工作，教育护理人员加强责任心，改善服务态度，遵守劳动纪律。

5. 组织领导护理人员的业务学习及技术训练。加强护士的素质培养，了解本科护理人员的思想状况、业务能力和工作表现，定期进行绩效考核，提出奖惩意见。

6. 负责管理病房，包括护理人员的合理分工，病房环境的整洁、安静、安全，病人和陪住、探视人员的组织管理以及各类仪器、设备、药品的管理。

7. 负责指导和管理实习、进修人员，并指定护师或有经验、有教学能力的护士担任带教工作。

8. 督促检查卫生员、配膳员做好清洁卫生和消毒隔离工作。

9. 定期召开工休座谈会，听取对医疗、护理及饮食等方面的意见，研究改进病房管理工作，开展健康教育，经常了解病人的病情、思想和生活情况，定期征求意见，开展心理护理，做好卫生宣传和病区管理工作。

10. 负责住院病人费用的管理指导工作，遇有疑问及纠纷及时检查处理，指定专人负责各类仪器、设备和药品、器材的管理及被服的请领、报销和各种登记、统计工作，定期检查。

第三节　特殊科室护士长的职责

一、门诊护士长的职责

1. 在护理部指导和科主任领导下，负责门诊护理、护理教学、科研及护理管理工作。

2. 负责本科护理工作年度计划和护理质量监测控制方案的制订、实施、检查和总结。负责护理人员排班。

3. 负责检查各诊室开诊前的准备工作，按时巡视候诊病人，深入各诊室检查护理质量，进行业务指导，解决护理技术操作难题。

4. 负责各诊室的管理，督促卫生员按时清扫，保持诊室内外的清洁、整齐。负责检查消毒隔离工作，预防医院感染。

5. 负责组织药品器材的请领、报销和各种登记、统计工作。

6. 负责组织本科护理技术训练和考核，安排进修、实习护士的培训，并担任教学工作。组织开展新业务、新技术和护理科研，总结经验，撰写学术论文。

7. 督促检查护理人员认真执行各项规章制度和技术操作常规，进行安全教育，预防事故、差错。

8. 掌握本部护理人员的思想、业务能力和工作表现，提出考核、晋升、奖惩和培养使用意见。

二、急诊科护士长的职责

1. 在护理部主任指导和科主任的领导下，负责本科护理、护理教学和科研以及护理管理工作。

2. 负责本科护理工作年度计划和护理质量监测控制方案的制订、实施、检查和总结。负责本科护理人员排班。

3. 组织安排护理人员配合医师做好急诊抢救工作。按时巡视观察病人，指导复杂、疑难的急救护理技术操作及留观病人的护理工作。

4. 指定专人负责各种急救药品、麻醉药品、医疗用毒性药品和器材的请领、保管，以及登记、统计工作，定期检查。

5. 组织业务技术训练和考核，提高急诊抢救业务的基本知识和技术水平。担任护理教学，安排实习护士的培训。督促检查卫生员工作，保持室内外清洁、整齐、安静。

6. 运用先进急救护理技术，组织开展新业务、新技术和护理科研工作；总结经验，撰写学术论文。

7. 督促检查护理人员认真执行各项规章制度和技术操作常规，进行安全教育，预防事故、差错和医院感染的发生。

8. 掌握本科护理人员思想、业务能力和工作表现，提出考核、晋升、奖惩和培养使用意见。

三、手术室护士长的职责

1. 在护理部主任指导和科主任领导下工作，负责手术室的行政管理、护理工作和手术安排，保持整洁、肃静。

2. 负责手术室质量标准控制效果的测评，定期进行科室工作质量检查，征求手术科室的意见，进行质量分析，提出改进办法。

3. 参加手术间的重大抢救，并进行业务、技术指导，督促、指导护理人员配合好各科手术和抢救。

4. 根据手术室任务和护理人员的情况，进行科学分工，密切配合医师完成手术，必要时亲自参加，保证手术工作的顺利完成。

5. 督促各级人员认真执行各项规章制度和技

术操作规程，并严格遵守无菌操作规程，做好伤口愈合统计分析工作。

6. 制定教学培训计划，组织在职护士的专业培训，制定并指导进修、实习护生的教学计划并组织实施。

7. 监督、检查医院内感染、消毒隔离制度的落实、无菌技术操作的情况，督促所属人员做好消毒工作，按规定进行空气和手的细菌培养，监测灭菌消毒效果，严防医院感染。督促手术标本的保留和及时送检。

8. 认真执行查对和交接班制度，保证手术安全，及时了解并解决手术中的安全隐患，严防差错事故发生。

9. 负责手术室的药品、器材、敷料、仪器设备、高值耗材等物品的计划、请领、保管、报销工作，并随时检查急诊手术用品的准备情况，检查毒、麻、限、剧药器及贵重器械的管理情况，做到账物相符，保证及时供应。

10. 组织护理人员积极开展新技术、新业务和护理科研，提高护理质量。及时掌握本科护理人员的思想、工作、学习情况，协调好与医务人员的关系。还要负责督察本科室规范、合理收费及接待参观。

四、消毒供应室护士长的职责

1. 在护理部主任领导下，负责消毒供应室业务、教学、科研和行政管理工作。

2. 负责本室年度工作计划和质量监测控制方案的制订、实施、检查和总结。负责本室护理人员排班。

3. 负责组织医疗器材和敷料的制备、消毒、灭菌、供应及保管工作。定期检查高压灭菌器的效能和各种消毒液的浓度，并检查消毒、灭菌效果，发现异常及时处理。

4. 负责医疗器材、敷料、洗涤、消毒药品的请领、报销工作，负责一次性医疗器具的验收、发放、回收和销毁，保证使用安全和处理无害化。

5. 组织本室人员深入临床科室，实行下收下送，检查所供应器材、敷料的使用情况，积极征求意见，改进工作。

6. 督促并检查本室人员认真执行消毒、灭菌制度和技术操作常规，严防医院感染和事故、差错的发生。

7. 负责组织业务学习和技术考核，安排进修、实习护士的培训工作。组织开展新业务、新技术和科研工作，总结经验，撰写学术论文。

8. 掌握本室人员思想、业务能力和工作表现，提出考核、晋升、奖罚和培养使用意见。

五、重症监护病房护士长职责

1. 在护理部主任指导和科主任的领导下，负责本科护理、护理教学和科研以及护理管理工作。

2. 制定本科年度护理工作计划并组织实施，负责护理质量监控、实施、检查和总结。

3. 掌握全科护理工作运行情况，安排和负责各班护理工作并亲自参加指导复杂技术和危重病人抢救和监护工作，解决护理技术操作及护理疑难问题。

4. 教育本科各级护理人员增强责任心，提高业务素质和思想素质，加强团结协作，认真执行医嘱和各项规章制度，预防差错事故、医院感染。

5. 参加科主任查房、科内会诊和术前、疑难病例及死亡病例的讨论。组织本科护理查房和护理会诊，参加并指导重危、大手术后和抢救病人的护理。负责审修护理病历。

6. 组织业务学习和基本功训练，努力提高业务水平，认真完成护理质量指标。

7. 组织本科护理业务训练和技术考核，安排进修、实习护士的培训，并担任教学工作。

8. 不断积累资料、总结经验、开展新业务、新技术，做好护理科研工作，提高护理质量。

9. 负责护理人员分工排班，制定卫生被服等护理耗材、日常用品请领、报销计划和各种登记、统计工作。

10. 负责或指定专人负责各类仪器、物品、设备和药品、器材的管理，负责定期检查并保障医疗仪器设备处于完好使用状态、做好急救用品、毒麻药品的管理。

11. 做好卫生宣传，深入了解病人的要求，不断提高护理质量。做好病区管理工作。

六、其他护士长岗位

其他特殊岗位的护士长都要根据本岗位要求制订相应的岗位职责。

第九章　护士长的管理艺术

管理既是一门科学，也是一种艺术。护士长管理艺术是其在运用管理理论进行管理实践时，所表现出的个人行为态度与行为方式。护士长面对各种性格和社会背景不同的护理人员、服务对象等，实施适当的管理，这就需要一定的管理艺术。

第一节　护理管理艺术的特点

一、领导艺术的特点

(一)创造性

领导艺术是科学思维方式在实践活动中的标新立异或首创的事物。领导艺术不能拘于传统经验，墨守成规，必须要与时俱进，采取创新的方法实施管理。运用领导艺术的过程，也就是一个不断创新的过程。

(二)实践性

实践是检验真理的唯一标准。护士长要积极参加护理工作的实践活动，将实践中的经验加以总结、提炼和升华，在实践中运用领导艺术、发展领导艺术、检验领导艺术。

（三）经验性

在通常情况下，管理效率与领导者的阅历、知识面、能力，尤其是管理者的经验有着很大的关系。因此，个人经验也同样运用在高超的领导艺术之中。

（四）灵活性

领导艺术具有高度的灵活性，不是一种模式化的技巧。护士长在护理管理中要坚持原则性、程序性、规律性，又必须具有灵活性，依据不同的人员、时间、地点和条件，随机应变地认识和处理问题。

（五）多样性

由于护理工作具有复杂性、连续性、涉及面广等特点，护士长的领导艺术也应具有多元化、多样化的形式、类别和层次。

二、领导艺术与领导方法的关系

领导艺术与领导方法是相互联系、不可分割、辩证统一的，领导方法是领导艺术的基础，是管理者在管理活动中所采用的程序和规律。但各自又有特定的含义，不可等同。只有充分地理解它们相互之间的含义，才能得心应手地运用领导艺术，产生良好管理效果。

第二节　护士长的决策艺术

科学管理的前提是决策，决策贯穿于整个管

理活动过程，渗透于管理的所有职能中，管理艺术的核心就是决策艺术。

一、决策的概念

简单地说，决策就是作出决定。护士长作为一个领导者，为实现一定的目标，针对实施目标过程及可能出现的问题，制定解决问题的行动方案，选择最佳方案并实施的全部活动过程即为决策。护士长的决策，是整个护理工作中的核心和关键。

二、决策的种类与原则

（一）种类

1. 程序化决策　指的是决策可以程序化到显现出重复和例行的状态，可以程序化到制定出一套处理这些决策的固定程序，以致每当它出现时，不需要再重复处理它。程序化决策又被称为"结构良好"的决策。

2. 非程序化决策　指的是针对那些不常发生的或例外的非结构化问题而进行的决策，处理新颖、无结构、不寻常的，是例行之外的一类问题，没有妙方，需要充分发挥管理者的创造性和判断能力。

还可依据决策者职务层次将决策分为高层、中层、基层决策。通常高层决策是指上层领导制定的战略性决策，多属于非程序化决策，中层决策是中层管理者制定的管理性决策；基层决策多为基层管理人员制定的技术性决策，多属于程序化决策。

（二）原则

1. 科学性原则 科学性要求领导者在决策过程中讲究科学，实事求是，在尊重事实的基础上，通过深入调查研究，分析决策问题。要具体情况具体分析，依据不同决策问题的不同要求，运用科学的决策程序和方法进行正确的决策。

2. 民主性原则 民主性要求领导者在决策过程中，广泛听取意见和建议，集思广益，使决策方案更加切实可行。

3. 整体性原则 整体性是指领导者在决策过程中要从组织的整体利益出发，按照整体利益的要求进行合理的决策。

4. 创新性原则 创新性是指领导者在决策过程中，要有开拓创新、不断进取的精神。特别在确定可行方案的过程中，要用评判性思维方法，进行科学的思维，打破习惯性思维的束缚，出奇制胜，不断创新。

5. 效益性原则 效益性是指领导者在决策过程中，既要充分考虑决策问题的社会效益，又要考虑其经济效益。对决策方案是否可行的评价，应在不断提高社会效益的前提下，用经济效益的高低，作为评价方案是否可行的标准。

6. 定性与定量分析相结合的原则 在决策活

动中对定性分析和定量分析要给予同等的重视，使每个行动方案都能得到充分的论证，为选择和实施行动提供充分而且科学的资料及依据。

三、决策的步骤

（一）发现问题

是决策的前提，没有问题就没有决策。问题就是应有现象和实际现象之间的差距（应有现象－实际现象＝偏差，偏差就是问题）。领导者必须在琐碎复杂的矛盾中，善于发现关键问题，集中精力解决这类问题。

（二）确定目标

在发现问题后，就要确定解决问题所要达到的结果。合理的制定目标是有效决策的前提，合理的目标要有明确的内容、有清楚的时间规定、有准确的计量标准和确定实现目标的责任。同时，要对目标进行价值评价，也是选择方案的依据。价值包括学术价值、经济价值和社会价值。确定价值准则的科学方法是环境分析，应当充分掌握历史情况和国内外情况。

（三）拟订方案

为了解决问题，达到目标，又符合价值准则，充分发挥各方面的专家和智囊团的作用，想出尽可能多的行动方案。方案越多，决策者选择的范围越宽。决策方案拟定后要进行充分的可行性评估，包括：法律、经济，技术和环境可行性分析。

评估要尽可能地达到科学化、计量化。

(四)方案选优

经综合评估之后选择一个满意的方案,作出决策。满意的决策应当符合顾全大局、技术合理、效益显著等标准。这个阶段领导者的主观判断尤为重要。

四、决策的作用及影响因素

(一)决策的作用

管理者在实施计划、组织、人员配备、指挥、控制等职能活动过程中,中心工作就是要进行各种各样的决策。它明确了组织目标、发展方向和行动配合要求等,是组织增加凝聚力的重要纽带和保证,是事业成败的关键。决策是目标到结果的桥梁,它不但决定了怎样行动,同时还指引整个行动过程,并按照实际情况对行动作出不断调整和修改,尽可能地以最小的代价实现既定目标。只有科学的、理性的决策才能实现管理的现代化,才能使人的行为减少风险、避免盲目性,趋利避害,把人们的行为引导到正确的轨道上。

(二)决策的影响因素

1. 环境因素　①时间:通常在紧急情况下,由于收集和评价决策所需要的信息、深度和广度受到限制,导致仓促决策的可能性增大。②资源:指的是决策所能利用的人、财、物、信息等条件。

③不确定性：决策结果是否确定、风险大小、有无竞争直接关系到决策方式；④社会因素：社会的伦理规范、法律政策、组织的文化和传统都会在不同程度上影响决策。

2. 心理因素　自信心、判断力、经验都会影响决策。如自信心、自尊心较强的人，决策往往迅速果断。智商与决策质量无明显关系。决策者的价值倾向能导致不同决策者对同一问题作出不同决策。通常将人的价值倾向分成以下几种类型：①求知型，注重思考和推理，以探求知识、发现真理为乐趣，不太重视美观实用；②经济型，讲实际、重效率，追求资源的合理使用；③审美型，注重形式与和谐，追求生活情调；④社交型，特别重视人类本身的价值，把友爱看得高于一切，待人热情而不自私；⑤政治型，重视地位和影响力，喜好权力和竞争，领导者大多具有较高权力倾向；⑥宗教型，这类人追求超凡脱俗的价值，愿意为理想献身。另外，决策者对待风险持不同态度，又称风险偏好。决策者对待风险的态度分成四种类型：①不惜冒险追求大利的决策者；②不求大利但求无过的保守型决策者；③没有保守或冒险倾向的"理智型决策者"；④一般人情况，即损失较小时愿意冒一下风险，损失可能较大时倾向于保守。风险偏好差异主要体现在其对风险的看法、兴趣并作出相应心理方面的决策反应上。

第三节　护士长的领导艺术

一、护士长的指挥艺术

决策的实施有赖于管理的指挥功能。护士长的指挥效能体现在病房突发及特殊事件的处理上，如危重病人的抢救、集体性的护理活动等，要有良好的控制能力和指挥能力，不计较个人得失，积极承担责任和任务，随时调度人力和物力，进行统筹协调等。护士长要不断加强自身品德、才能、知识、能力等方面的修养，在护士中树立较高的威信，增强自身的凝聚力和号召力，使下属心悦诚服，才能使护士长的指挥有力、有效。

二、护士长的沟通艺术

护士长的沟通艺术主要体现在语言交谈中，具有很强的感情色彩。一位富有管理艺术的护士长，善于用简练的语言表达自己的意图；善于抓住护士的心理，即使批评也能使对方愉快接受，达到预期的效果；善于交往，能够与各种不同意见的人沟通思想；善于明察秋毫，明辨是非，具有敏捷的思维和准确的判断能力，能及时发现问题，作出正确的决策。护士长在沟通中要注意以下几个方面。

1. 护士长要保持稳定、平和的心态，切忌把不好的情绪带到工作中。

2. 讲究批评艺术，众多护士性格各异，思想认识水平也不同，对接受护士长批评所反映出来的态度也不同。因此，护士长应根据问题的性质和护士的性格采取不同的批评方式。

3. 护士长要不要将护士分为"好的"与"坏的"，要确信每个人身上都有优点和不足，重要的是鼓励优点，克服缺点。任何时候都不要伤害护士的自尊心，即使有了差错，也应当避免训斥、责备。

4. 护士长应掌握本行业的专业语言，不讲外行话，要根据不同的讲话对象选用不同的语言，例如：大会可选用共性化语言，小会可选用个性化语言，对待上级多用请示、报告、汇报等语言，对下级则用指示、要求或商量等语言。

5. 巧妙地运用多种语言表达艺术。管理过程千变万化，护士长的语言表达也应根据不同的情况、不同的场合，巧妙地运用各种语言表达方式，以达到最佳的领导效果。

6. 护士长要准确地运用表达形式。在工作过程中，当情况清楚、资料齐全只等表态时，可以运用肯定而又简单的语言表达，例如，"行""好""可以"等，一锤定音，以体现护士长果断的作风。对于情况不清楚、事态不明朗的问题，护士长不能立即作肯定的回答，应使用模糊的语言来缓和紧张的气氛，例如，"我们研究一下""我们讨论一下"等。待观察或调查清楚后再给予明确的答复。在与对方谈话过程中，明知对方不对，但尽可能不说"你说得不对"或"你做得不对"，而是以委婉的方式达到目的，例如，"你说得有一定道理，但换一种说法可能会更好"。这样既使对方保持了自尊，又使对方可以明白领导的意思。护士长在处理工作时，应把问题讲明而不把话说绝，留有余地。一旦事情发生变化，需要重新决议时，就不会造成被动。

总之，护士长领导艺术具有创造性、科学性、经验性、灵活性等特点。在实际管理中，领导者只有因人、因事、因环境而异，才能事半功倍，达到令人满意的效果。

三、护士长的激励艺术

激励是指激发人的行为动机的心理过程，即调动人的积极性，唤起人的内在动力，努力使其朝着组织所期望的目标前进。激励的本质就是激发人的动机，其过程的基本模式为：需要—动机—行为—目标—需要满足。利用各种激励方法使护理人员产生内驱力，充分调动其积极性。护士长必须在重视个体需要的基础上，把各种激励方法综合运用到不同的管理阶段，激发护理人员的积极性，以达到最佳效果。在护士长的权力范围内，可利用的激励资源有工资、奖金、推荐晋升、派出进修（学习）、评选先进等。充分利用这些激励资源，用好这些资源，鼓励每位护士实现自己的理想，提高自己的事业心与责任感；同时还要发现先进思想和事迹，进行宣传和表彰，以激发护士的工作热情。

第四节　护士长的授权艺术

授权是指上级委授给下属一定的权力，使下属在一定的监督下行使这些权力以完成任务的过程。管理者不能事必躬亲，授权是管理成功的关键。授权可以减轻护士长的负荷，使其能够专心进行管理工作；可激励下属的责任感，调动其积极性；还可发挥下属之长，补充护士长之短。但是授权一定要信任被授权者，对其活动不能随便干涉，做到放手不放眼。

一、授权的内容和原则

（一）授权的内容

包括分派任务、委任权力和明确责任三方面的内容。其中分派任务指的是使下级明确要完成的任务和目标，必要的限制条件、计划完成任务的时间和可以利用的资源；委任权力是指授予下级执行并完成任务所必需的自主权；明确责任指的是使下级明确被授予任务和权力的同时，应当承担的义务和应负有的责任。

（二）授权的原则

授权要符合管理活动的规律，应当遵循以下

原则。

1. 权力和职责的对等 授权必须具有足够的范围,以使分派的职责得以完成。权力太小,授权形同虚设,往往会使下级在决策之前必须请示上级,延误决策;而授权范围过大,会使权力失控。所以,必须根据职责的大小授予权力。

2. 责任的绝对性 权力与职责可以被分派给下级,但对上级的责任,既不能分派,也不能委任。一个管理者为完成工作负有某些职责,即使其下属人员也有一部分责任,但该管理者自己不能推卸掉对该项工作的最后责任。

3. 命令的统一 命令的来源应当统一,一个下级只从一个上级接受分配的职责和授予的权力,并只对这个上级负责。否则,多头授权,将使被授权人无所适从。

二、授权的方法

(一)分析确定需要授权的工作

工作中有些适宜授权,有些不适宜授权,要具体情况具体分析。通常情况下向下授权的工作是日常的业务性、非关键性的工作,例如,收集资料、拟定计划草案、编写报告等。当有以下几个方面时,领导应考虑授权:①当领导者每日忙于事务,无暇研究、解决重大问题时;②当出现紧急任务,需要迅速组织人力时;③当下级事无巨细地向领导请示汇报时;④当下级工作无干劲,松懈、影响工作效率时；⑤当下级经过培养显示出才干和专长时。

（二）授权人的选择

考虑授权人选时应注意：①拟授权的工作任务需要什么样的知识、技术和能力；②谁具备这些条件；③谁有兴趣做这项工作。有能力胜任，并且有工作热情和意愿的人，应该是授权的首选对象。若同时授权给两个或两个以上的人时，注意要指定一位负责人。

（三）明确授权的内容

护士长在向被授权人授予工作任务时应明确以下内容。①任务：要说明工作的内容、重要性、原因、必要的限制条件、计划完成任务的时间和可以利用的资源。②权力：需说明拥有的权限，执行并完成工作任务所必需的自主权。③职责：在说明权限的同时，应指出承担的义务和所负的责任。

（四）为被授权者排除工作障碍

要有效地避免、排除可能会出现的工作障碍，需要做到：①授权前，预先应采取相关的防范措施，有技巧地提醒被授权者在工作过程中可能遇到的困难，使其有充分的心理准备；②授权时，充分考虑授权的原则，按原则给予授权；③授权后，要进行必要的控制，以合理的奖惩制度为保障，使被授权者能有效行使所拥有的权力及时解决需要上级协调的问题。

（五）形成上下沟通渠道

建立执行授权工作情况的反馈系统，以监控被授权者的工作进度，发现偏离目标时，及时采取措施纠正偏差。

（六）评价授权效果

按预定的工作标准定期进行质量评价，完成任务后要进行验收，并将评价、验收的结果与奖罚、晋升、提职、扩大授权等挂钩，以增强被授权人的责任感和成就感。

三、授权的影响因素和注意事项

（一）授权的影响因素

由于某些原因，管理者常常不愿意将自己的责任转移到下属身上，主要原因是管理者所处理的资料通常是一些软性的、语言性的、非文字性的信息；对下属的工作能力无信心、害怕因此而失去管制权、疑心下属或上级会认为授权即代表自己工作的无能、害怕有能力的下属会超过自己而接替自己的职位、不愿意向下属请求协助等。

（二）授权的注意事项

1. 授权规范化　授权之前将下属需要的职、权、责、利规范化、制度化，要保持相对的稳定，也要根据形势的变化和工作需要适当调整和修改，防止下级的越权和滥用职权。

2. 充分调动下属的积极性　授权后管理者要引导下属树立上下级共同对工作负责的观念，鼓励下属大胆用权，充分发挥自己的能动性，积极主动地工作，以最大限度地发挥人才优势。

3. 保持沟通渠道畅通　授权后要及时监督、指导、反馈下属的工作状况，保证信息传递渠道通畅，使下属明确要求、责任和权力范围，上级能及时得到下属的意见和想法，使工作顺利开展。

4. 积极承担责任　授权不等于推卸责任，在充分信任下属的基础上勇于承担责任，解除下属的后顾之忧，才能让下属放心大胆工作。

四、授权的意义

(一)对领导层的意义

可减轻不必要的工作负担，集中精力研究、解决组织中的重大问题；有利于调动下级的工作热情，发挥下级的潜力与创造力，培养下级的工作能力。

(二)对基层的意义

可以行使适当的自主权、行动权和决策权；发挥自我特长，增强自我责任心，锻炼自我能力，取得自我实现的成就感。

(三)对组织工作的意义

使领导与下级之间的命令、指示、要求及反馈回路简化，沟通渠道缩短且通畅，提高工作效率；有利于寻求一个合适的管理幅度，提高管理效率。

第五节　护士长协调人际关系的艺术

护士长在协调内外人际关系中承担着重要的责任，要适应自己承担的这个角色，并能自如地协调好与各个角色之间的关系，圆满完成本职工作，使自己成为一名称职的护士长是一种必不可少的社会适应能力。

一、协调

协调也是一门艺术，是为了实现组织的宗旨、目标和计划而进行的人际关系和工作活动的调节，使之能相互配合、相互适应以达到最佳整体效能的过程。护士长在日常工作中要注意以下几个方面。

（一）相互尊重

相互尊重是协调的基础。护士长在协调过程中应注意提高自身的道德修养，养成平易近人、平等待人的优良作风，尊重、关心他人，才能进行有效的协调。

（二）公平合理

公平合理是减少矛盾和解决矛盾的首要条件，是各种要素的配置达到科学化、最优化的基本要求。所以，护士长在协调过程中应做到公平合理，排除个人的好恶感，防止偏向，坚持按科学的标准进行协调。

(三)强化沟通

强化沟通是解决矛盾、协调内外关系的重要手段。护士长要协调好各方面的关系,解决存在的矛盾,有赖于及时有效的信息沟通。在现实生活中许多矛盾和分歧都是由于缺乏及时的信息沟通所引起的。所以,要强化信息沟通,做到及时发现问题、解决问题、消除矛盾和分歧,达到组织和群体的团结统一。

(四)注意及早协调与连续协调相结合

协调贯穿在整个组织活动的全过程,是一个连续的过程。护士长在组织活动开始之前,要考虑将来活动中可能出现的矛盾与问题,应当采取预防和调节措施,不要等到出现了矛盾或问题以后再去调节。还要注意在组织活动的过程中,矛盾和问题总是难以避免的。所以,协调也不是一劳永逸的,需要在整个活动过程中连续不断地进行协调。

(五)注意原则性与灵活性相结合

协调工作应该以国家的政策法规、组织目标和计划为依据坚持原则。但在不违背原则的前提下,对组织或成员在为实现组织目标中作出的各种努力,允许求同存异,体现协调的灵活性。护士长在协调过程中应注意原则性必须与灵活性相结合。只有原则性,没有灵活性,可导致双方僵持不下,难以协调行动;而只讲灵活性,不讲原则性,又可导致偏离国家的政策法规和组织目标计划，影响组织的发展。

（六）正确对待冲突

正确对待冲突是协调工作的一项重要原则。冲突是任何事物发展过程中都存在的一种矛盾的表现形式，是不可避免的。冲突有建设性和破坏性之分。领导者应允许组织内冲突的存在，正确对待冲突，并区分两种不同性质的冲突，采取正确的方法处理冲突。

二、人际关系

人际关系是人与人之间在心理上的吸引与排斥关系，反映人与人之间在心理上的远近亲疏距离。护士长在协调内外人际关系中承担着重要的责任。良好的人际关系具有积极的作用，护士长应主动引导群体朝着积极的人际关系方向发展。建立良好人际关系的具体方法有以下几种。

（一）加强自身素质修养

护士长自身良好的思想品德与道德作风，对组织内人际关系起着重要的作用。护士长应当不断学习，拓宽自己的知识面与兴趣面，增加自己与各级护理人员的相似性与吸引力；培养自己在仪表、谈吐和威信方面的吸引力；主动接近群众，平易近人，善于与各类人员交往。

（二）创造一个良好的环境

护士长应利用权力性和非权力性影响力创造一个适合群体成员交往的良好气氛和环境。通过组织各种活动，促进交往，活跃群体气氛，不但能促进群体成员相互理解，还能鼓舞群体成员士气，使大家齐心协力，相互协作，为共同实现组织目标而努力奋斗。

（三）进行有针对性的思想教育工作

护士长要充分了解组织内各成员的气质和性格特征，针对成员的具体情况有针对性地进行思想教育工作，使每个成员思想觉悟得到提高，成员间感情融洽，有利于建立良好的人际关系。

（四）建立健全的组织管理制度和管理措施

由于医院护理工作复杂，牵涉面广，时间性强，稍有疏忽就有可能出现差错和事故，影响病人利益和医院的声誉。因此，要建立健全的组织管理制度，落实管理措施，对违反管理制度和不符合道德规范的行为应按制度和管理措施严肃处理，避免无章可循、管理不严等一些负面的影响。

（五）建立合理的组织结构，明确组织关系

在组织内由于机构或岗位设置不合理，组织关系不明确，导致相互推托，就会影响人际关系。护士长要注意合理设置护理组织机构，明确各层次人员的岗位职责，充分发挥各级人员优点和长处，可以形成良好的人际关系。

（六）积极鼓励组织成员参与管理

组织成员通过参与管理，可以增强对工作和环境的认识，了解管理状况，满足成员的心理需要，减少不满情绪，以便改善护理管理者和被管理者之间的关系。

（七）应用人本原理和激励理论，满足成员需要

护士长在与下属交往的过程中，应充分了解下属的需要，对下属在物质、精神、生活、学习等方面的需要给予关注，并通过各种方式满足下属的不同需要，应用人本原理和激励机制调动下属的工作积极性。所以，管理者在与下属交往中，若能根据下属的情况，满足其需要，群体成员就能在交往中得到互补，就会有利于建立和谐的人际关系。

总之，护士长在群体人际关系的建立与协调过程中占主导地位，应经常不断地吸取教训，总结经验，善于沟通，协调处理好各方面的人际关系，建立良好的医护、护患关系及与兄弟科室、辅助科室、后勤供应、器械维修等系统的关系，使各方面均处于良性运转状态，这样才能提高效率，取得事半功倍的效果。

第三篇

现代护士长工作管理指导流程

第十章　医院护理流程管理概述

流程管理（process management），就是从组织战略出发、从满足服务对象需求出发、从业务出发，进行流程规划与建设，建立流程组织机构，明确流程管理责任，监控与评审流程运行绩效，适时进行流程变革。流程管理的目的在于使流程能够适应行业运行环境，能够体现先进实用的管理思想，能够借鉴先进的做法，能够有效融入组织战略要素，能够引入跨部门的协调机制，使组织降低成本、缩减时间、提高质量、方便服务对象，提升综合竞争力。

第一节　流程管理的概念与类别

一、流程管理的概念

（一）流程

流程是指一个或一系列连续有规律的行动，这些行动以确定的方式发生或执行，导致特定结果的实现；而国际标准化组织在 ISO 9001：2000 质量管理体系标准中给出的定义是："流程是一组将输入转化为输出的相互关联或相互作用的活动"。

流程不是解决为什么而做、为什么这样做而不那样做的问题，而是解决怎么做的问题，即更多的是从执行的角度把个人或组织确定的目标去执行到位，而不考虑或者改变组织的决策，在决策确立之后，流程要解决的就是怎么更好地实现决策的目标，而不是改变决策的目标。

（二）流程六要素

资源、过程、过程中的相互作用（即结构）、结果、对象和价值。把一些基本要素串联起来：流程的输入资源、流程中的若干活动、流程中的相互作用（例如串行还是并行；哪个活动先做，哪个活动后做，即流程的结构）、输出结果、服务对象、最终流程创造的价值，称其为"流程六要素"。不论用什么样的语言来表达，一个完整的流程基本包括这几个要素。

（三）流程管理

是一种以规范化的构造端到端的卓越业务流程为中心，以持续提高组织业务绩效为目的的系统化方法；是一种以服务对象为导向，通过跨职能协作，不断提高组织或部门所有流程增值能力的系统化管理方法与技术。流程管理的核心是流程，流程管理的本质就是构造卓越的业务流程。它应该是一个操作性的定位描述，指的是流程分析、流程定义与重定义、资源分配、时间安排、流程质量与效率测评、流程优化等。因为流程管理是为服务对象需求而设计的，因而这种流程会随着内外环境的变化而需要被优化。

二、流程管理的类别

流程管理可以包含以下三个层面：规范流程、优化流程、再造流程。目前，有关于业务流程优化、再造的理论和技术一直在不断发展中，其中业务流程管理是当前最为先进的业务流程管理技术。业务流程可划分为核心流程和辅助流程，它具有目标性、整体性、层次性、逻辑性、动态性五大特点。在医院管理流程中护理流程即属医疗服务流程的范畴，也是核心流程。但是，由于护理学科的独立性，护理工作可形成独立的流程体系，可分为管理流程、服务流程、操作流程、保障流程。

第二节 流程的主要特点及作用

一、流程的主要特点

分析流程的六要素，可以发现流程具有以下特点。

（一）目标性

有明确的输出（目标或任务）。这个目标可以是一次即可达到对服务对象满意的服务，也可以是严格按照法规和行业要求的行为等。

（二）内在性

包含于任何事物或行为中。所有事物与行为，都可以用这样的句式来描述，"输入的是什么资源，输出了什么结果，中间的一系列活动是怎样的，流程为谁创造了怎样的价值"。

（三）整体性

至少有两个活动组成。流程，顾名思义，有一个"流转"的意思隐含在里面。至少有两个活动，才能建立结构或者关系，才能进行流转。

（四）动态性

从一个活动到另一个活动。流程不是一个静态的概念，它按照一定的时序关系徐徐展开。

（五）层次性

组成流程的活动本身也可以是一个流程。流程是一个嵌套的概念，流程中的若干活动也可以看作是"子流程"，可以继续分解若干活动流程。

（六）结构性

流程的结构可以有多种表现形式，如串联、并联、反馈等。这些表现形式的不同，往往给流程的输出效果带来很大的影响。

二、流程管理在护理工作中的作用

（一）实施流程管理，可加强护理风险管理意识和对风险的识别能力

众所周知，医疗风险是影响医疗护理质量的重要组成部分。引入流程管理，通过流程再造，不仅能强化管理层对护理风险的管理意识，而且会使各项护理工作流程得到进一步完善，使护士风险防范的意识和能力得到明显提高，增强其责任心，使其对原来恐惧出错到事先积极寻找各环节中的不安全因素，最大限度地降低护理风险的发生率。

代小舟等运用 SixSigma 管理的理念和方法提出了对职业陪护实行"四统一"管理的模式，即统一管理、统一培训、统一着装、统一收费价格，使职业陪护工作逐步规范化、正规化。许晨耘和符林秋应用流程再造理论（BPR 理论）对手术室服务流程进行重新整合，将各项规章制度、管理理念、服务要求、工作程序分解细化，按时间先后顺序制作为流程图，并转化为规范性的交流语言和表达方式。重组后病人的满意率由原来的95.58% 提高到 98.82%，医师满意率由原来的95.20% 提高到 97.70%。姜华等对消毒供应中心的回收、清洗、包装、灭菌、发放流程进行重组，各工作区均制定了合理、标准、规范的工作流程。质控护士按工作流程图每日对本区各项工作进行检查、管理，发现问题随时处理。各项工作均有人落实，且员工在工作过程中，条理清晰，提高了效率，降低了成本。陈萍和王月萍通过学习实践，改变以往护士的机械性操作观念，明确各班职责，完善并加强护理流程，确保门诊病人输液安全，减少护理差错事故和纠纷的发生；既满足了病人对输液安全的需求，又提高了对护士们的信任度。某医院对住院病人实施预防跌倒管理流程，包括全面评估、高危跌倒标识醒目、对高危跌倒病人采取有效预防措施、加强对病人及家属的健康教育、制订住院病人应急预案等措施，实施预防跌倒管理流程后住院病人跌倒率由 3.80‰ 下降至 0.15‰，病人满意率由 90.80% 上升至 98.10%，降低了护理风险，提高了后勤保障能力。

（二）实施流程管理，可避免工作遗漏，提高病人的满意度

目前，护理人员基本是根据各岗位职责去完成各项工作，各班职责较笼统，缺乏系统的程序，责任不够明确；各项岗位之间也缺乏完善的纵横联系，工作中常出现遗漏，易使病人产生不满情绪，使护士工作处于被动局面。实施护理流程，各项工作将按流程图进行，分工明确，各环节之间相互联系、相互作用又相互独立，责任到人，因此病人可得到安全、高效、满意的护理服务。

（三）实施流程管理，可提高护理工作效率，促进护理质量持续改进

护理流程设计之前要经过深思熟虑，实施过程中要对其进行持续改进，实施后对其效果要及时进行综合评价。一个设计合理、标识清楚、环环相扣的工作流程，将使护理工作条理化、环节质量精细化，既能提高工作效率，又能实现护理质量持续改进。

杨铁梅等通过优化晨间护理流程，从用物及要求→问候观察→宣教指导→检查"三短六洁"情

况→整顿病房，确保了晨间护理的质量，体现了护士的主动服务意识。陈亚文等优化了重症监护病房的接诊流程，通过高年资与低年资护士相互分工配合，避免2个人同时准备同一项操作或操作位置不够合理，能减少高年资护士大包大揽的现象，也能减少低年资护士畏首畏尾的现象，接诊时间比使用原有接诊流程的平均接诊时间节省了21.7%，接诊人员比原来减少16.1%。艾红珍规范了颈髓损伤病人转运流程，流程中明确规定各班职责及工作程序、标准。如转运前责任护士必须整体评估病人病情及充分准备物品。病人评估主要分四个方面：呼吸系统情况、循环系统情况、病人全身导管情况、输液情况。转运前呼吸系统准备标准包括：呼吸道通畅、$SaO_2 > 90\%$、呼吸节律平稳、呼吸道内无分泌物或较少。责任护士在转运前必须采取一切护理措施达到此要求。为此护士在携带物品方面进行了改良，由氧气枕改为便携式氧气筒。所以未发生转运后病人 SaO_2 下降、呼吸困难现象，减少了意外事件发生，真正提高了护理质量。

（四）实施流程管理，可促使临床教学工作规范化

随着教育改革层层深入，临床护生的带教要求也进一步提高。它不仅要求临床带教老师要引导护生从心理、形象、态度、责任心等方面尽快地适应由学生到护士的角色转变，而且要注重通

过实施高效护理流程教学使护生在临床实践中迅速掌握基本操作方法与技能，使其工作思路更清晰，技术操作更规范，从而提高临床带教质量，满足临床对技术型、实用型、知识型护理人才的需求，提高医院护理教学水平。全面实施护理流程管理，能使日常工作常规化，繁琐的工作条理化、程序化、简洁化，能增强护理人员工作过程的严谨性和慎独性，从而使各项工作形成一个惯性运转的有序流程。同时针对病人需求变化，对管理、服务、质量、技术、教学等各环节流程进行持续改进，可避免工作中的随意性及盲目性，规范护士的工作行为。

因此只有建立安全、有序、高效的护理流程管理机制，环节质量才能得以保证，医院整体护理水平才能得到稳步提升，才能适应并促进医院全面协调的发展。

（五）实施流程管理，可提升护理队伍的整体素质

广西壮族自治区人民医院为了提高护理科研水平，健全了"五级管理"（决策层→督导层→管理层→实施层→攻关层）的科研管理体系，制定并简化申请流程，缩短审批时间，设立了护理科学基金，出台了护理科研立项奖、护理科研课题完成奖等激励措施，同时由护理部请有科研经验的专家对护理人员进行专业的指导，增强了护理人员的科研能力，形成良好的科研氛围，使得护

理科研工作成绩有显著提高。该院将流程应用于高等护理专业护生实习护理管理的带教工作中，通过确立实习目标，完成 2 周的护理管理实习。带教流程制定为了解护士长日常工作→跟随护士长日常工作→了解排班原则→进入护理质量管理教学阶段→跟随参与质量监控→完成一次管理教学任务，使广大护理管理者和护理人员都不同程度地具备管理学知识，使护理管理从单纯的经验管理走向科学管理的道路，在管理中遵循规律，发挥人力、物力等资源的最大优势。上海市第一人民医院构建培养护理管理人才的预测、规划、投资、实施、评估、改进的科学决策体系，使护理管理人才的培训、使用、研究和开发等成为系列的组织活动，从而建立一支与医院的战略发展规划相适应的高质量的护理管理干部队伍，使医院得到可持续发展。在对持续护理质量改进的深刻理解的基础上，可通过定期召开护理质量讨论会和科室安全形势分析会、月质量分析会，针对现存或潜在护理问题进行分析、讨论，制定措施，以消除隐患防止差错事故发生。运用医院信息系统对医院护理流程进行优化与改造，如护士长排班系统、电子政务系统、重症监护网电子病历系统、护理网页等，使护理工作更加方便快捷，遵循 PDCA 原理，推行五常法、品质圈活动，实施零缺陷管理，使护理质量管理始终处于一个良性的循环活动中。

第三节　流程管理的评价与思考

一、流程管理的评价指标

（一）质量指标

包括医疗服务流程本身的质量和医疗服务流程所提供的服务质量两个方面。而评价流程管理质量的指标主要是指流程运行中服务的品质。

（二）效率指标

是医院业务流程评价的重要指标，直接表现为时间指标。对于医疗服务流程的效率指标可分为两个方面：一是服务流程运行时间，二是服务流程中等待处理的任务队列长度。

（三）满意度指标

医疗服务流程的顾客包括医院内部的员工和来医院就诊的病人。因而，满意度的测评通常采用以下三个指标来进行评价：一是病人对服务流程改造的综合满意度；二是员工对服务流程改造的综合满意度；三是服务流程管理措施前后病人投诉率的变化。

（四）成本指标

对于具备良好的作业成本管理基础的医院来说，可以从流程成本、作业成本和资源成本来综合分析业务过程的运行成本。

二、流程管理在护理工作中运行的思考

（一）医院高层管理人员的支持与参与、管理层对流程管理理念的认识和支持是流程管理实施成败的关键

为此，流程相关部门的负责人和流程执行者都应该参与到流程管理之中，有利于贯彻流程改进和优化的思想，对于医院规范化管理、标准化管理、科学化管理具有很大推动作用。

（二）流程改革的成与败都取决于医院组织内部

因此，流程管理活动实施前需要加强流程管理理论的宣传和学习，加深护理人员对流程的理解，并加强对护士的培训与考核，严格落实制定好的护理流程，避免流程流于形式，将"以病人为中心"落到实处。

（三）持续性改进是流程管理的灵魂

医学教育网搜集整理流程管理是为客户（病人）需求而设计的，因而这种流程会随着内外环境的变化而被优化，更强调流程管理是一种系统化的、持续的、不断提升的过程。因此，必须在医院内创造一种改革文化氛围，使流程改革活动能够持续进行下去。

第十一章 医院相关护理管理指导程序

　　程序文件是流程文件的一种，是把进行某项活动所规定的途径形成书面文件。质量管理体系中的程序文件是对护理质量管理体系要求及其展开的活动制定出具体的内容、方法和顺序，使每一过程、每项活动都得到恰当而连续的控制。

第一节　程序文件的特点与要求

一、程序文件的特点

　　程序文件有如下特点。

　　1. 程序文件应涉及质量管理体系过程和活动的要求，一般不涉及纯技术性的细节。

　　2. 程序文件可以是一项质量管理体系的要求或几项质量管理体系要求所构成的质量活动，或者是一个质量管理体系要求中的一部分活动，是一逻辑上独立的文件。

　　3. 程序文件是按照 ISO 9000 质量管理体系标准要求予以规范，要符合标准涉及的内容。

二、程序文件和工作流程文件的区别

程序文件和工作指导流程文件是有区别的。程序文件一般用于管理层和各部门、科室，而工作指导流程文件是具体操作者使用的文件。程序文件主要是对一项活动的职责、工作范围、工作步骤作了规定，对具体工作细节通常都没有进行规定。工作指导流程文件是针对某一具体工作作的详细规定，并提出了允许做和不允许做等注意事项。一般情况下程序文件涉及部门，而工作指导流程文件只针对其具体的工作或作业，只针对某一具体岗位而制定。它是在操作应用中较广泛的文件。工作指导流程文件的编写既要总结、吸取以往工作的经验和教训，又要采纳先进的技术和方法，它是对怎样工作或作业的科学描述。工作人员在工作过程中，如果确实按照工作指导流程文件的要求去操作，就可以避免出现差错。工作指导流程文件对工作细节的正确描述，保证了临床工作各个环节准确无误地进行，可以使工作处于受控状态。由于工作指导流程文件是质量管理体系文件的基础性文件，是程序文件的支持性文件，是以标准为依据、以工作受控为目的基础性文件，因此，建立相应的规则和作业指导书，有利于工作的标准化和科学化。

三、程序文件的实施要求

程序文件在实施过程中，由规定的责任人审核批准，发至与本程序有关的部门和科室；各项工作都必须按程序文件的规定执行并留下证据(记录)。

第二节 门诊诊疗护理过程控制程序

一、目的

对门诊各工作室及门诊部所属部门的医疗护理过程进行控制,确保为门诊就医者提供优质服务。

二、范围

适用于门诊部所属各辅助诊疗室、其他科室设在门诊的检查室和操作室。

三、职责

门诊各岗位护理人员的职责如下。

1. 门诊部主任负责门诊部诊疗过程、组织协调和质量控制,确保本程序有效运行。

2. 门诊部护士长在主任领导下负责护理管理工作。

3. 门诊部各级护理人员在护士长的领导下,按照分工负责挂号、分诊、导医、注射、抽血、输液、换药、治疗等工作。

4. 门诊各检查、操作室负责人根据各专科操作规程进行工作。

四、工作程序

(一)分诊、挂号

挂号室人员为门诊就医者分诊、挂号,执行

《门诊挂号工作流程》。

（二）导医工作

导医台人员对门诊就医者实行门诊全程的咨询和支持服务，执行《门诊导医工作流程》。

（三）诊疗区护理工作

门诊各科诊疗区护士管理门诊秩序，指导病人就医，配合医师诊疗，执行《门诊诊疗区护理服务工作流程》。接诊传染病（含疑似传染病）病人，执行《传染病门诊诊疗护理工作流程》。门诊工作的医护人员，随机开展健康教育，执行《门诊健康教育指导流程》。

（四）门诊专科工作室工作

1. 抽血室负责血液检验标本的采集，执行《门诊抽血室工作流程》。

2. 治疗室负责各种注射、输液和配合内科操作，执行《门诊治疗室工作流程》。

3. 换药室负责门诊病人的换药工作，执行《门诊换药室工作流程》。

4. 门诊手术室负责门诊病人手术的保障工作，配合医师手术，执行《门诊手术室工作流程》。

5. 高压氧室负责高压氧治疗，执行《高压氧舱操作工作流程》。

五、门诊管理

门诊管理的内容如下。

1. 门诊部主任、护士长及质量控制小组，对门诊的诊疗护理过程实施全面质量控制，执行《门诊质量控制工作流程》。

2. 参与门诊工作的所有医护人员，由门诊部护士长组织实施考勤登记，检查着装和履行职责情况。

3. 节假日的门诊工作，执行《门诊节假日管理规定》。

4. 门诊部护士长监督挂号室按时完成门诊日报（网上录入）。

5. 在门诊部主任领导下填写科室月报，对门诊医疗护理服务的问题进行分析，按时上报医务部和护理部。

6. 门诊质量反馈方式包括导医台接待、医院领导门诊接待和门诊病人满意度调查等，汇总反馈意见，不断改进门诊工作。

门诊诊疗过程流程图如图 11 - 1 所示。

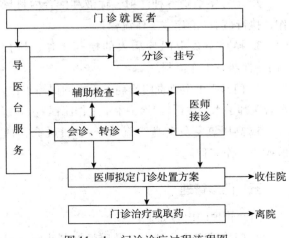

图 11 - 1　门诊诊疗过程流程图

六、相关／支持性文件的建立

支持性文件是贯彻落实工作程序的基础，要根据工作需要将国家法律法规和卫生行业规定，结合临床护理工作要求进行制定，必须责任到岗、到人、到时间。门诊护理工作涉及的制度与流程包括：传染病登记报告制度、门诊医护人员健康教育工作流程、门诊质量控制工作流程、门诊节假日管理规定、门诊诊疗护理工作流程、高压氧舱操作流程、门诊导医工作流程、门诊挂号室工作流程、门诊诊疗区护理服务工作流程、传染病门诊诊疗护理工作流程、门诊抽血室工作流程、门诊治疗室工作流程、门诊换药室工作流程、门诊手术室工作流程等。

第三节 急诊诊疗护理过程控制程序

一、目的

为病人提供及时、准确、有效、方便的急诊救治和护理服务。

二、范围

适用于院前急救和院内急诊工作。

三、职责

1. 急诊科护士长在科主任的领导下，负责急诊科护理工作。

2. 急诊科护士在护士长领导、医师指导下，按照分工完成护理工作。

四、工作程序

(一)院前急救工作程序

1. 急诊科 120 值班员(急诊科值班护士)接到呼救或急诊信息，询问和登记《120 急救登记本》各项，呼叫救护车，通知出诊医护人员，准备携行物品。遇重大急救事件及时报告医务部和护理部值班员。

2. 救护车到达集合地后立即出诊。到达病人所在地立即展开诊疗工作，必要时请求医院支援。

3. 对病人实施紧急处置后，根据病人情况安排原地后续治疗或接到医院，具体执行《院前急救工作流程》。

4. 急诊科出诊后，急诊科值班护士通知相关临床科室派医师顶替急诊科医师值班，必要时由医务部值班室协调；若急诊科遇有抢救病人时，由替班科室医师出诊，替班医师由相关科室的住院总医师轮流担任。相关科室接到急诊科出诊或替班电话后，必须立即在 5 分钟内出诊或替班，不得以任何理由推诿，不准派进修、实习、合同制人员单独出诊或顶替急诊医师出诊。

（二）院内急诊工作程序

急诊诊疗过程如图 11-2 所示。

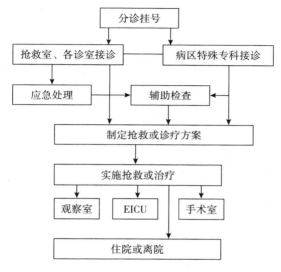

图 11-2 急诊诊疗过程流程图

1. 急诊科护士为急诊病人分诊挂号，并通知医师(含专科医师)接诊。遇急诊科医师出诊，按规定由病区医师替补；对疑似传染病病人指引到隔离室就诊；对危重病人应立即通知医师做紧急处理，然后补办挂号手续。具体执行《分诊和导医工作流程》和《护士接诊工作流程》。

2. 护士负责安置或护送危重病人到诊疗现场(含专科病区)，医师进行检诊和紧急处理，并记录。护士配合医师检诊和执行医嘱。

（1）急诊内科、外科就诊

①接诊医师对病人全面检诊后，根据病情开具相应的检查单、医嘱和处方，记录检查结果及处理意见，护士执行相应的医嘱，具体执行《院内急诊诊疗工作流程》《急诊科医嘱处理工作流程》。

②遇有疑难急症，医师根据需要请求上级医师协助或专家会诊。

③急诊病人较多时，接诊医师可请专科医师协助处理（由医务部值班员协调）。

（2）抢救室就诊

①需要抢救的危重病人，由挂号护士送入抢救室，接诊护士测量生命体征，并将接诊时间记录在门诊病历上。

②抢救工作由急诊科主任、副主任或在场本科最高职务的医师负责。

③有成批病人、严重复合伤等情况时，立即通知医务部和护理部值班员，由机关统一协调有关科室共同抢救，具体执行《灾害事故成批急救工作流程》。

④危重病人出科检查必须有医护人员陪同，确保转运安全。年老体弱、行动不便的急诊病人由护士或外勤中心护工陪检，具体执行《运送病人工作指导流程》。

⑤需专科会诊病人，值班护士电话通知相应专科值班医师到场急救，被邀请医师要求5分钟内到达，由值班护士记录邀请时间和到达的时间。

复合伤病人就诊时，由病情最危重的专科医师首先负责诊治，其他科室密切配合。

⑥需急诊手术者，值班护士按医嘱作术前准备，并通知手术室。如需住院，由护士陪送并通知住院处护士办理住院手续。病情危急需立刻手术者，在急诊手术室进行。

⑦接诊与各种事故、治安案件有关的急诊病人，或接诊特殊身份的急诊病人应通知医务部值班员。

⑧抢救完毕后，医师填写《急诊抢救记录单》，必要时写《急诊抢救病历》，护士记录抢救护理记录。

（3）隔离室就诊　疑似传染病的急诊病人，在隔离室接诊，根据病情在隔离室治疗或收入感染科。按照《传染病报告制度》，填写《传染病报告卡》于当日内报感染控制科。

3. 医师根据经诊疗、抢救后的病人情况，决定病人离院或留院（观察室、EICU、住院）。护理人员要做好相应准备。

（三）急诊病人管理

1. 急诊重症监护病人管理　医师根据急诊病人病情，决定收入急诊重症监护室治疗，并在抢救记录上记录开始时间，急诊重症监护室的护理工作由专职护士负责，具体执行《急诊监护室工作流程》。

2. 急诊留观病人管理　需要观察的病人，由医师决定收入急诊病区观察，具体执行《急诊留观病人管理工作指导流程》。

3. 急诊外科处置及手术病人管理　需要进行急诊外科处置或在急诊手术室进行手术的急诊病人，由外科医师实施。急诊科输液室护士按照医嘱做好术前准备，每项处置完成后由医师整理、清点器械及物品，具体执行《急诊外科处置管理工作流程》和《急诊外科手术管理工作流程》。

4. 急诊治疗病人管理　需要输液、注射、抽血、皮肤敏感试验的病人，由医师下达医嘱，护士完成治疗工作，具体执行《急诊科输液室工作流程》。

（四）护理质量控制

1. 实行护士长（或高级技术职务人员）、主管护师、护士逐级负责制。

2. 建立科室护理质量控制小组（由护士长指定一名护理骨干负责），每周检查一次护理文书的书写质量，研究护理质量管理工作，并在《质量控制小组检查记录本》上做好记录。

3. 对于疑难及危重病人，应及时进行病例讨论或会诊。

五、相关/支持性文件的建立

支持性文件是贯彻落实工作程序的基础，要根据工作需要将国家法律法规和卫生行业规定，结合临床护理工作要求进行制定，必须责任到岗、到人、到时间。急诊护理工作涉及的制度与流程包括：院前急救工作指导流程、分诊和导医工作指导流程、护士接诊工作指导流程、急诊科医嘱处理工作指导流程、急诊科监护室工作指导流程、灾害事故成批急救工作指导流程、运送病人工作指导流程、急诊科输液室工作指导流程、急诊外科处置室工作指导流程、急诊外科手术室管理工作指导流程、传染病报告制度、急诊外科就诊常规、急诊内科就诊常规等。

第四节 住院护理过程控制程序

一、目的

对住院病人护理服务过程进行控制，确保病人得到及时、安全、周到、有效的护理服务，促进康复。

二、范围

适用于住院部各护理单元的护理服务过程。

三、职责

1. 护理部负责全院护理工作计划和质量监测控制方案的制定、实施、检查和总结，组织实施全院护理工作、护理教学、护理科研和护理管理。总护士长在护理部主任领导下对分管科室的护理工作进行指导和协调，监督护理质量体系的运行，协助护理部完成护理质量控制工作。

2. 病区护士长在科主任的领导下，按照护理部的总体工作规划制定本科室工作计划，负责并确保本科室正确有效地运行该程序。

3. 病区护士在本病区护士长的领导下负责质量体系运行过程中的具体护理工作。

四、工作程序

（一）住院处护理服务

1. 护士依据《住院通知书》和身份证、医保卡等证件录入病案首页（病人一般信息部分），通知病区准备接诊，指导病人预交住院费用和更衣，引导或护送病人到病区，向病区护士移交，具体执行《住院处护理服务工作指导流程》。

2. 如需紧急手术、传染病病人等特殊情况，由门（急）诊护士将病人直接送至治疗科室，病人陪同人员到住院处办理住院手续或住院处护士到病区办理住院手续。

（二）病区护理工作

护士长组织全体护士实施护理计划，指导和检查各岗位护理工作，具体执行《病区管理工作指导流程》。

1. 环境管理和专用场地管理

（1）按"三甲"标准管理病区环境，具体执行《病区管理工作指导流程》。

（2）按时对病区空气和护理用品进行消毒，无菌物品、清洁物品、污染物品的标识要清楚，分别放置，具体执行《病区消毒灭菌管理工作指导流程》。

（3）按照《医院网络管理规定》管理护士工作站，其操作方法执行《护士工作站工作指导流程》。

（4）专人管理急救室，具体执行《急救室管理工作指导流程》，做到急救物品和器材"五定一保持"。

（5）专人管理治疗室，具体执行《治疗室管理工作指导流程》。

（6）专人管理换药室，具体执行《换药室管理工作指导流程》。

2. 新入院病人的接诊护理

（1）主班护士为病人入住做好各项准备工作，热情接待病人，具体执行《住院病区护士接诊工作指导流程》。

（2）接诊护士在病人入科15分钟内通知医师和责任护士。责任护士及时做好入院评估和护理计划。

（3）妥善保管病人提供的资料和携带的物品，具体执行《病人财产管理工作指导流程》。

3. 病区每日护理工作

（1）病区护士恪尽职守，认真观察病情，做好护理服务，完成各项护理技术操作，具体执行《护理岗位职责》《分级护理制度》《护理工作制度》

和《医疗护理技术操作常规》以及相关的作业指导书。

（2）责任护士对分管的病人实施整体护理，并安排辅助护士和当班护士的工作重点，具体执行《整体护理工作作业指导书》。

（3）为病人提供生活护理服务，具体执行《晨晚间护理作业指导书》《床上擦浴作业指导书》和《洗头和梳理作业指导书》。

（4）按时记录《治疗卡》《输液治疗卡》和《基础护理卡》以及其他护理记录单，具体执行《护理文书书写作业指导书》。

（5）处理医嘱、检查单、化验单。一是医师开列的医嘱传至护士工作站后，办公室护士执行《护士处理医嘱工作指导流程》；二是办公室护士与治疗室护士查对医嘱单、治疗单，具体执行《护理查对工作指导流程》；三是办公室护士与责任护士（或主班护士）查对护理级别、检查单、化验单等，并进行标识，具体执行《标识控制程序》；四是治疗护士按医嘱取药、配药、给药，具体执行《药物领取保管工作指导流程》和《护理查对工作指导流程》；五是按时采集各种标本，具体执行《住院病人标本采集作业指导书》，各班次、各岗位护士认真交接班，保证连续护理，具体执行《护理交接班工作指导流程》。

4. 危重病人护理　对危重病人仔细观察、全面护理，具体执行《抢救护理配合工作指导流程》。危重病人外出检查应由医护陪同，病区医护人员与外勤中心人员协同，保证安全，具体执行《外勤中心护送病人工作指导流程》。

5. 病人转科与转床　病人转科由病区护士护送，同时携带病案资料和病人物品，与转入科护士进行交接并记录。病人在科内转床由主班护士按照医嘱执行，具体执行《病人转送工作指导流程》。

6. 围手术期病人的护理　具体执行《围手术期病人护理工作指导流程》。

7. 病人出院护理　责任护士负责出院护理指导，具体执行《出院护理指导工作流程》。

8. 病人死亡护理　病人死亡，护士执行《尸体料理作业指导书》和《终末处置作业指导书》。

9. 特殊护理过程

（1）血液净化中心护士负责血液透析的准备和监护，具体执行《血液透析护理作业指导书》。

（2）ICU 护士负责 ICU 病人监护，具体执行《ICU 监护工作指导流程》。

（3）CCU 护士负责 CCU 病人监护，具体执行《CCU 监护工作指导流程》。

（4）ICCU 护士负责 ICCU 病人监护，具体执行《ICCU 监护工作指导流程》。

（5）各科术后恢复室护士负责本专科中等以上手术后病人的监护，具体执行《术后恢复室监护工作指导流程》。

（6）产房、婴儿室护理工作，具体执行《产房产程观察工作指导流程》和《产房工作指导流程》。

（7）手术过程护理工作，具体执行《手术过程控制程序》。

五、护理质量监控

（一）护理管理体系监控

依据本年度《综合目标管理责任制护理考评细则》和《护理岗位目标责任制实施方案》进行护理质量考评。采用病区护士长、科护士长和护理部三级监控评价方式。要建立并执行《护士长工作指导流程》《科护士长质量管理工作指导流程》和《护理部工作控制程序》。

（二）质量控制科监控

质量控制科对各科出院病案和死亡病案中的护理文书进行质量监控，每月汇总报护理部，并向科室反馈，具体执行《出院病案质量检查工作指导流程》。

（三）感染控制科监控

感染控制科对各科的空气、物品表面、无菌护理技术操作、一次性物品进行监控，具体执行《感染控制科工作控制程序》。

（四）其他部门监控

医院其他部门发现护理缺陷和问题，向护理部通报，护理部调查分析后反馈到责任科室，具体建立执行《护理部对科室质量监控工作指导流程》。

（五）护理质量指标监控

等级医院护理质量管理的指标如下。

1. 特护一级护理合格率：85%～95%。

2. 住院评估符合率：≥90%。

3. 护理诊断符合率：≥90%。

4. 护理措施落实率：≥95%。

5. 健康教育知晓率：≥80%。

6. 健康教育覆盖率：≥95%。

7. 护理技术操作合格率：≥90%～95%。

8. 基础护理合格率：85%～90%。

9. 病区管理合格率：≥95%。

10. 常规物品消毒合格率：≥95%。

11. 常规物品灭菌合格率达到100%。

12. 病人对护理工作满意率：≥90%。

13. 急救药品器材完好率达到100%。

14. 护理文件书写合格率：≥90%～95%。

六、相关/支持性文件的建立

支持性文件是贯彻落实工作程序的基础，要根据工作需要将国家法律法规和卫生行业规定，结合临床护理工作要求进行制定，必须责任到岗、到人、到时间。住院护理过程涉及的制度与流程包括：医疗护理技术操作常规、护理部工作控制程序、感染控制工作控制程序、出院病案质量检查工作指导流程、护理岗位目标责任制实施方案、综合目标责任制护理考评细则、分级护理制度、护理岗位职责、标识控制程序、抢救护理配合工作指导流程、治疗室管理工作指导流程、换药室管理工作指导流程、急救室管理工作指导流程、终末处置工作指导流程、住院病区护士接诊工作指导流程、护士处理医嘱工作指导流程、护理查对工作指导流程、护士长工作指导流程、整体护理工作指导流程、病区消毒灭菌管理工作指导流程、病区环境管理工作指导流程、晨晚间护理工作指导流程、药物领取保管工作指导流程、洗头和梳理工作指导流程、护理文书书写工作指导流程、护理交接班工作指导流程、住院病人标本采集工作指导流程、病人财产保管工作指导流程、病人转运工作指导流程、外勤中心护送病人工作指导流程、护士工作站工作指导流程、围手术期病人护理工作指导流程、出院护理指导工作流程、尸体料理工作指导流程、产房产程观察工作指导流程、血液透析护理工作指导流程、ICU 监护工作指导流程、CCU 监护工作指导流程、ICCU监护工作指导流程、术后恢复室监护工作指导流程、产房工作指导流程、手术过程控制程序、护理部对科室质量监控工作指导流程等。

第五节 手术过程护理控制程序

一、目的

对医院各种手术过程的护理质量进行控制与

管理，确保手术成功和病人安全。

二、范围

适用于医院各科手术过程的护理控制。

三、职责

手术室护士长在科主任领导下负责手术过程护理的管理。

四、工作程序

(一)手术前准备过程

1. 确认病人具备手术指征和承受手术的条件，组织术前讨论，制定手术方案、手术人员、手术日期，确定各项准备工作。小手术术前讨论，必须有主治医师参加；中等以上手术术前讨论由科主任或副主任主持，讨论情况由经治医师记入病程记录。急诊手术可不经术前讨论，但手术应由高级技术职务以上医师决定。护理人员要根据要求参加讨论。

2. 手术报告审批

(1)下列手术需要审批：首次开展的重要新业务、新技术或自行创新改良的手术，实施重要脏器切除或移植、截肢等重大手术，部队团以上休干及师以上在职干部实施手术。

(2)医师填写《特殊手术审批报告表》，科主任签字，提前三日送医务部值班室，当日转交主管业务副院长审批签字后，由医务部值班室转送有关科室。

（3）医师向病人说明手术和手术后的有关事项，签署《手术同意书》，书写术前小结，检查各项准备工作。

（4）医师开列《手术通知单》和术前医嘱，必要时申请输血。输血科做交叉配血试验，备血，同时签署《输血治疗同意书》。

（5）护士执行术前医嘱，指导病人适应术后状态的基本训练，准备手术中使用的各种资料。

（6）麻醉科按病人情况和手术方案进行麻醉准备和护理准备，麻醉医师于手术前到科室看病人，签署《麻醉同意书》。

（7）麻醉科护士或工作人员接病人到手术室，具体执行《手术室接送病人工作指导流程》。

（二）手术过程

1. 手术者按规定的手术方式和手术步骤实施手术，必要时请上级医师或有关专科医师协助手术。

2. 麻醉医师实施麻醉和支持性治疗，书写麻醉记录。

3. 手术期间的护理配合

（1）器械配合工作（洗手护士）：负责术中手术台上无菌状态下的器械、物品、药物等供应工作。具体方法执行《洗手（器械）护士工作指导流程》。

（2）巡回配合工作：负责术中手术台下非无菌状态下的器械、物品、药物等供应工作，具体方法执行《巡回（供应）护士工作指导流程》

（3）其他护理工作：总务工作、周转器械的管理工作、器械敷灭菌料消毒供应工作等，具体方法执行《手术室护理管理工作指导流程》。

（4）术毕，根据麻醉方式和病人状况，送病人到麻醉苏醒室或 ICU 或病房。送到麻醉苏醒室的病人按《麻醉苏醒室工作指导流程》执行；送到 ICU 的病人按《ICU 监护工作工作指导流程》执行；送回病房的病人如在专科术后恢复室按《恢复室工作工作指导流程》执行。

（5）手术组织标本的采集：手术者负责术中组织标本的采集，交巡回护士详细标识病人姓名与科室，放置在标本台上。术后手术者填写《病理检查申请单》，常规标本由病理科于当日下午到科收集。病理科来科收取标本时，值班人员核实后，在《病理科标本收取交接登记本》上签字。特殊急诊标本立即电话通知外勤服务中心传递，并交代注意事项，履行交接手续。

（三）手术后病人管理

1. 术毕，经治医师下达术后医嘱，向护理人员交代护理注意事项，向病人及家属交代手术过程及目前病人状况以及家属需配合的有关事项等。

2. 手术记录应在术后 24 小时内由手术者完成，如由助手代写，手术者须予审修签字。手术后记录在手术记录单后另页书写，至少连记 3 日。

3. 经治医师根据治疗需要放置引流物或引流装置，保持引流通畅；根据创口愈合情况，决定换药的次数和换药的种类，预防术后并发症。

手术工作流程如图 11 - 3 所示。

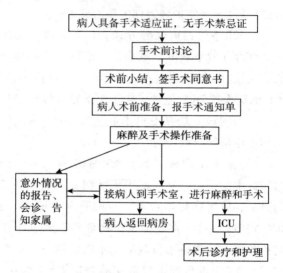

图 11 - 3　手术工作流程图

五、质量考评

1. 专科主任按照专科手术常规和科室管理方案对围手术期全程进行考评。

2. 医务部按照《医院岗位目标责任制实施方案》对手术科室医疗进行环节和终末质控。

3. 护理部按照《护理岗位目标责任制实施方案》对手术科室护理进行环节和终末质控。

4. 麻醉科按照《麻醉科岗位目标责任制实施方案》对本科的麻醉实施、管理和手术室护理进行质量控制。

六、相关/支持性文件的建立

支持性文件是贯彻落实工作程序的基础，要根据工作需要将国家法律法规和卫生行业规定，结合临床护理工作要求进行制定，必须责任到岗、到人、到时间。手术护理过程涉及的制度与流程包括：医疗护理技术操作常规、医院综合目标管理责任制实施方案、麻醉科岗位目标责任制实施方案、手术室护理管理工作指导流程、巡回（供应）护士工作指导流程、手术室接送病人工作指导流程、洗手（器械）护士工作指导流程、麻醉苏醒室工作指导流程、ICU监护工作指导流程、恢复室工作指导流程等。

第十二章 医院通用护理流程指导文件

第一节 通用护理流程文件概述

一、概念

医院通用护理流程指导文件是具体操作者使用的文件，是程序文件的支持性文件。是针对某一具体工作制定出的详细规定，并提出了允许做和不允许做等注意事项。一般情况下程序文件涉及部门，而工作文件只针对其具体的工作或操作流程以及某一具体岗位而制定。工作流程指导文件是在操作应用中较广泛的文件，它规定了具体工作活动的方法和要求，主要内容包括工作标准（岗位职责）、管理标准（各种规章制度）、技术标准（医疗护理技术操作常规等）。

二、编写原则

流程工作文件的编写既要总结、吸取以往工作的经验和教训，又要采纳先进的技术和方法，它是对如何工作或操作的科学具体描述。护理人员在工作过程中，如果确实按照流程工作文件的要求去操作，就可以避免出现差错。流程工作文件对工作细节的正确描述，保证了临床工作各个环节准确无误地进行，可以使工作处于受控状态。由于流程工作文件是质量管理体系文件的基础性文件，是程序文件的支持性文件，是以标准为依据、以工作受控为目的基础性文件，因此，建立相应的规则和工作指导流程，有利于工作的标准化、规范化和科学化。

三、指导意义

临床护理工作流程指导文件主要是针对临床的基础护理、技术操作、专科护理等，是按照法律法规、行业规定、医院工作实际和病人需求制定的，对护士各个岗位、各个环节、各个时段、各项护理内容都进行了具体的规范，可以指导各级护理人员准确及时完成护理工作。病区护士长可根据具体情况制定。

第二节　护理工作质量标准指导文件

护理工作质量标准是护理工作指导文件的一个重要组成部分，也是临床护士长管理的标准依据。为此，管理者必须将科室涉及的所有标准进行梳理，根据科室实际情况，形成具体可行的法规性、操作性流程工作文件，才能保证法律法规、行业规定的贯彻落实。

一、基础护理质量标准

1. 了解分级护理内容及要求。

2. 基础护理不依赖陪床，做到以下几点。

（1）一保持　保持各种导管位置正确通畅，固定美观，多种管道排列有序，标记清楚；按要求时间进行更换，保持病人卧位舒适，并符合治疗、护理的要求。

（2）三短三无四及时　三短：头发、胡须、指（趾）甲短。三无：无压疮、无烫伤、无坠床。四及时：及时巡视、及时观察、及时报告、及时处置。

（3）六洁　①口腔洁：一级护理及昏迷病人口腔护理，2次/日，无臭味，无残渣；②头发洁：头发清洁、整齐，无汗味；③手足洁：定时清洗无污垢，指（趾）甲短；④会阴洁：卧床病人每日以洗必泰纱布（棉球）清洗或擦拭；⑤肛周洁：卧床病人便后清洗肛周，保持清洁无便迹；⑥皮肤洁：卧床病人无血渍、汗迹、污迹、胶布迹、碘酒迹。

3. 床单清洁、整齐、平整、中线正、四角紧、无碎屑、无汗渍、无尿渍、无血渍。

4. 卧位舒适，符合治疗、护理要点。

5. 基础护理质量合格率85%~90%。

二、特护、一级护理质量标准

1. 落实基础护理质量标准要求，做到以下几点。

（1）九知道 护士了解特护及一级护理病人的床号、姓名、诊断、病情、治疗、护理、饮食、护理问题和护理措施。

（2）四有 报病重、病危的病人有完整的护理记录，一级护理以上病人有护理计划，危重、大手术后病人三日内有护士长查房记录，意识障碍病人有安全防范措施。

2. 按病情备好所需的物品及药品。

3. 护士熟练掌握专科护理技术、重症护理技术、急救技术；熟悉急救药品的作用、不良反应、剂量、用法。

4. 特护及一级护理质量合格率85%~90%。

三、急救药品、器材管理质量标准

1. 急救药品、器材（包括专科的）应准备齐全，处于良好备用状态，做到以下几点。

（1）一专 专人负责，定期检查，有检查登记。

（2）二及时 及时检查维修，及时领取补充。

（3）三无 无责任性损坏，无药品过期、失效变质，无器材性能失灵。

（4）四定 定数量、定位置、定卡片、定消毒时间。

2. 氧气装置、吸引器装置功能到位，做到以下几点。

（1）氧气各部分装置功能到位，放置安全。

（2）湿化瓶及贮液瓶在使用期间每周消毒1次，终末消毒并干贮。

（3）各部位装置表面清洁、无积灰。

3. 急救车

（1）急救车内外清洁、整齐、物品齐备，放置有序。

（2）急救药品标签清晰，卡、物数目相符。

（3）无过期物品和药品。

（4）配电盘位置固定，电源线路正常。

（5）车内物品规范，做到以下几点。

①一区　常规急救药品、专科急救药品。

②二区　方盘内：消毒盒、污物缸、止血带、杂用巾；弯盘内：开瓶器、砂轮、胶布、止血钳、三通、针灸针；注射器：10ml、5ml、2ml各一具，输液器、输血器、镊子罐包、留置针、肝素帽。

③三区　方盘：开口器、舌钳、压舌板、叩诊锤、插线板、听诊器、氧气扳手、手电筒、记时表。

④四区　一次性物品：吸氧管、吸痰管、专科用各种管道、引流袋；尸体料理盘：大镊子、棉球。

⑤五区　专科用品。液体：蒸馏水、生理氯化钠溶液；文件：护理记录单。

4. 其他物品

（1）输液架或输液轨道功能好，清洁，无污迹及胶布痕迹。

（2）血压计固定好，袖带保持清洁。

（3）急救床升降、折叠功能好，床边无污迹。

（4）各种管道有备份。

（5）器械柜内物品固定放置有序、用具齐全。

（6）照明灯功能良好。

5. 急救药品护理器材准备合格率100%。

四、病区管理质量标准

（一）着装仪表

1. 护士上班期间衣帽整齐、发不过肩、长裙不过白衣、不赤脚，不戴首饰、不浓妆艳抹。

2. 上班"八不准"：不准干私活；不准会客；不准打电话聊天，手机和呼机关闭；不准看非专业书籍；不准睡觉；不准两人以上同时外出，有急事外出必须请假；不准穿硬底鞋；不准在互联网上做与工作无关的活动。

3. 接待病人热情周到，接电话时语言文明。

（二）环境管理

1. 清洁

（1）病区各室无积灰，无蛛网，玻璃明，灯泡亮，门窗洁，有定期保洁措施，床单每日按要求整理，做到一床一扫，用物按常规消毒。

（2）各操作台及物品架无灰尘。

（3）洗漱室、浴室、厕所、污物间清洁无臭味，无污垢。

（4）更换被服应在病区外，污染被服应装入专用袋内，不准堆积于病区地面。

2. 整齐

（1）各室物品摆放统一，符合规范要求。

（2）病室床、柜一条线，床头桌上可放置暖瓶、水杯，床架上可放脸盆、牙具，床下除放拖鞋一双外，不准放便器及杂物。

3. 三上无物 窗台、暖气、床拦和电视架上不准堆放和悬挂物品。大病区内脸盆、便器放于卫生间物品架上。

4. 安静 做到走路、说话、操作、开关门窗四轻。

（三）药品保管

1. 特殊药品有专用卡片，专人负责，每班交接，定期清点，物、卡相符，专册登记，专柜放置，加锁保管。

2. 常备普通药品有严格的类别区分，标签清晰，定位摆放。

3. 有药品基数，有定期清点制度，做到：无积压、无过期变质。

（四）物品、仪器管理

冰箱清洁，药品摆放整齐、无私人物品，有定期清、整和温度监测制度；其他病区仪器设备要专人管理有登记。

五、护理文书书写质量标准

1. 体温单

（1）每栏各项填写完整、正确、整洁。

（2）页码正确，无漏项。

（3）按常规要求测试体温和脉搏（新入、转入、高热、手术）。

（4）各种标记按样板书写（出院、入院、手术、转科、体重、血压、便出入量）。

（5）危、重病人有血压记录。

2. 医嘱本　执行医嘱及时、准确；执行、查对、签名正规。

3. 医嘱单

（1）每栏各项填写完整，页码正确。

（2）出院、手术格式正确。

（3）过敏试验阳性标识正确。

（4）临时医嘱有执行时间、抢救用药录入准确。

4. 护理记录单　含护理记录单、生命体征观察单、护理计划单、专科护理单等。

（1）护理计划书写及时，措施严密得当，符合病情需要。病危有抢救计划。

（2）每栏项目齐全，卷面整洁，页码正确。

（3）蓝黑钢笔填写，记录字迹清晰、端正，使用医学术语描述，无错别字，无涂改。生命体征及病情记录及时、准确。

（4）行心电监护者病情平稳时至少每小时记录一次生命体征情况。

（5）危重病人自医嘱下达后开始记录，要准确及时，12小时有病情小结、出入量小结，24小时有病情和出入量的总结。交接班书写正规、签字齐全(上级护士/下级护士)。

(6)护理记录单首页当班内完成,护士长 24 小时内审签。

(7)住院病历护士长每周审查 1 次并签字;病重病人每日审查 1 次并签字;出院病历中的所有护理记录单由护士长审签。

5. 护理文件书写合格率　≥90%~95%。

六、常规物品消毒质量标准

1. 操作前准备　做各项操作前须洗手、戴口罩,采血操作戴手套;注射治疗时做到一人、一巾、一止血带;杂用巾一次性使用。

2. 常用物品消毒要求

(1)浸泡器械消毒液每周二、五更换,浸泡容器须加盖。

(2)器械浸泡时打开轴节,全部浸于消毒液中,30 分钟后捞出、晾干、上油,送供应室高压灭菌。

(3)各种导管:凡非一次性物品用后分别浸泡于 0.5% 有效氯或 0.2% 过氧乙酸溶液中。

(4)按要求仔细观察各种引流液颜色和性质,及时记录液量并倾倒,长期引流者每周更换引流袋一次,有记录。

(5)吸痰器贮液瓶、玻璃接头、氧气湿化瓶连接导管,使用期间每周消毒 1 次;氧气使用期间湿化瓶蒸馏水每日更换一次。凡停用或出院病人应立即消毒,干燥备用。

（6）便器每次收回按要求处理。

（7）听诊器、血压计袖带按要求处理，保持清洁。

3. 无菌物品管理要求

（1）换药用后的碗、盘及其他器械须经两次浸泡消毒晾干后，行高压灭菌消毒。

（2）治疗室严格区分三区：无菌区、污染区、清洁区。无菌柜内清洁、无积灰、无过期物品。

（3）无菌包在未污染打开的情况下保存 7～14 日，无菌盘有效期不超过 4 小时，打开后的无菌包或器械桶有效期不超过 24 小时。

4. 体温计消毒及计量要求

（1）体温计消毒按要求处理。

（2）体温计相关用品的清洁，每周一次。

（3）测量体温时，污染及清洁体温计须分开放置。

（4）每年 1 月、4 月、7 月、10 月的第一周，对科室所有体温计进行计量并记录。

5. "三房七室"消毒要求

（1）"三房七室"每日紫外线消毒一次并分别登记。

（2）各科室和门诊的细菌总数符合标准要求；外科、母婴同室、婴儿室、新生儿室及儿科病房的工作人员手上不得检出沙门菌及其他致病菌。

（3）消毒洗手要求

①Ⅱ类区域工作人员（层流洁净手术室、层

流洁净病房、普通手术室、产房、婴儿室、早产儿室、普通保护性隔离室、供应室无菌区、烧伤病房、重症监护病房）：细菌总数≤5cfu/cm²，且未检出致病菌为消毒合格。

②Ⅲ类区域工作人员（儿科病房、妇产科检查室、注射室、换药室、治疗室、供应室清洁区、急诊室、化验室、各类普通病房和房间）：细菌总数≤10cfu/cm²，且未检出致病菌为合格。

③Ⅳ类区域工作人员（传染病科及病房）：细菌总数＜15cfu/cm²，且未检出致病菌为合格。

（4）凡经消毒的医疗用品不得检出病原微生物，凡经灭菌的物品不得检出任何微生物。

6. 病室消毒要求　扫床时做到一床一套一湿扫。

7. 治疗用具消毒要求

（1）药杯按要求处理。

（2）服药车、治疗车，每日擦拭保持清洁。

（3）安尔碘按要求及时更换。

（4）换药室内的碘酒、酒精缸每日晨由治疗护士更换棉球一次，随时盖盖以保持消毒液浓度。碘酒、酒精缸每周二、五更换。

（5）采血注射器、一次性输液、注射器用毕按要求处理。

（6）吸痰管做到一吸一管一更换（高压消毒或一次性使用）。

8. 常规物品消毒合格率　≥95%。

七、常规物品灭菌质量考评标准

1. 无菌物品标记明显清楚。

2. 无菌柜内储藏符合要求。

3. 无菌镊、无菌罐、无菌手套、无菌器械包、各类无菌包、一次性无菌物品无过期。

4. 三区划分明显。

5. 物品分类放置。

6. 消毒灭菌物品包内放指示卡，包外有化学指示剂标识，包装符合规定要求。

7. 常规物品灭菌合格率为100%。

八、护理人员服务态度质量标准

护理人员应做到以下几点。

1. "五心"　接待病人热心，接受意见虚心，解释工作耐心，护理操作细心，一视同仁出以公心。

2. "三及时"　观察病情及时，治疗处置及时，临床护理及时。

3. "四满意"　病人满意，医师满意，护士满意，家属满意。

4. "四不"　不收病人钱物，不利用工作之便谋私利，不与病人争吵，不讲不文明礼貌的语言。

5. 所有护理工作均体现人性化的服务。

6. 病人对护理人员服务态度满意率≥90%。

九、整体护理质量评价标准

（一）护理人员素质评价标准

1. 认真履行岗位职责，有良好的职业道德，遵守医务人员医德规范，工作责任心强，服务态度好。

2. 掌握基本护理理论，整体护理理论考试合格。

3. 熟练掌握基础护理和专科护理技能，基础护理操作和专科护理技能考试合格。

4. 能有效地与病人进行交流和沟通，建立良好的护患关系，体现人性化的护理服务。

5. 能熟练运用护理程序对病人进行健康评估，搜集病人资料全面准确，护理体检方法正确、熟练，能够对病人进行健康教育、心理护理和康复指导。

6. 护士长、责任组长、责任护士定期组织教学查房，并能指导下级护士工作。

（二）病房管理评价标准

1. 护理理念适合病区和病人的特殊性，能指导护士行为。

2. 排班合理，体现以病人为中心原则，保证护士把主要精力用在为病人的有效服务上。

3. 病房基本设施达到规范要求。

4. 病房各项规章制度落实。

5. 医护协调好，团队精神强。

6. 各级护理人员按工作职能分出业务层次、

工作范围与职责要求。

（三）护理程序标准

1. 本班内完成新入院病人入院评估。入院评估主客观资料正确、完整，描述准确，与病人状况符合率≥90%。其计算公式为：评估与病人状况符合率（%）= 符合项目数/入院评估总项目数×100%。

2. 护理问题（诊断）正确，与病人状况符合率≥90%。其计算公式为：护理问题与病人状况符合率（%）= 符合数/护理问题总数×100%。

3. 护理记录简明扼要，能动态反映病人的病情变化，记录内容符合病人情况。

4. 护理措施落实率100%。其计算公式为：护理措施落实率（%）= 护理措施落实数/护理措施总数×100%。

（四）健康教育标准

1. 健康教育覆盖率≥95%。其计算公式为：健康教育覆盖率（%）= 实际接受教育人数/应接受教育的总人数×100%。

2. 健康教育知晓率≥80%。其计算公式为：健康教育知晓率（%）= 能复述知识要点病人（或家属）数/抽检总人数×100%。

（五）护理效果标准

1. 病人对护理工作满意度≥90%。采用护理工作满意度问卷调查表，定期按一定比例请住院病人填写问卷，或为出院病人发放问卷。其计算公式为：病人对护理工作满意度（%）=评价满意得分之和/问卷数×每份总分×100%。

2. 病人在住院期间基本生活需要得到满足。

3. 病人住院期间安全得到保证，未发生因护理不当所致的并发症，无严重差错事故。

4. 外科病人在围手术期能得到全面系统的护理。

十、人性化护理服务规范标准

（一）病人入院、出院服务标准流程

1. 病人新入院时，接诊护士立即起立，面带微笑迎接病人，主动接过病人手中的物品，病人问候并做自我介绍，协助病人测量体重后护送到相应的病房，取下床罩，帮助病人整理好床单位和个人用物。

2. 为病人测量体温、脉搏和血压并告知病人具体数据，是否正常，倒上第一杯热水，同时进行住院介绍。

3. 15分钟内通知经治医师，并简单介绍病人一般情况。待医师下达医嘱后，迅速进行处理，即时的临时医嘱应在医师下达后15分钟内执行；长期医嘱应在医师下达后30分钟内执行；急诊入科病人应即刻执行医嘱。

4. 病人出院前，应由责任护士或当班护士进行出院指导，详细告知出院手续的办理程序，帮助病人整理物品并护送到电梯间或楼梯间，用祝福的话与病人道别。

（二）护理技术操作中的人文关怀流程

1. 做各种操作前必须征得病人的同意，并简单介绍该操作的目的和注意事项，以取得配合。

2. 帮助病人取舒适体位，特殊操作须以隔帘遮挡。

3. 实施边操作边交流的模式，以消除病人紧张情绪。

4. 操作完毕要对病人的合作表示谢意，对操作失误必须诚恳道歉。

5. 严格按规定时间为病人测量体温、脉搏，早、晚操作时应开床头灯或手提式节能灯，动作要轻柔，避免影响其他病人休息。

6. 输液时不能出现两位病人同用一个吊杆的现象。

（三）建立与病人沟通交流服务环节，满足人文需要

1. 除护士长外，所有护士都有所负责的病人，每位病人都有自己的责任护士，让所有病人住院期间都有归属感和放心感。

2. 除按病情巡视病人外，实施交流巡视制度，即对病人每日不可少于 2 次交流巡视，学会风趣幽默的交流技巧，以减轻病人的痛苦和心理压力。

3. 每日为病人打印各种治疗单和计价清单，让病人明明白白接受治疗和消费。

（四）护理文明服务规范标准

1. 问候语言　对新入院病人首先问"您好"，各种操作前首先对病人有称谓，并"请"字开头，病人正在休息时应说"打扰了"，操作失误时应说"对不起"，各种操作结束后应表示"谢谢合作"等。

2. 着装整齐　内衣不外露，发辫不过肩，化装不过分，首饰不佩戴（护士帽统一用白色卡子固定）。

3. 凡有人来访或询问，须站立问候或回答。

4. 不在护士站或治疗室聊天。

5. 不在上班时间接私人电话，上班时间不使用手机。

6. 值班时不脱岗、不睡觉、不上网。

7. 常用忌语四个"不"。

（1）称呼病人时不直呼床号。

（2）病人询问时不说"不知道"。

（3）遇到难办的事不说"不行"。

（4）病人有主诉时不能说"没事"。

十一、护理服务公示标准

1. 入院介绍　病人住院时直接送至病房，并详细介绍病区环境、住院须知等。

2. 健康教育　治疗、手术、检查、操作前后向病人讲解相关知识及注意事项。

3. 舒适护理　保持病床整洁，体位舒适，每日上下午各整理床单位 1 次，指导协助病人搞好个人卫生。

4. 明白治疗　准确及时完成各项治疗，并向病人提供各种治疗单。

5. 计价准确　每日发放费用清单，随时提供费用查询。

6. 规范服务　按护理等级要求巡视病人，观察处置及时，并提供规范护理服务。

7. 对一级护理病人应做到以下几点。

（1）每 1 小时至少巡视 1 次，每日测量体温、脉搏 4 次。

（2）病情稳定时，每周为病人洗头、温水擦浴1～2次。

（3）为昏迷、禁食及高热病人进行口腔护理，2 次/日。

（4）每日为病人洗脸 2 次，洗脚 1 次，饭前协助洗手。

（5）病情允许时，每 2～4 小时翻身 1 次，协助肢体活动，并进行皮肤护理。

8. 监督电话号码的公示。

第三节　护士长管理工作指导流程文件

护士长管理工作指导流程文件主要是涉及日常管理中所需的工作文件，对护士长工作具有指导意义。

一、科护士长工作指导流程

（一）目的

监控指导临床科室护理工作质量，确保科室护理管理到位。

（二）范围

适用于护理部科护士长。

（三）工作流程

1. 参加科室的晨会及床头交接班 2 次/周，了解夜间护士对病人的病情观察，监控晨间基础护理落实情况。

2. 上午深入科室监控重症病人的护理质量、等级护理的落实、护士长的管理力度、护士的工作情况。

3. 指导护士长的工作，协助解决护理工作中的疑难问题。参加所辖科室护士大会，了解护理人员的思想情况。按照护士长工作质量标准，检查落实情况并有严格考核登记。

4. 组织所辖科室的护理、教学查房1 次/月，参加科室组织的护理查房。

5. 下午参加所辖科室的整体护理查房2 次/周，了解科室整体护理情况。

6. 每月随机抽查所辖各科室无菌技术操作执行情况（1 人次/每科）。

7. 每月随机抽查所辖的每个科室 1 ~ 2 名危重病人基础护理落实情况。

8. 参加医院护理总值班，按照规定要求监控科室护理工作质量。

9. 对所负责的护理指标项目，按季、月严格监控检查和反馈。

10. 根据科室护理需求，组织重症护理会诊。

11. 每月组织所辖科部护士长会议一次，对所辖科室护理安全进行分析，科室发生差错事故进行调查分析，组织讨论，找出原因，吸取教训，提出防范措施并及时上报。传达护理部有关质量要求，并将护士长的需求反馈到护理部，限期解决。每月有工作小结。

12. 对检查的结果及时填写在《总护士长质量监控记录》中，每月末汇总本科室护理工作情况，上报护理部。

13. 按照护理部的部署完成紧急临时性的质量监控、指导与保障工作。

二、病区护士长工作指导流程

（一）目的

明确护士长工作职责，确保科室护理管理质量符合规定要求，完成科部护理工作任务。

（二）范围

适用于科室或病区护士长。

（三）工作流程

1. 日工作流程 每日提前 10 分钟到科，查看夜班的工作质量。

8：00参加大交接班，讲评夜班的工作质量，安排全日护理工作，提出护理要求。

8：15组织床头交接班，重点交接危重症及新入院病人，并查看护理记录。

8：30～10：00检查护士输液、加药、治疗、手术前准备等各个护理环节质量，参加床单位的整理。了解护理质量、检查护理效果及护理技术操作、检查夜班医嘱落实情况。

10：00～11：00与责任护士共同到床头做好健康指导，检查接诊手术病人及床单位准备等。评估一级护理以上及手术回病房病人。

11：00～12：00带领责任护士、辅助护士检查危重及手术病人回病房的护理计划制定。

14：00～16：00协助办公室护士办理出院，检查出院病历，出院医嘱及病人费用情况。

16：00～18：00根据工作安排组织护理活动，召开各类会议（组织召开质量安全分析会、填写护士长手册、召开病人座谈会）并记录。检查中心工作和重点工作的落实情况，组织下午的床头查房。查看护理记录、当日医嘱（长期、临时）、交代夜班护理工作重点。

2. 工作范围

（1）安排本科临床护理、护理教学和科研及管理工作。

（2）制定年度护理工作计划和护理质量监测控制频率，组织实施、检查和总结。

（3）督促检查本科护理人员认真执行医嘱和各项规章制度，遵守护理技术操作规程，预防事故、差错和医院感染。

（4）掌握本科护理工作情况，安排护理人员班次。参加科主任查房、科会诊、术前、疑难病例及死亡病例讨论。按照规定组织本科的护理查房、会诊，参加并指导重危、大手术病人抢救和护理。负责护理病历审修。组织业务训练和考核，安排进修、实习培训和教学。

（5）组织开展护理新业务、新技术和科研工作，总结经验，撰写论文。

（6）每月组织护理有关的各类会议，了解病人病情、思想、生活，开展心理护理，做好卫生宣教和病区管理工作。

（7）安排专人负责各类仪器、设备和药品、器材的管理以及各类物品的请领、报销、统计、登记工作。

（8）掌握护理人员思想、业务能力和工作表现，提出考核、晋升、奖惩和培养使用意见。

（9）节假日每日到科查房，解决实际问题，并针对护理重点环节、重点部位、重点人员进行查房，了解质量情况，解决疑难问题。

3. 岗位责任要求

（1）质量管理要求

①护理质量指标达标率≥95%。

②认真落实岗位责任制，对不符合标准者，

严格按护理质量管理方案扣罚奖金。

③不良事件、压疮等及时上报。

④按规定参加院总值班，认真填写值班记录。

⑤每月最后一日汇总本科室护理工作情况交科护士长。

（2）组织管理具体要求

①每日有工作重点，每周有工作安排。

②每月召开安全质量分析会一次，记录详细，有分析，有措施。

③每月组织护理查房≥4次，业务训练≥2次，记录齐全。

④每月跟班作业，随机检查≥8次。参加临床及基础护理。

⑤每月感染监控记录齐全，有分析，有措施。

⑥每月定期召开病人及家属座谈会1~2次（有记录）。

⑦主持晨会提问每周1~2次（有记录）。

⑧上午无特殊情况不离开病房，参加病人抢救及床头交接班，参加科主任查房（有记录）。

⑨每月坚持早晚查房≥4次。

⑩主持每周大查对医嘱1次，并在《护理工作质量检查记录》单上记录。

三、护理标识管理工作指导规程

（一）目的

1. 病人身份识别清楚，便于查对，确保病人安全。

2. 护理过程与环节标识清楚，使用方便。

（二）范围

适用于所有临床科室。

（三）工作要求

1. 病人身份识别　床头卡和腕带，应标明病人的病区、姓名、床号、住院号、性别、年龄、诊断等信息项目。

（1）在病人入住病房后，及时填写床头卡，字迹清晰，信息准确。

（2）使用腕带者见《腕带标识制度与操作管理流程》。

2. 科内消毒的物品包　如棉球缸、酒精瓶等。

（1）消毒前在缸或瓶盖面上贴三 M 纸，注明失效日期；使用前注明使用日期。

（2）单个消毒物品消毒前贴三 M 纸，注明品名、失效日期。

（3）软膏缸、广口玻璃瓶(小瓶用小号红色口取纸，大瓶用大号红色口取纸)作标识。

3. 药品柜内

（1）零散片剂和针剂：放入小塑料袋内，用蓝色小标签纸注明药名、剂量、时间。

（2）药柜标识清楚，外用药用红色标识。

4. 护办室用品

（1）办公用品：需注明每个抽屉内储存的物品，贴于抽屉内右侧，用蓝色大标签纸。

（2）体温计消毒盒：需注明清洁、污染，小标签贴于盒内侧。

（3）计算机：在右侧上方小蓝标签注明责任人、姓名。

5. 污染物品

（1）体温计储存盒：注明消毒液名称、浓度及其更换时间，贴于盒面上，用特制统一标签。

（2）污物桶（盒）：分别注明污染针头、污染注射器或医用垃圾，用特制统一标签贴于桶面上。

6. 各种本、册统一用特制的标签作标识。

7. 所有带盖容器用特制统一规范的字体标识名称。

8. 除液体柜、药品柜外，其他放置物品的柜内及抽屉均需贴蓝色大标签注明品名。

9. 放置间存放一次性物品的塑料袋、筐贴蓝色大标签注明品名。

10. 病区所涉及的物品标识均应采取医院特制统一标签，根据物品大小确定尺寸，科室内要相对统一。

四、腕带标识管理工作指导规程

（一）目的

准确识别病人，保证护理安全。

（二）适用范围

全院医护人员。

（三）腕带标识要求

1. 腕带上，成人标明病人的病区、床号、姓名、住院号、性别、年龄、诊断等信息项目，新生儿标明姓名、住院号、性别、年龄、体重、诊断等信息项目。

2. 对于手术、昏迷、神志不清、无自主能力及沟通障碍的重症病人应使用腕带标识，作为各项诊疗操作前辨识病人的一种方法。

3. 新生儿及进入重症监护病房、手术室、急诊抢救室的儿童病人应使用腕带标识，作为各项诊疗操作前辨识病人的一种方法。

4. 病人佩戴腕带标识应准确无误，佩戴部位的皮肤完整，无擦伤、手部血运良好。

（四）操作管理规程

1. 腕带佩戴分类 手术病人佩戴粉红色腕带；昏迷、神志不清者佩戴蓝色腕带；新生儿、儿童佩戴专用腕带(颜色为红色、黄色、蓝色)。

2. 腕带使用方法

（1）手术病人 于手术前 1 日，由病房护士依据病历中病人信息填写腕带，经 2 名护士查对后佩戴病人右手腕部，再由病人或陪护人员核对 1 次。

（2）病房病人 凡入院时昏迷、意识不清者，由接诊护士依据病历中病人信息填写腕带，经 2 名护士查对后佩戴病人右手腕部，再由陪护人员核对 1 次。

（3）新生儿病人　入院时由接诊护士依据病历中患儿信息填写腕带，经 2 名护士查对后佩戴患儿右手腕部。

（4）儿童病人　在进入重症监护病房、手术室、急诊抢救室前由接诊护士依据病历中患儿信息填写腕带，经 2 名护士查对后佩戴患儿右手腕部，再由其家长核对 1 次。

（5）特殊情况时，腕带佩戴部位可由护士根据病人实际情况自定，并及时告知主管医师。

3. 腕带查对流程

（1）手术室护士到病房接手术病人时，依据手术通知单与病人病历核对无误后，到病人床前与其腕带进行核对，同时按照接病人要求进行查对。到手术室后与巡回护士交接，巡回护士再次依据手术通知单与病人腕带进行核对，无误后进行准备。术前，主刀医师、麻醉医师及护士要共同对病人腕带信息进行查对；术中输血、给药时护士要对病人腕带信息再次进行查对。

（2）病房护士接手术病人时要查对腕带信息，如床号变换要及时更改腕带信息，并及时通知主管医师。执行各项治疗操作时要与病人腕带进行查对，待病人麻醉完全清醒后，值班护士可将腕带取下弃去。为昏迷、神志不清病人进行各项治疗护理操作时要与病人腕带进行查对，住院期间如有转床、转科要及时更改腕带信息，并经 2 名护士核对。病人清醒或出院时，值班护士可将腕带取下弃去。

（3）儿科、新生儿病房护士在为患儿进行各项治疗护理操作时，要严格与患儿腕带信息进行查对，住院期间如有转床，要及时更改腕带信息，并经2人核对。出院时可将腕带取下弃去。

（4）佩戴腕带的病人在进行辅助检查前，要由辅诊科室的操作技师或护士进行身份核对。

4. 使用腕带注意事项

（1）使用圆珠笔填写腕带信息。

（2）向病人及家属说明使用腕带的意义和要求（不可随意取下，洗澡不受影响等）。

（3）佩戴腕带松紧要适宜，以不脱落为宜，防止过紧引起勒伤、血运循环障碍等意外发生。

五、护理技术引用管理规程

（一）目的

及时准确引用国内外先进护理技术，迅速提高护理质量，规范全体护理人员行为。

（二）适用范围

医院各护理病区。

（三）工作流程

1. 护理技术引用的内容包括：最新国家颁布的法律和法规、行业标准；最新的相关护理规定与要求；最新的专科护理技术等。

2. 护理部及各科室护理单元对于医院护理文件未作出新的规定，科室又需要引用新的护理技术和标准时，首先进行检索、查询，找出在国内外最具有权威性的参考文件。

3. 填写《护理技术引用登记表》，请科室主任和护士长签字后报护理部。

4. 护理部在1周内组织医院护理技术管理小组进行评价确定。

5. 一般技术的引用由护理部主任审批，重大、特殊护理技术的引用提交主管院长审批后试行。

6. 护理技术施行完善确定后，制定相应的工作流程或作业指导书报医院质量护理办公室受控。

六、护理人员职业安全防护管理工作规程

（一）目的

指导各科室护理人员做好工作中的自身防护，有效实施各项防护措施，确保不发生感染。

（二）范围

适用于医院护理岗位各类人员。

（三）工作要求

1. 化学治疗的防护管理

（1）化疗科室护士长对本科室护理人员要进行上岗前教育，每年安排防护知识讲课，增强防护知识。

（2）化疗病房配药室要有必要的防护设备，有排风扇和洗手池，能够自然通风。有条件者可

安装生物安全柜或由配液中心统一配制。

(3)护理人员在配制化疗药及为病人进行化疗药物的穿刺注射时，应戴口罩、帽子及双层手套(一层 PE 手套和一层一次性乳胶手套)，有条件者应戴护目镜，穿一次性防护服。

(4)配制化疗药后的垃圾应按有毒垃圾处理，装入黄色垃圾袋，盛垃圾的容器要加盖，防止化疗药物蒸发于空气中污染环境。

(5)护理人员在配制化疗药、输入化疗药物时，如污染皮肤或黏膜应立即用大量清水冲洗。

(6)化疗病人的排泄物、分泌物、呕吐物应马上处理或应用加盖容器。

(7)严格化疗药物的管理，设专人、专柜保管。药瓶有损坏时应及时处理，防止污染环境。

2. 医疗锐器伤的防护管理

(1)对临床护理人员加强对医疗锐器刺伤的认识及重视，掌握预防医疗锐器刺伤的措施。

(2)与锐器伤有关的操作有：将用过的锐器或注射器进行分离、浸泡、清洗；将用过的针帽套回针头；将血液从一个容器转到另一个容器；将针头遗弃在不耐刺的容器中；用过的注射器未及时处理针头等。

(3)医疗锐器处理原则是减少污染物对环境及工作人员的二次污染；用后的锐器一定要放在专用一次性锐器盒内；对重复使用的注射器和其他医疗器具应进行严格的灭菌处理。

（4）护理人员发生针刺伤时的应急处理流程如下。

①医护人员在进行医疗操作时应特别注意防止被污染的锐器划伤刺破，如不慎被乙型病毒性肝炎（乙肝）病毒、丙型病毒性肝炎（丙肝）病毒、艾滋病病毒（HIV）污染的尖锐物体划伤刺破时，应立即用肥皂和清水冲洗，然后挤出伤口血液，再用碘酒和乙醇或安尔碘、碘伏消毒，必要时去外科急诊进行伤口处理，根据损伤程序定期进行血源性传播疾病的检查和随访。

②被乙肝、丙肝阳性病人血液、体液污染的锐器刺伤后，应在 24 小时内抽血查乙肝病毒抗体和丙肝病毒抗体，必要时同时抽取病人血液进行对比，同时注射乙肝免疫高价球蛋白。刺伤后 1 个月、3 个月、6 个月进行复查。被 HIV 阳性病人血液、体液污染的锐器刺伤后，应在 24 小时内抽血查 HIV 抗体，必要时同时抽取病人血液标本进行对比。受伤后 1 个月、3 个月、6 个月定期复查，同时遵医嘱口服拉米夫定 1 片，每月 2 次，持续 1 周，并通知医务处、院感染办公室进行登记、上报、追访等。

3. 护理职业暴露的防护管理

（1）护理职业暴露防护措施

①手及皮肤表面接触了血液、深层体液或可能受污染的器具后应立即彻底清洗。

②在任何情况下处理深层体液时必须戴手套。

③工作完成后应尽快脱去被血液或体液污染的手套。

④接触每一位病人后应更换手套。

⑤脱去手套后，即使手套表面没有破损也应马上清洗双手。

⑥在工作中预料会有血液或体液溅出时，应戴防护眼罩并穿不渗透防护服或围裙。

⑦针头使用后切勿套上针帽，应将针头置于固定的容器内。

⑧任何地方被血液或体液污染，应先用含有效氯的消毒剂消毒，再脱手套，认真清洗双手。

⑨应记录及报告血液或体液暴露的情况。

（2）理职业暴露的防护方法

①洗手：接触病人前后，脱手套后，手或身体其他部位被病人血液、体液或人体组织污染后，立即用肥皂和流动水清洗。

②戴手套：接触血液或体液污染物时，手上有伤口时，在进行抽血、静脉穿刺、伤口换药、处理污染器械、持血标本等护理操作时必须戴手套操作；手套破损立即更换。

③其他防护措施：包括护目镜、帽子、隔离衣、鞋套、口罩、面罩等。离开工作场所时应将防护用物脱去，并存放在指定位置。

（3）意外暴露后的处理

①皮肤意外接触到血液或体液，应立即用肥皂和清水冲洗。

②血液或体液意外进入眼睛、口腔，立即用大量清水或 0.9% 氯化钠溶液冲洗。

③被血液或体液污染的针头刺伤后，用肥皂和清水冲洗伤口，挤出伤口的血液，再用碘酒、乙醇或安尔碘、碘伏消毒。

④意外暴露后必须在 48 小时内报告有关部门并填写报表，72 小时内做基线测定。

⑤可疑暴露于 HBV 感染的血液或体液时，注射抗乙肝病毒高价抗体。

⑥可疑暴露于 HCV 感染的血液或体液时，尽快于暴露后做基线检测。

⑦可疑暴露于 HIV 感染的血液或体液时，尽快于暴露后做基线检测，专家评估，予 PEP 暴露后血液监测。

⑧跟踪期间的最初 0～12 周内，不应献血和母乳喂养，性生活要戴避孕套。

4. SARS 的防护管理

（1）总体要求

①加强医护人员的自身防护意识，未经培训人员不能进入病区工作。

②隔离区工作人员必须掌握 SARS 的消毒、隔离知识与技能。

③掌握各种消毒的使用方法和洗手方法，能正确穿脱隔离衣。

④工作时要严格按隔离防护要求着装；隔离服装应严格分区管理；不可将污染区服装穿入或

带入半污染区或清洁区；不同区域服装应有标志。

⑤各病区医护人员未经允许不得随意进入其他区域。

⑥在病区工作时，未经消毒的手不能随意触摸肩以上部位。

⑦在 SARS 病区工作的护理人员每日测体温 2次，体温超过 37.5℃ 及时汇报。

⑧医护人员休息区设有感染监控员，负责保证医护人员的健康及感染的控制及报告。

（2）护理人员着装要求 护理人员进入病区工作时应穿三层服装，操作时必须加穿隔离衣，戴防护镜或防护面具，双层橡胶手套，换长筒靴或双层鞋套。防护口罩可连续使用 6~8 小时。

（3）护理人员手的消毒 凡护理人员工作和活动场所的水池旁必须配备洗手液和手消毒剂。张贴洗手方法与洗手标志，工作人员在上班前、下班后、接触病人前后、穿脱隔离衣裤及防护服后必须进行洗手和手的消毒。

洗手六步法（采用非接触式的洗手装置）如下。

第一步：掌心相对，五指并拢，相互揉搓（打上皂液）。

第二步：手心对手背，沿指缝相互揉搓，交换进行。

第三步：掌心相对，双手交叉沿指缝相互揉搓。

第四步：一手握另一手大拇指旋转揉搓，交

换进行。

第五步：一手握拳在另一手掌心旋转揉搓，交换进行。

第六步：将五个手指尖并拢在另一手掌心旋转揉搓，交换进行。

手消毒：用0.3%～0.5%碘伏浸泡或0.3%～0.5%碘伏纱球擦拭1～3分钟；或用0.2%过氧乙酸浸泡及0.2%过氧乙酸纱球擦拭1～3分钟。在病区入口处应放置快速手消毒剂，医护人员接触病人或被分泌物污染后要及时认真消毒双手。

若戴手套可用0.2%过氧乙酸浸泡1～3分钟，并对随身携带的物品，如听诊器、血压表、笔等用品进行擦拭消毒，未经消毒的物品不要带出室外。

（4）处理发热门（急）诊、隔离留观室和隔离病区的医疗废物时，必须穿戴防护衣（或隔离衣）、橡皮手套、防护眼镜、防护口罩、鞋套等防护用品。

（5）在发热门（急）诊、隔离留观室和隔离病区的治疗室配置医用针头毁形装置，处理使用后的针头，或者使用自毁式注射器。

（6）防护衣穿戴和脱卸流程

①防护服穿戴流程

从清洁区进入半污染区前：洗手→戴工作帽→戴防护口罩→穿防护服→换工作鞋袜。

从半污染区进入污染区前：洗手→戴一次性工作帽→戴一次性外科口罩→戴防护眼镜→穿隔离衣→戴手套→戴鞋套。

②防护服脱卸流程

从污染区进入半污染区前：清洁消毒双手→摘防护眼镜→摘外层口罩→脱一次性工作帽→脱隔离衣→摘鞋套→摘手套。

从半污染区进入清洁区前：清洁消毒双手→脱防护服→摘防护口罩→摘工作帽→清洁消毒洗手。

5. 艾滋病护理防护　艾滋病又称获得性免疫缺陷综合征（AIDS），是由人类免疫缺陷病毒（HIV）感染引起。病毒存在于病人的血液、体液和精液内。其传播途径有性接触、母婴垂直传播和血液、血制品、器官移植、污染的注射器。

（1）艾滋病防护措施

①加强护理人员有关知识的学习，掌握防护措施。

②洗手：是预防感染传播的最经济、最有效的措施。在接触每位病人前后及脱手套后均应洗手。如果手或身体的其他部位被血液、体液或人体组织污染后，需立即用肥皂和流动水清洗。

③戴手套：在接触所有病人的血液、体液、黏膜或破损的皮肤，接触有血液、体液污染的器具或物体表面，进行静脉穿刺和其他进入血管的操作时，都要戴手套。接触每一个病人后要更换手套，防止通过感染的手套将病毒传给其他病人。摘掉手套后要认真清洗双手。

④戴口罩及防护眼罩：在进行有可能出现血

液或体液飞沫溅出的操作中，要戴口罩、眼罩或面具，避免口、鼻、眼黏膜接触污染的血液或体液。

⑤采血和输液时应戴手套。

⑥艾滋病病人用过的空针、针头、输液器等应单独存放在密闭、不易刺破的容器内，一次性处理，外加黄色垃圾袋。

⑦如果不慎被污染的针头刺破应采取紧急处理措施：立即用肥皂和清水冲洗后将受伤局部的血液挤出，再用碘酒、乙醇或安尔碘、碘伏进行局部消毒；在伤后的 48 小时内进行三联［核苷类逆转录酶抑制剂（NRTI）、非核苷类逆转录酶抑制（NRTI）、蛋白酶抑制剂（PI）］预防用药；在伤后的 6 周、12 周、6 个月时分别进行有关血清学检查。

（2）艾滋病病人污染的医疗锐器的处理　被病人血液、体液污染的医疗锐器，如针头、缝针、刀片等是造成职业感染 HIV 的主要途径。在护理操作过程中，要小心预防针头、刀片或其他利器造成的损伤。对用后的针头切勿再回套针帽，如确实需要套针帽时应使用单手回套针帽方法。用后的锐器应放入专用一次性锐器盒内，需要重复使用的医疗器具应进行高压灭菌处理。

（3）艾滋病病人血渍处理　地面、墙壁、家具上有血渍时，不能直接用抹布或拖把擦拭。应先用 0.2% 有效氯浸洒在血渍上 15 ~ 30 分钟，然后戴手套用抹布擦去。上述工作完成后立即洗手。

（4）艾滋病病人血标本的处理　化验标本应放在带盖的试管内，然后再放于密闭的容器内送化验室，以防止标本在运送过程中溅洒在外面。手持化验标本时应戴手套。

（5）艾滋病病人医疗废物处理　所有废弃的医疗废物包括一次性锐利器械、各种废物的标本、感染性敷料及手术切除的组织器官等，应放在有生物危害标记的黄色垃圾袋内或专门容器内，送往固定地点进行焚烧处理。

6. 意外暴露后或针刺后的处理　皮肤若意外接触到血液和体液，应立即以肥皂和清水冲洗。若是病人的血液、体液意外进入工作人员的眼睛、口腔，应立即用大量的清水或 0.9% 氯化钠溶液冲洗。被血液、体液污染的针头刺伤后，用肥皂和流动水冲洗，将受伤局部的血液挤出，再用碘酒、乙醇或安尔碘、碘伏进行局部消毒，及时寻求医疗服务和咨询。按防护要求进行化验检查，根据报告结果采取相应的治疗措施。

七、各类护理查房工作指导规程

（一）目的

规范查房内容，确保护理的高质量。

（二）范围

适用于护理部和临床科室各级护理人员。

（三）工作程序

1. 病区护理查房

（1）护士长每日早交班后带领全体护士进行床边查房，主要检查夜班工作，评价各项护理措施的落实和效果。下午 17∶30 带领交接班护士到危重及特殊病人床边查房，并交代夜间重点观察、注意事项。

（2）护士长每月进行各类查房≥4 次，查房情况均及时记录。

（3）护士长节假日到科查房，并根据工作和人员的重点环节进行随机查房，解决科室护理的实际问题。

（4）责任护士和值班护士随时对所分管病人按要求巡视查房。

（5）重、危病人必须三日内进行质量、技术、教学查房一次。

（6）护士长每周跟随科主任查房一次，了解病情、诊断、治疗等对护理的要求。

2. 科护士长协调指导性查房

（1）科护士长每日要到所管辖科室进行一次查房，协调解决问题，指导护理工作。

（2）每月负责组织一次全院或管辖病区疑难重症护理查房。

（3）节假日期间由护理总值班人员对全院重症病人进行查房一次。

（4）遇重大抢救等事件，及时到场指导，协调相关护理事项，根据重点，随时查房。

（5）对于所管辖科室质量情况记录在《总护士长质量监控记录》中，每月向护理部作出总结。

八、护理告知工作指导规程

（一）目的

与病人及家属进行有效沟通，建立和谐护患关系，保证病人安全和促进康复。

（二）范围

适用于所有科室护士。

（三）告知内容

1. 入院告知

（1）入院病人护理接诊时要求告知相关内容。

（2）安全防范告知，如物品妥善保管，防止院内丢失、被盗；告知病人病区出口通道、电梯使用方法等。

2. 预防坠床措施及陪护告知　凡神志不清、躁动不安、意识朦胧、癫痫发作、阿尔茨海默病、精神异常的病人及无陪伴的 5 岁以下小儿、70 岁以上老年人，必须使用床挡或约束带保护，每小时巡视一次。给婴儿称体重时、做治疗时，操作者绝对不得离开婴儿。小儿科无陪伴病房，白天不得离人，夜间拉好护栏，每小时巡视一次。

3. 预防摔倒、碰撞措施及告知

（1）病人常用物品应放在容易获取处，以防取放物品时失去平衡而跌倒。

（2）地面应保持整洁、干燥，地面擦拭不干时应放有防滑标识牌。

（3）病人活动场所应移开暂时不用的物品、器械，减少障碍物。

（4）通道和楼梯口等进出口处应避免堆放杂物，防止发生撞伤、跌倒。

（5）病房的走廊、浴室、厕所设有扶手，供病人步态不稳时扶持。

（6）浴室和厕所设有呼叫系统，以利病人需要时寻求助救。

（7）做好宣传、告知家属及病人注意事项。

（8）对因疾病可能发生跌倒、摔伤的病人告知家属留有陪护，并签知情同意书。

4. 预防烫伤措施及陪护告知

（1）凡昏迷、截瘫、麻醉后24小时有感觉功能障碍的病人，一般情况下不使用热水袋。新生儿禁用热水袋保暖。

（2）老年、小儿、危重病人应慎用热水袋。

（3）使用热水袋必须做到装入套（袋）内使用。

（4）用水温计测温危重、小儿、老年病人水温不超过50℃，一般病人不超过70℃。

（5）使用前应仔细检查有无漏水现象。

（6）使用热水袋后，每半小时巡视一次。

（7）婴儿洗澡时水温应保持在39～42℃，洗澡时应垫以海绵垫。

（8）饮用热水防止装水太满。

（9）禁用非医疗指定用品以外的保温用具。

（10）使用烤灯必须按照规定使用的注意事项执行。

5. 预防压疮措施及陪护告知

（1）避免局部组织长期受压　综合评估压疮的高危病人、危险因素及易患部位。定时翻身，间歇性解除局部组织承受的压力。一般 2 小时翻身 1 次，必要时 30 分钟翻身 1 次。

（2）保护骨隆突处，支持身体空隙处可使用软枕、气垫床、水褥、羊皮褥等。应指出的是，尽管采用各种措施，仍应确保病人得到及时的更换卧位护理。

（3）正确使用石膏、绷带及夹板固定　随时观察局部状况，有情况时及时通知医师进行调整。

（4）避免摩擦力和剪切力的作用　病人平卧时，如需抬高床头，一般不应高于 30°。如需半卧位时，为防止身体下滑移动，可抬高床尾 30°。长期坐座椅时，应给予约束带。翻身变换体位或搬运病人时，应将病人的身体抬离床面，避免拖、拉、推等动作。使用便器时应协助病人抬高臀部，不可硬塞、硬拉，必要时在便器边缘垫以软纸、布垫。

（5）保护病人皮肤　保持病人皮肤和床单的清洁干燥是预防压疮的主要措施。要求护士在工作中做到"六勤"：勤观察、勤翻身、勤按摩、勤擦洗、勤整理、勤更换。

（6）健康教育　鼓励家属积极参与或独立采取预防压疮的措施，使其了解或掌握压疮的发生、发展、预防和护理知识以及技能。

6. 预防药液外渗措施及告知

（1）凡输入升压药、抗癌药、脱水药及有刺激性的药物时，应每15～30分钟巡视观察1次。

（2）发现液体流速不畅或皮下渗出时要立即给予处理，并严格床边交接班。

7. 预防误吸及陪护告知

（1）凡全身麻醉术后尚未清醒者，应专人守护，采取平卧位，头偏向一侧；每15～30分钟观察呼吸1次。

（2）麻醉清醒后需根据病情改变卧位，上消化道大出血或呕吐剧烈者、颅内高压喷射状呕吐者，呕吐时应立即将呕吐物擦净，或用吸引器吸净，以防呕吐物吸入气管内发生窒息，特别是小儿病人尤应注意。

（3）喉部喷洒或口服局麻药者应在病人自我吞咽活动恢复或术后2小时进食、进水。

8. 预防脱管及陪护告知

（1）凡术后带有各种引流管、PICC 静脉输液管、锁骨下静脉置管、浅静脉留置管等均应交接管道的部位、名称、留置时间。

（2）观察记录相关留置导管的长度，如胃引流管、经皮经肝引流管、胸腔引流管等。

（3）检查引流管的位置是否牢固，长度是否适宜，翻身是否方便。

（4）昏迷或意识不清病人应采取必要的措施给予约束。防止因躁动自行拔管。

（5）向病人做好解释工作，告知管道的治疗意义，以便取得配合。

9. 精神症状观察措施及告知

（1）凡发现病人有精神异常现象，及时报告值班医师及护士长。

（2）及时通知家属及相关单位。

（3）精神障碍者须留陪护；婴幼儿、老年病人不私自离开医院。

10. 告知项目

（1）费用告知　告知病人及家属如何查询费用及在查询过程中有疑问应该怎样处理等。

（2）疾病相关知识告知。

（3）护理措施实施的告知。

（4）饮食护理告知　依据医师医嘱执行。

（5）用药告知。

（6）心理健康护理指导告知

①解释疾病的相关知识，使病人树立战胜疾病的信心。

②告知病人负面情绪对机体的影响，如影响治疗的效果等。

③教授学会正确的宣泄方式。

（7）术前、术后注意事项告知　依据疾病要求执行或依据医师医嘱执行。

（8）特殊护理操作告知。

（9）出院健康指导告知

①根据病人疾病进行相关知识告知。

②坚持遵医嘱长期、规律治疗。

③根据医嘱定期复查。

④保持健康心态。

⑤保证营养的补充。

⑥摒弃不良习惯。

九、住院病人手术交接管理指导流程

（一）目的

确保手术病人术前术后准备、交接准确无误。

（二）范围

适用于临床科室护士。

（三）工作步骤

1. 术前准备交接流程　医师下达手术医嘱→治疗护士处理医嘱→做皮肤敏感试验、备皮→填写腕带信息并系于病人右手腕部→责任护士完成术前宣教并核对腕带→前、后夜班完成本班术前准备及病历准备，以便接手术查阅→备术中使用的药物、物品如导尿包、胃管等，和病历一同放在指定地点（护理站）→注射术前针，临时医嘱记录单夹病历中→填写《住院病人手术登记表》相关内容→向手术室护士交接手术中所需物品、药品、病历→接手术护士和病房值班护士床前与病人三方确认后在《住院病人手术登记表》上签名→手术室护士接病人→记录病人离开病房时间。

2. 术后与病房交接流程　手术室人员送病人回病房→病房护士核对病历、腕带、床头卡信息是否一致，如床号变换要及时更改腕带信息→手术室人员和病房接诊护士在《住院病人手术登记表》上签名→按术后常规护理执行→各项治疗操作时要与病人腕带进行查对→待病人麻醉完全清醒后，值班护士可将腕带取下弃去→按术后护理记录要求书写护理病历。

3. 术后与ICU病房交接流程　手术室人员送病人回ICU病房→接诊护士查对腕带信息，如床号变换要及时更改腕带信息→按术后常规护理执行→各项治疗操作时要与病人腕带进行查对→按术后护理记录要求书写护理病历。

4. 要求

（1）《住院病人手术登记表》应记录病人床号、姓名、性别、诊断、手术名称、手术部位、术前用药及所带的病历资料。

（2）接手术护士和病房值班护士床前与病人三方确认后在《住院病人手术登记表》上签名后，手术室护士方可接走病人。

（3）产科同时执行《产科与手术室交接作业指导书》。

（4）手术室人员送病人回病房时，要严格按常规要求交接病人术中情况，双方核对病人腕带信息。

（5）病房护士按术后护理记录要求书写护理病历。

十、病区药品安全管理指导规程

（一）目的

保证病人用药安全。

（二）范围

适用于临床科室护士。

（三）药品管理规程

1. 普通药品管理

（1）同一药品，剂量、规格、颜色不同者不能混放，口服药应存放于磨口玻璃瓶中，药品标签打印：名称、剂量贴于瓶体，有效期贴于瓶底，所有口服药使用期限不得超过有效期。

（2）有药品基数，有定期清点制度，做到：无积压、无过期变质，常备普通药品有严格的类别区分。

（3）内服、外用、针剂、高危、液体按专柜分类、定位放置标识醒目，依领取先后摆放整齐。贵重药品锁在药柜内，特殊药品按使用说明书要求存放，有专用卡片，专人负责，每班交接，定期清点，物、卡相符，专册登记，专柜放置，加锁保管。

（4）有效期药品应根据其性质和储藏条件要求保存，每周检查一次药品有效期、质量等情况，并在《护理工作质量检查记录》上记录。

（5）每日治疗室护士清点检查药品基数药，按医嘱补充至基数，每周核对药品种类、数量是否相符，药品储存基数不能超过当日量的3倍。

（6）需要冷藏的药品（如冻干血浆、白蛋白、胰岛素等）要放在冰箱内，冰箱内温度计放于冷藏箱内，每周监测并记录《护理工作质量检查记录》上。

（7）病人要求保存的药品按使用说明保管，并有病人财产保管记录。

（8）药品标识管理：药柜标识清楚，口服药用蓝色标识，毒、麻、限、剧药用红色标识，外用药用黄色标识。

2. 毒、麻药管理

（1）病房毒、麻药品只能供应住院病人按医嘱使用，其他人员不得私自取用、借用。

（2）毒、麻药品与药房基数相符，设专柜存放，做到双柜、双锁，专柜专人保管，班班交接并在《毒、麻药品交接记录》上登记签名。

（3）《毒、麻药品交接记录》左页为护士交接班记录，记录科室药品数量和名称，右页为使用记录，注明使用药品病人：姓名、床号、药名、剂量、方法、使用日期、医嘱执行者和查对者签名。

（4）护士使用毒、剧、麻药品，必须执行医师开具的医嘱，使用专用处方（红处方），方可给病人使用，并保留空安瓿。

3. 高危药品管理

（1）高危药品包括高浓度电解质制剂、肌肉松弛剂及细胞毒化药品等。

（2）高危药品应专门放置，固定基数。

（3）高危药品存放药架应标识醒目，不得与其他药品混放。

（4）高危药品包括：10% 氯化钠注射液、10% 氯化钾注射液、25% 硫酸镁注射液、氯化钙注射液、维库溴铵、阿曲库铵、琥珀胆碱、环磷酰胺、异环磷酰胺、尼莫司汀、甲氨蝶呤、氟尿嘧啶、替加氟、替加氟尿嘧啶、阿糖胞苷、卡莫氟、羟基脲、吉西他滨、卡培他滨、放线菌素 D、丝裂霉素、平阳霉素、柔红霉素、多柔比星、表柔比星、吡柔比星、羟喜树碱、长春新碱、长春地辛、长春瑞滨、依托泊苷、替尼泊苷、紫杉醇、多西他赛、他莫昔芬、来曲唑、甲羟孕酮、氟他胺、曲普瑞林、顺铂、卡铂、奥沙利铂、亚砷酸、亚叶酸钙等。

4. 重点药品管理

（1）常用重点观察药物类别　高浓度电解制剂（10% 氯化钠注射液、10% 氯化钾注射液、25% 硫酸镁注射液、氯化钙注射液等）、急救药（血管活性药、强心利尿药、呼吸兴奋剂、止血药、激素类药、抗心律失常药等）、抗生素类药物、心血管系统药物、细胞毒药物、抗精神失常药物、中枢镇静止痛药物、降温药物、溶栓药物等。

(2) 重点药物观察要求

①给病人应用重点药物时应密切观察药品使用说明书注明的不良反应。

②严格用药查对制度和无菌操作原则。

③两种药物同时静脉注射时，注意配伍禁忌。

④输注对组织有刺激性的药物时，确认针头在静脉内后方可给药，静脉给药时严密观察有无溶液外溢，穿刺局部有无肿胀或疼痛。以免药液外溢导致组织坏死。有些药物如甘露醇、收缩血管药物等外渗会造成局部组织坏死，如发现上述情况，立即停止液体输注并通知医师处理。

⑤输注血管活性药要严密观察血压，根据血压调节滴速，按使用说明是否避光输入，现配现用，液体配制后无论是否用完需按药品说明书执行更换。

⑥需交代病人不要自己调节滴速，体位改变时动作宜缓慢。

⑦用药过程中老年人易出现精神方面的症状，应注意观察。

(3) 重点药物观察程序

①用药前护士应询问病人的用药情况，并告知病人和家属将要使用的药品名称、用法、用量、可能存在的不良反应、注意事项等。

②用药后及时向病人和家属询问用药后有无不适感，密切观察不良反应。

③病人初次静脉给药时，护士必须按药品说明书规定调节好滴速并密切观察，及时巡视。其他方式注射给药时，在注射完成后，护士也应密切观察，在确认病人无异常时方可离开。口服用药应由护士在场指导病人服用，并交代注意事项后方可离开。当班护士及时巡视病房，重点观察并询问病人用药后情况。

④护士交班时，交班护士应向接班护士介绍病房内使用重点药物病人的情况，以利于接班护士继续执行用药后观察。

⑤出现不良反应及时报告当班医师，并安抚病人、家属，使其配合治疗。

5. 用药后观察制度

(1)护士应熟练掌握常用药物的疗效和不良反应。

(2)对易发生过敏的药物或特殊用药应密切观察，如有过敏、中毒反应立即停止用药，并报告医师，必要时做好记录、封存及检验等工作。

(3)应用输液泵、微量泵或化疗药物时，应建立巡视登记卡，密切观察用药效果和不良反应，及时处理，确保用药安全。

(4)定时巡视病房，根据病情和药物性质调整输液滴速，观察有无发热、皮疹、恶心、呕吐等不良反应，发现异常及时通知医师进行处理。

(5)做好病人的用药指导，使其了解药物的一般作用和不良反应，指导正确用药和应注意的问题。

（6）护士长要随时检查各班工作，注意巡视病房，发现问题及时处理。

（7）护士正确使用药物配伍禁忌表。

6. 输注药物管理

（1）输注药物安全管理要求　病人输注药物前，应认真阅读使用说明书，全面了解新药的特性，避免盲目配伍，输注的药品应严格按药品说明书要求使用，加强护士用药知识的学习与知识更新。

（2）输注药物配伍禁忌管理要求　①不了解的药物对其他药液有影响时，可将该药单独使用。②两种浓度不同的药物配伍时，应先加浓度高的药物至输液瓶中后，再加浓度低的药物，减少发生反应的速度。两种药物混合时，一次只加一种药物到输液瓶，待混合均匀后液体外观无异常变化再加另一种药物。③有色药液应最后加入输液瓶中，以避免瓶中有细小沉淀不易被发现。④严格执行一瓶一支注射器加药，以避免注射器内残留药液与所配制药物之间产生配伍反应；根据药物性质选择溶媒，避免发生理化反应。⑤要根据药物的药理性质合理安排输液顺序，对存在配伍禁忌的两组药液，在使用时应间隔给药，如需序贯给药，则在两组药液之间，应以葡萄糖注射液或 0.9% 氯化钠溶液冲洗输液管过渡。⑥在更换补液时如发现输液管内出现配伍反应时，应立即夹管，重新更换输液器，再次检查输液瓶及输液管内有无异常，在输入液体时要勤巡视，观察病人的反应，有无不适表现。避免中药制剂与其他各种药物混合应用，一瓶液体中不可加入两种以上的中药制剂。

十一、护理不良事件上报工作指导流程

（一）目的

鼓励主动报告，避免护理缺陷，降低风险，保证病人安全。

（二）范围

适用于所有护理单元。

（三）概念

护理不良事件一般是指在护理活动中违反医疗卫生管理法律、行政法规、部门规章和诊疗护理规范及常规，违反护理服务职业道德，但未造成病人安全的不良后果的护理行为。

（四）报告流程

1. 护理部积极倡导护理人员主动报告护理不良事件，并对主动报告威胁病人不良事件的个人给予一定的奖励。

2. 各护理单元建有缺陷管理小组，并制定防范处理护理缺陷、纠纷的预案，预防缺陷、事故的发生。建立护理缺陷登记本，及时据实登记病区的护理缺陷。

3. 发生护理缺陷、事件后，要及时上报，积

极采取挽救或抢救措施，尽量减少或消除由于缺陷、事故造成的不良后果。

4. 发生缺陷后，有关的记录、标本、化验结果及造成缺陷、事故的药品、器械均应妥善保管，不得擅自涂改、销毁。

5. 发生护理缺陷后的报告时间：凡发生缺陷，当事人应立即报告值班医师、护士长和科领导。由病区护士长当日报科护士长，科护士长报护理部，并交书面报表。

6. 各科室应认真填写护理缺陷报告表，由本人登记发生缺陷的经过、原因、后果及本人对缺陷的认识。护士长应对缺陷及时调查研究，组织科内讨论，护士长将讨论结果呈交总护士长，总护士长要将处理意见 1 周内报送护理部。

7. 护理部成立护理缺陷管理委员会，负责对全院出现的护理缺陷进行分析、讨论，提出改进措施及处理意见，每月召开一次缺陷讨论分析会。对缺陷造成不良影响时，应做好有关善后工作。

8. 发生缺陷后，护士长对缺陷发生的原因、影响因素及管理等各个环节应做认真的分析，及时制定改进措施，并且跟踪改进措施落实情况，定期对病区的护理安全情况分析研讨，对工作中的薄弱环节制定相关的防范措施。

9. 发生护理缺陷的科室或个人，如不按规定报告，有意隐瞒，事后经领导或他人发现，须按情节严重给予处理。逾期未按上述程序处置，作隐匿不报处理，凡经举报查实，将追究护士长及当事人的责任。对于防止缺陷的人员给予奖励。

10. 护理事故的管理参照《医疗事故处理条例》执行。

十二、医学检验危急值报告工作指导流程

(一)目的

落实以病人为中心的服务理念，确保病人(尤其是危重病人)得到及时有效的治疗，确保医疗护理安全。

(二)适用范围

检验部门、各临床科室。

(三)工作流程

1. 检验人员在确认仪器设备正常的情况下，按各工作室作业指导书进行操作。如遇到特定检验结果达到或超过危急值(表 12 - 1、表 12 - 2)时，应立即取原标本进行复查。

2. 复查结果与第一次结果吻合无误后，将该项目达危急值的检验结果立即通知相关科室护理站值班人员。

3. 同时在《检验危急值结果登记本》(格式见表 12 - 3、表 12 - 4)上详细记录，并简要提示标本外观性状，如溶血、黄疸、乳糜状等。

4. 对原标本妥善处理之后放入 2 ~ 8℃冰箱保

存 3 日，备查。

5. 科室护理站值班人员接到检验部门电话通知后，在科室的《检验危急值结果登记本》记录，并重复危急值确认。登记本保存 1 年。

6. 重复确认后，护士迅速通知主管医师（值班医师或住院总医师），并重复确认。

7. 医师接到通知后，根据检验危急值和临床症状进行处理，并在病程记录中详细记录报告时间及处理结果。

表 12－1 成人危急值报告项目

危急值项目	危急高值（mmol/L）	可能致临床表现	危急低值（mmol/L）	可能致临床表现
血清钾	>6.5	心脏毒性，心电图可能出现高尖 T 波，如血清钾 <7.5mmol/L，心电图 P 波消失，QRS 波变宽，心室律不齐及呼吸肌麻痹等	<2.5	慢性低钾可无明显表现，急性低钾即可发生呼吸麻痹、肌张力下降、心律失常等
血清钠	>158	可能会出现惊厥与严重不可逆神经损害	<120	休克。如血清钠 <115mmol/L 血浆渗透压在 240mOsm/L 左右，死亡率高达 50%
血清氯	>125	显示严重代谢性酸中毒或溴中毒病例中的假高氯血症	<80	显示相当严重的代谢性碱中毒

续表

危急值项目	危急高值 (mmol/L)	可能致临床表现	危急低值 (mmol/L)	可能致临床表现
血清钙	>3.4	高血钙危象	<1.75	全身性痉挛危险性极高
血糖	>22.2	可能出现糖尿病酮症酸中毒症状	<2.7	意识、功能紊乱，严重者致低血糖性昏迷
血尿素氮	>36.0	急性可能出现肾衰竭，尿毒症症状；慢性可能有尿毒症症状，肾衰竭		
血肌酐	>352	肾衰竭		
血清淀粉酶	>正常高值3倍	可能是急性胰腺炎		
肌钙蛋白-1	阳性	预示会出现心肌梗死或心肌细胞损伤		
CK-MB	阳性	同肌钙蛋白-I阳性		
二氧化碳结合力	>35	代谢性碱中毒症状，慢性呼吸性酸中毒症状	<10	代谢性酸中毒症状，慢性呼吸性碱中毒症状

表 12-2　新生儿危急值报告项目

项目	测定值(mmol/L)	备注
血胆红素	>239	出生第一日，有新生儿溶血症或胆红素脑病危险
血糖	<1.7	低血糖症，可能有新生儿代谢紊乱或由于母亲糖尿病引起的胰岛功能亢进，<1.3mmol/L必须进行肠道外注射葡萄糖

续表

项目	测定值(mmol/L)	备注
血清钾	>7.7	临床表现为心律失常，神经－肌肉先兴奋后抑制，骨骼肌无力，肠绞痛和腹泻，呼吸肌麻痹
	<2.6	神经－肌肉兴奋性降低引起的综合征及反射减退，肌肉麻痹、软瘫、吞咽困难、腹胀、肠鸣音减弱或消失、尿失禁等
C－反应蛋白	>5mg/L	新生儿脓血症危险

表 12-3　危急值检验结果登记本

病人姓名	科别	检测项目	检验科报告时间	检验科报告人	临床科室登记时间	备注

表 12-4　科室危急值报告登记本

日期	床号	病人姓名	检验结果	检验科报告时间	检验科报告者	报告医师时间或方式	医师签名	记录者	备注

第四节　常用的基础护理工作指导流程文件

基础护理工作是临床各个专科护理的基础，贯穿于满足病人对健康需求的始终。其内容包括病人的生活护理、病人治疗需要的满足、病人病情需要的观察以及基本的护理技术操作和健康教育等。具体内容包括：环境、病人入院和出院的护理、舒适与安全、病人的清洁卫生、休息与活动、预防与控制医院感染、生命体征的评估与护理、冷热疗法、饮食与营养、排泄、给药、静脉输液与输血、病情观察及危重病人的抢救和护理、临终护理及医疗与护理文书记录等。可根据临床需要分别制定相应的具体流程，以指导护理人员工作。

一、常用的具体的基础护理流程项目

1. 住院病人护理接诊工作指导流程。

2. 病区护理环境工作指导流程。

3. 药品领取保存工作指导流程。

4. 运送病人工作指导流程。

5. 病区标本收集工作指导流程。

6. 病区消毒灭菌管理工作指导流程。

7. 住院病人财产保存工作指导流程。

8. 晨晚间生活护理工作指导流程。

9. 处理医嘱工作指导流程。

10. 床上擦浴工作指导流程。

11. 床上洗头和梳理工作指导流程。

12. 更换卧位工作指导流程。

13. 协助叩背工作指导流程。

14. 卧床病人换单工作指导流程。

15. 铺备用床工作指导流程。

16. 铺麻醉床工作指导流程。

17. 尸体料理工作指导流程。

18. 生命体征测量工作指导流程。

19. 护理配合抢救病人工作指导流程。

20. 病人转床(含转科)工作指导流程。

21. 出院终末处置工作指导流程。

22. 病人出院工作指导流程。

二、常用的技术操作指导流程项目

1. 鼻饲操作指导流程。

2. 穿脱隔离衣操作指导流程。

3. 大量不保留灌肠操作指导流程。

4. 导尿操作指导流程。

5. 氧气吸入操作指导流程。

6. 心肺复苏术操作指导流程。

7. 洗胃操作指导流程。

8. 吸痰操作指导流程。

9. 无菌技术操作指导流程。

10. 过敏试验操作指导流程。

11. 皮下注射操作指导流程。

12. 冷热疗法操作指导流程。

13. 口腔护理操作指导流程。

14. 口服给药操作指导流程。

15. 肌内注射操作指导流程。

16. 静脉注射操作指导流程。

17. 密闭式静脉输液操作指导流程。

18. 静脉输血操作指导流程。

19. 静脉采血操作指导流程。

20. 注射泵使用操作指导流程。

21. 心电监护仪操作指导流程。

22. 呼吸机应用操作指导流程。

23. 非同步心脏电除颤操作指导流程。

24. 浅静脉置管操作指导流程。

25. 使用双头输液器输液操作指导流程。

三、操作指导流程具体示例

示例一　住院病人护理接诊工作指导流程

1. 目的　确保住院病人顺利进入病房，尽快熟悉医院环境。

2. 范围　适用于临床科室护士。

3. 工作流程

3.1　病人进入病房后，接诊护士应主动迎接，介绍自己的姓名，协助测量体重，送病人到病房，同时向病人、家属及陪护介绍住院须知、病区环境，如开水房、标本留取处、卫生间、医生办公室等，帮助病人准备床单位，为病人送上一杯热水。回护士站填写住院一览表、住院名牌卡片及床头卡，在《病人入院登记本》上登记，按照《医师住院收治病人排序表》安排经治医师，办理各种登记手续，持体温计、血压计到病房测量生命体征并记录在《体温本》上，告知病人经治医师和责任护士，要求15分钟内做完并通知经治医师，不能行走的病人必须直接推入病房，按要求完成接诊程序。

3.2　责任护士按照规定要求对病人进行护理查体，主动与病人沟通，了解病情和心理状态，完成护理体检和资料搜集，进行入院健康教育，满足病人合理需求。责任护士不在时，由值班护士完成病人的入院评估。本班内完成护理记录单首页及首程护理记录。一级护理以上病人要确立护理诊断/护理问题，制定护理计划。

3.3　病区护士长每日应巡视新入院病人，首先做自我介绍，查看病人，了解病情与需求，并检查各班护士工作完成情况。

示例二　运送病人工作指导流程

1. 目的　确保病人在医院内运送过程中的安全。

2. 范围　适用于临床科室护士和外勤服务中心服务员。

3. 工作流程

3.1　重症（一级）手术后病人做检查，需要用平车或轮椅时，值班护士通知外勤服务中心到科室推病人。

3.2　在运送重症病人前，护士应测量观察生命体征（体温、脉搏、呼吸、血压），对手术及输液病人要注意各管道的功能，保持管道通畅。

3.3 观察病情，对于危重病人、烦躁或神志不清的病人必须有专科医师陪同护送，以防意外。

3.4 搬动时首先将平车铺好被褥，放好枕头。使用轮椅者准备好毛毯，由责任护士和外勤中心人员共同将病人搬扶到车上。

3.5 使用平车或轮椅时注意保持平稳，以免病人摇摆不定。平车上下坡时，病人头应在高处一端，以免引起不适。

3.6 对于输液的病人，需协助高举输液瓶或挂于平车吊杆上，并注意固定穿刺部位，防止针头凝血或脱出，有引流管者应保持引流通畅。

3.7 推车进门时应先开门，掀起门帘，不可用车撞门或用脚踢门，避免震动病人。

3.8 多人搬运时动作应协调一致，使病人躺卧在平车或担架中间。行动时不可走得太快。骨折病人搬运时应在平车或担架上垫平板并事先做好骨折部位固定。

3.9 病人的转运情况应记录在《危重病人护理记录单》上。

3.10 急诊科重危病人入院时，由急诊科护士负责护送到病房或手术室，住院部人员协助陪护到病房。

3.11 ICU 病人转出时，由 ICU 护士护送病人回科，并向科室护士详细交代病情。

示例三　病区消毒灭菌工作指导流程

1. 目的　确保病区各类物品消毒灭菌的有效性，避免交叉感染。

2. 范围　适用于临床科室。

3. 工作程序

3.1　一般诊疗用品的消毒

3.1.1　一般诊疗用品包括：体温计、听诊器、血压计袖带、服药杯、压舌板、开口器、舌钳子、吸引器、引流袋（瓶）、氧气湿化瓶、氧气面罩、雾化吸入螺纹管、呼吸机和麻醉机的螺纹管、扩阴器等。

3.1.2　物品的清洁与消毒方法

（1）体温计每次用后浸泡于含氯消毒剂500mg/L（0.05%），30分钟后取出清水冲净，放入清洁盒内干燥备用，消毒液每周二、五更换。

（2）听诊器用75%乙醇擦拭。

（3）血压计袖带保持清洁，若被体液、血液污染应在清洁的基础上用有效氯250mg/L（0.025%）浸泡30分钟后再清洗干净，晾干备用。

（4）药杯每日以75%乙醇纱布擦拭，每周及终末用含氯消毒剂500mg/L（0.05%），30分钟后取出清水冲净，放入清洁盒内干燥备用，消毒液每周二、五更换。

（5）压舌板、开口器、舌钳子、扩阴器使用后先清洁去污，擦干，压力蒸汽灭菌或环氧乙烷灭菌，备用。

（6）氧气面罩、氧气湿化瓶、吸氧连接导管，使用期间每周消毒1次，停用或出院病人应立即消毒，干燥备用。方法：在清洁的基础上，浸泡于含氯消毒剂500mg/L（0.05%）中30分钟；清水冲净，晾干。氧气使用期间湿化瓶蒸馏水，每日更换一次。

（7）吸痰器贮液瓶、玻璃接头、连接导管，使用期间每周消毒1次，停用或出院病人应立即消毒，干燥备用。方法：在清洁的基础上，浸泡于含氯消毒剂500mg/L（0.05%）中30分钟；清水冲净，晾干。吸痰管做到一吸一管一消毒，可重复使用吸引管用后浸泡于有效氯500mg/L（0.05%）中30分钟后，清水冲洗，并行高压蒸汽灭菌。

（8）长期引流者每周更换引流袋一次，并在新袋上标明更换日期。各种引流液经消毒处理后倒入下水道，处理方法：将含氯消毒剂以500mg/L（0.05%）浓度直接倒入存放引流液容器内或将引流液倒入含氯消毒剂500mg/L（0.05%）容器中，作用30分钟后倒入下水道。

（9）雾化吸入液现配现用，配置的雾化液使用期限24小时，螺纹管一人一管一消毒，浸泡于含氯消毒剂500mg/L（0.05%）中30分钟；清水冲净，晾干备用。

（10）可重复使用的呼吸机和麻醉机的螺纹管、

湿化罐用后需打开后置于有效氯溶液 500mg/L（0.05%）内浸泡30～60分钟。浸泡后用清水冲洗干净，晾干。经上述处理后再进行高压蒸汽灭菌或环氧乙烷灭菌。特殊感染者应使用一次性管道，用后按医疗废弃物处理。

（11）止血带每次用后浸泡于含氯消毒剂500mg/L，10分钟后取出清水冲净，放入清洁盒内干燥备用，消毒液每周二、五更换。

（12）饮水机储水罐每周用洗洁精清洗消毒一次，有记录。

3.2 医护人员卫生手的消毒

3.2.1 在各项操作前后，应用肥皂、流动水冲洗双手。进行各项操作前后，应用手消毒液搓双手（按六步洗手法）。

3.2.2 为传染病病人进行检查、治疗、护理之前，戴一次性手套或无菌手套，每接触一名病人更换一副手套。

3.3 物品灭菌前的准备和灭菌后管理

3.3.1 物品灭菌前的准备

（1）弯盘、治疗碗、无菌镊等器械使用完毕，立即放入器械消毒液中浸泡30分钟后，按规定要求清洗、晾干、上油、打包或装入容器内，由消毒供应室高压灭菌。

（2）打包布包装层数不少于两层。各类器械包不宜过大，一般不超过30cm×30cm×25cm，重量不超过7kg，敷料包一般不超过30cm×30cm×

50cm，重量不超过5kg。包内要放消毒效果指示卡，包外要贴3M指示胶带。

（3）盆、盘、碗等器皿类物品，尽量单个包装；包装时要将盖打开；若必须多个包在一起时，所有器皿的开口应朝向一个方向；摆放时，器皿间用吸潮毛巾或纱布隔开，以利蒸汽渗入。

（4）灭菌物品能拆卸的必须拆卸。

3.3.2　灭菌后管理

（1）检查灭菌包包装的完整性，若有破损不可作为无菌包使用。

（2）潮湿包和有明显水渍的包不可作为无菌包使用；启闭式容器，检查筛孔是否已关闭。

（3）灭菌物品应放于离地面20~25cm、离天花板50cm、离墙远于5cm处无菌物品柜内保存，按消毒日期顺序摆放。

（4）无菌包在未污染打开的情况下夏季保存7日，冬季保存14日。

（5）无菌储槽、敷料桶、器械桶（包）一经打开，使用时间不得超过24小时，提倡使用小包装。无菌盘有效期不超过4小时。

（6）所有物品根据性质分别放置于无菌区、清洁区、污染区内。

3.4　一次性使用物品使用后的处理

3.4.1　注射器用毕，针头放锐器盒内，针管放入专用污桶内。输液器、输血器等使用后，将针头剪下放入锐器盒内，输液器放入专用污桶内。

3.4.2 一次性采血针头或采血注射器用毕针头直接放在锐器盒内，注射器回抽含氯消毒剂2000mg/L（0.2%）放置60分钟后推掉消毒液至下水道，放入专用污染注射器桶内。

3.4.3 杂用巾纸一次性使用。

3.4.4 其他一次性使用物品使用后放入专用污桶内。黄色垃圾袋由科室更换。

3.5 紫外线对室内的照射消毒

3.5.1 三房七室紫外线消毒每日一次，每次照射30～60分钟，并在《紫外线消毒登记本》登记。

3.5.2 督促外勤人员用乙醇擦拭紫外线灯管每月一次。

3.6 餐具、卫生洁具、被服的清洁与消毒

3.6.1 餐具固定使用。便器每次收回清洗后，浸泡于1000mg/L（0.1%）有效氯溶液中30分钟后，取出晾干备用，浸泡容器须加盖，消毒液每周二、五更换。

3.6.2 病人衣服、床单、被套、枕套夏季每周更换一次，冬季每两周更换一次，污染时及时更换。枕芯、棉褥、棉被如被血液、体液污染时，及时更换。禁止在病房、走廊清点污染被服。

3.6.3 病床应湿式清扫，一床一套（巾），病人出院、转科或死亡后，床单位必须进行终末处理，具体工作方法执行《终末处理作业指导流程》。

3.7 物体和环境表面的消毒

3.7.1 医护人员进入治疗室、换药室，应衣帽整洁，严格执行无菌技术操作规程。

3.7.2 治疗室、处置室、换药室、注射室应无菌区、清洁区、污染区划分明确，标识清楚。无菌物品按灭菌日期依次放入专柜，过期重新灭菌。设有流动水洗手设施。安尔碘开瓶注明时间，开瓶使用期限 1 周。换药室内的碘酒、酒精缸每日晨由治疗护士更换棉球一次。

3.7.3 科室的平车、轮椅、诊断床每日用清洁抹布擦拭一次。

3.7.4 治疗室、换药室等每日地面湿式清扫，坚持消毒制度，如沾染血液、体液等的墙壁、地板、桌椅板凳，应用 500mg/L 的含氯消毒液擦拭。传染病人的分泌物、排泄物及污染的液体用含氯消毒剂 1000mg/L 浸泡 30 分钟再排放。

3.8 贵重仪器的清洁

3.8.1 监护仪、注射泵、呼吸机等贵重仪器连同导线，使用期间每日擦拭，保持清洁。病人停止使用，彻底擦拭后放指定地点存放。

3.8.2 微机每日擦拭一次，保持清洁。

3.9 特殊传染病废弃物的处理

传染性引流液、体液等标本需消毒后排入下水道，特殊传染病的废弃物处理的具体方法执行《医院消毒技术规范》。

示例四　住院病人财产保存工作指导流程

1. 目的　确保住院病人财产得到安全保管和防护。

2. 范围　适用于临床科室和住院处护士。

3. 工作程序

3.1　对危重病人及手术病人随身携带物品如手机、手表、义齿、项链等，原则上嘱病人自行保管，如果病情需要时，总务护士同责任护士与病人共同保管。填写病人《物品保存清单》交予陪伴家属。并做好交接班工作。

3.2　病人住院时携带外院检查资料及在本院所做特殊检查资料，护士应交主管医师妥善保存，不得遗失，并记录。病人自备的药品，治疗护士要审核药品质量并登记标识，须冷藏药品要放在冰箱内并做好标识。

3.3　病人住院时，留取的各类标本，应经护士查对后通知相关科室收取，并在《标本收取交接登记本》上或临时医嘱本上签字。

3.4　保存物品时，如有损坏、遗失应及时报告护士长，立即作出相应处理意见。

3.5　对于病人体内放置的起搏器等，要及时了解交班并在护理记录单中做相应记录。

3.6　普通科室病人以及进入 ICU、CCU、术后恢复室、手术室病人的随身物品、自带药品、外院检查资料、标本等，按规定要求执行。

示例五 心电监护仪操作指导流程

1. 目的 确保护理人员正确使用心电监护仪，做好病人的生命体征监护。

2. 范围 适用于配备有监护仪器的临床科室护士。

3. 操作流程

3.1 将心电、血氧饱和度、血压电缆与监护仪相连，电缆与电极、血氧饱和度探头以及袖带连接，注意为病人选择合适的袖带。

3.2 连接电源，开机，仪器自检。

3.3 将血氧饱和度探头夹在手指上。

3.4 清洁病人贴放电极处皮肤。将电极片贴于病人身上。位置为：负极位于锁骨下靠近右肩处，正极位于锁骨下靠近左肩处，接地电极位于左(右)第四、第五肋间处(或按监护仪使用说明书放置)。

3.5 缠袖带于上臂中部，其下缘距肘窝 2～3cm，松紧以能插入一指为宜。手动测血压。

3.6 选择 P 波明显、QRS 波振幅较高的导联，一般选择II导联。扫描速度一般选择 25mm/s。

3.7 设置报警限值。

3.8 记录心电监护时间、心电示波性质、心率及血压、血氧饱和度数值。

4. 注意事项

4.1 严密观察心电图和监护各参数变化，每小时记录一次，病情有变化随时记录。

4.2　根据病情设置血压测量间隔时间，也可手动测血压。血压平稳者，适当松开袖带，避免皮肤损伤，增加病人舒适度。

4.3　测量血压应避免在输液的肢体上，血氧饱和度尽量不与测血压在同一肢体上。

4.4　如果电极片与皮肤接触不良，影响观察效果时及时更换电极片并避开原部位。

4.5　长期监测血氧饱和度者，应经常更换部位。

4.6　设置报警限时，一般设置在病人各参数值的上下30%范围内，如果报警限设置超出正常范围应设置在临界值水平。在病理状态时，各监护参数值的设置要适宜。

第五节　常用的专科护理指导流程文件

主要是针对各个专科护理特点所制定的工作流程指导文件。各不同护理专科都应有相关的指导文件，以便于保证在专科护理中提高质量，配合医疗完成专科护理任务。

示例一　CCU监护工作指导流程

1. 目的　规范CCU监护人员的工作行为，提高重症病人的护理质量，预防并发症，确保护理安全。

2. 适用范围　适用于 CCU 的护理人员。

3. 工作步骤

3.1　操作前准备

3.1.1　仪器准备：监护仪、除颤器、起搏器、注射泵。

3.1.2　物品准备：输液用品、急救药品、吸氧管、湿化瓶、绷带、布胶布、沙袋。

3.1.3　床单位的准备：CCU 护士接到住院处通知后，立即准备床单位用品，铺暂空床。

3.2　监护流程

3.2.1　门、急诊病人入 CCU 后，与住院处护士一同协助病人取舒适卧位，并与住院处护士交接病人病情，所带液体情况，并记录于监护记录中。

3.2.2　需要转入 CCU 治疗的病人，经医师下达医嘱后通知监护室转入，转入时由该病人主管医师陪同护送至 CCU 并向 CCU 护士交代病情，病房主班护士将病人责任护理病历、治疗单与 CCU 护士进行核对、交接。病房主班护士将《住院一览表》住院名牌、病历床号更改为新的床号，并同办公室护士进行核对，CCU 夜班护士查对转床医嘱，及各种治疗单。

3.2.3　根据病人病情、主诉，及时调整监护仪的各种报警上下限。

3.2.4　拉隔床帘，用酒精棉球擦拭皮肤至微红，贴扣电极，按导线的标示或颜色连接病人身上的电极，选择合适的导联监测心率（宜选择肢体导联）。

3.2.5　整理病人衣物、被服、绑血压计袖带，根据病情设置监测血压的时间。

3.2.6　遵医嘱给予吸氧，调节氧浓度。

3.2.7　遵医嘱建立静脉液路，调整注射泵的各项参数。

3.2.8　填写《CCU 病人登记本》、床头卡片及护理等级标志。

3.2.9　病人入 CCU 后，应注意观察病人神志是否清楚、瞳孔是否改变、肢体活动是否正常。介入治疗的病人，应密切观察穿刺部位鞘管、敷料包扎固定是否牢靠、渗血及肢体血运、血压、心率等情况，并详细做好监护记录。一级护理的病人护理记录 1 次/小时，危重病人根据病情随时记录，发现异常情况，立即按 CCU 呼叫器报告医师，及时准确地给予处理。每日的监护小结、24小时出入量由后夜护士记录完成。

3.2.10　CCU 主要收治急性心肌梗死、急性心力衰竭及慢性心力衰竭急性发作、严重心律失常、不稳定型心绞痛、介入治疗后、高血压危象、特殊病情变化的病人，其护理见各疾病护理常规。

3.2.11　每日的晨、晚间护理，协助病人进餐及大小便的护理由护工在护士的指导下完成。具体方法见《CCU 护工工作流程》。

3.2.12　严格交接班制度，各班次对病人的生命体征、病情、治疗、特殊药物、各种管道及器材设备使用情况进行重点交接。

3.3　转出病人

3.3.1　病人转出须由医师下达转床医嘱后，办公室护士处理医嘱，由治疗班更改病人所有治疗单（输液、肌内注射、服药、吸氧），通知CCU护士进行查对，并在临时医嘱单签字。

3.3.2　备好床单位，病房主班护士与CCU护士检查各种管道的固定是否牢靠、通畅，了解生命体征及病情。

3.3.3　根据病情需要可用平车或轮椅，由CCU护士、病房主班护士共同推至本科内新的床单位，整理好卧位及各种管道，保持通畅，帮助病人将个人物品收拾整齐。

3.3.4　病房主班护士将住院一览表住院名牌、床头卡、病历床号、责任护理病历床号更改为新的床号，并同办公室护士进行核对。

3.3.5　病房夜班护士查对转床医嘱，及各种治疗单。

3.3.6　临时转床由值班护士完成，夜班查对，次日治疗护士负责查对治疗单，责任护士查对病历，办公室护士查对病人一览表。

3.4　监护管理

3.4.1　监护记录应严谨、真实、客观。病人在监护期间，未经医师许可，禁止外出。监护室保持安静、有序，禁止大声喧哗。

3.4.2　CCU清洁消毒按照《医疗护理技术操

作常规》进行。

（1）室内保持整洁，空气新鲜，室温在 20～22℃。

（2）室内紫外线照射 1 次/日，每次 1 小时，由后夜班完成，并在《紫外线消毒登记本》上登记。

（3）终末消毒：病人在转出 CCU 后，病室开窗通风，紫外线照射 30～60 分钟。血压计袖带、监护导线等非一次性物品平时保持清洁，有污染随时用水清洁，被血液、体液污染的血压计袖带用含氯消剂 250mg/L 浸泡半小时后洗净备用；被血液、体液污染的监护导线用含氯消剂 250mg/L 的纱布擦拭。湿化瓶用含氯消剂 500mg/L 浸泡半小时后洗净备用，由当班护士完成。

3.4.3　仪器保养与维修

（1）全部医疗仪器设专人负责保管，需充电的仪器，每周充电 2 次。每月对各种仪器表面用清水进行擦拭，注意防潮、防水、通风，护士长每月检查并在仪器维修本上签字。

（2）每月根据《CCU 病人登记本》在仪器维修本上登记使用次数及时间。

（3）每月请医疗工程科维修保养、检查，及时发现故障，及时检修登记。

（4）上岗人员必须熟悉各种仪器性能、特点、注意事项及使用说明。具体方法见各种仪器使用说明书。

（5）每次使用前后应清查附件是否齐全，仪器使用后，放置规定位置。

（6）不准私自外借，若经主任、护士长同意，要填写《借物登记卡》，归还时点清仪器配件及线路，检查仪器完好情况并登记、签字。

示例二　透析病人护理过程指导流程

1. 目的　规范护理人员服务行为及操作规程，使透析病人在治疗过程中得到及时、安全、周到、舒适的护理。

2. 范围　适用于肾脏病科血液净化中心的各级护理人员。

3. 工作步骤　主班护士开机、准备盐水→病人入科→测量体重与血压→病人上机→医师检诊病人→开始透析治疗→回血→给病人测量体重→病人离开。

3.1　操作前准备

3.1.1　透析室一般要求

（1）透析室应清洁整齐，室温适宜（18~22℃）。

（2）副班每日早晨用紫外线灯照射房间30分钟，并登记。

（3）责任护士每日更换床单、被罩、枕套。

（4）护士按要求着装，无关人员禁止入内（特殊情况例外）。

3.1.2　仪器准备

（1）机器保养、维修、调试、消毒、登记。

（2）接通电源、开启供水装置、中心供液。

3.1.3 物品准备

（1）副班护士将次日透析病人姓名转抄至排序本，安排透析病人机位号和床号，再转抄至黑板上。

（2）副班护士根据排序本准备次日透析病人空纤、血路并下发，备班护士根据排序本查对空纤、血路。

（3）责任护士根据排序本查对无误后方可上机。

（4）副班护士根据排序本准备生理氯化钠溶液，责任护士负责查对冲管。

（5）副班护士根据排序本准备当日穿刺针。

（6）副班护士负责各种消毒液配制，值班护士负责查对。

（7）副班护士遵医嘱备针，责任护士查对后执行并签名。

3.1.4 病人准备：嘱病人测体重、排尿、排便，取合适的卧位。

3.2 操作方法及透析过程中观察与护理

3.2.1 机器自检通过后，责任护士查对（生理盐水、病人姓名、空纤、血路、床号、机位号）无误后，连接透析器和旁路并开泵，用生理氯化钠溶液1000ml冲洗透析器及管路，冲洗完毕，用G-1型消毒剂浓度试纸测试静脉端流出的液体，若PAA浓度<0.002%即可上机。

3.2.2　根据医嘱设定各种治疗参数(机温、肝素追加量、超滤总量、透析时间、钠离子浓度)。

3.2.3　责任护士选择血管,常规消毒并穿刺,穿刺成功后连接动脉,当血液流至肝素管时,即推首剂肝素(医嘱),然后连接静脉端形成体外循环,透析开始。由责任护士记录上机过程。

3.2.4　责任护士透析中密切观察病人生命体征变化,每小时监测血压、脉搏一次。

3.2.5　责任护士透析中密切观察病人有无发热寒战,肌肉痉挛,心律失常,并注意血管穿刺处有无渗血。

3.2.6　责任护士观察透析器及透析管路有无漏血,机器有无报警。

3.2.7　责任护士应注意防止透析管路扭曲或受压,防止穿刺针脱出或血液管道脱节。

3.2.8　有出血倾向的病人行无肝素透析时,责任护士注意观察透析器及透析管路有无凝血。

3.2.9　透析过程中和透析结束时,防止发生空气栓塞。并由责任护士为病人进行卫生宣教(控制饮水量、给予低盐优质蛋白饮食、少食含钾高的各种食物及水果、动静脉内瘘的护理、直接动静脉穿刺压迫止血方法)。

3.2.10　责任护士于透析结束前30~60分钟,停止追加肝素,透析结束时由责任护士查对回血盐水(100ml)并给予回血,拔出内瘘穿刺针,嘱陪护压迫穿刺点5~10分钟,由责任护士将穿刺点绑好松紧带。

3.2.11　责任护士记录透析小结(透析前后体重、血压、脉搏、透析过程、特殊情况处理)。

3.2.12　病人自带药经医师下达医嘱，由责任护士遵医嘱执行，并在记录单上注明(自备)字样。

3.2.13　相关科室病人来透析时原则上不执行他科医嘱(输血或输液等)，若病人必须用药时，如时间药等由相关科室将所需药品随病人一同交给透析室责任护士，由透析室医师下达医嘱后护士方可执行。抢救病人用药由透析室医师下达医嘱，透析室护士备药执行，并做抢救记录。

3.2.14　住院危重病人及记录单由血透中心责任护士向接病人医务人员交代清楚。门诊病人由责任护士向陪护交代清楚后方可离去。

3.2.15　副班整理用物，准备次日所需物品。

3.3　质量管理监控

3.3.1　空气：空气清新，温湿度适宜，每日进行紫外线消毒并登记。

3.3.2　透析液监测：由感染管理科采集透析液进行监测。

3.3.3　透析病区：不允许探视者进入透析室(特殊情况除外)。

3.3.4　透析记录单：要求记录准确、无误、属实。

示范三 ICU 监护工作指导流程

1. 目的 确保病人在 ICU 监护期间得到及时、有效地监护。

2. 适用范围 适用于 ICU 监护护士。

3. 工作步骤

3.1 接诊病人

3.1.1 接到通知后，按病人病情需要准备床单位、所需仪器、设备。

3.1.2 病人到达后，协助医师将病人搬至床上，连接呼吸机、监护导线、有创测压管道等。调整适合病人的呼吸机参数并请医师检查。整理静脉输液管道、各种引流管、尿管等，保持通畅、位置正确。办公护士在《病人收容登记本》上做好登记。

3.1.3 测量病人生命体征，包括：血压、心律、心率、血氧饱和度、意识、呼吸音等，如有异常，及时报告医师，并协助处理。

3.1.4 向医师和麻醉医师了解病人术中或入 ICU 前的病情。目前输液、用药情况。

3.1.5 观察病人末梢循环情况，检查病人全身皮肤，如有异常，告知转送病人的医务人员。

3.1.6 带气管插管的病人检查气管插管的深度并记录(门齿处刻度)。

3.1.7 处理、执行医嘱。

3.2 在 ICU 期间的监护

3.2.1 对病人实施 24 小时连续监护。每 30~60 分钟记录生命体征一次。保证病人生命体征平稳，发生病情变化，及时报告医师。

3.2.2 护士对所分管的病人应做到"九知道"，包括床号、姓名、诊断、治疗、护理、饮食、病情、心理问题、阳性体征。

3.2.3 及时准确完成各项医嘱，掌握各种特殊药物使用情况。

3.2.4 心脏术后的病人每 1~2 小时、其他病人每 3~4 小时记录尿量一次。

3.2.5 做好病人的基础护理，做到"三短"：头发、胡须、指（趾）甲，"六洁"：头发、皮肤、口腔、手足、会阴、肛门。

3.2.6 保持病人床单位清洁、整齐，卧位舒适并符合病情需要。

3.2.7 所有病人均应每 2~4 小时更换体位一次，无气管插管的病人，日间每 2 小时、夜间酌情协助叩背咳嗽。

3.2.8 预防各种护理并发症，如压疮、烫伤、因叩背排痰不力而造成的呼吸音差、拔管、坠床、摔伤等。

3.2.9 护理诊断准确、全面，措施落实。

3.2.10 按规定做好宣教工作。

3.2.11 病人的所有管道(液路、引流管、胃管、尿管等)应保持通畅、安全、固定好。

所有静脉及测压管道通畅、固定好，连接及

放置有序，不得相互交叉，避免混乱。动、静脉穿刺点应无血迹、贴膜固定良好。

3.2.12　心电导联线、脉搏氧连线、袖带连线、测压连线等应放置整齐，不得掉在地上。

3.2.13　经常检查并根据病人病情调节氧气流量，湿化罐蒸馏水每日上午更换一次，各班及时添加水量。

3.2.14　仪器状态良好，使用正确。

3.3　转出病人

3.3.1　常规每日 8：30～10：00 转出病人。特殊情况遵医嘱转出病人，转出前通知转向科室做好准备。

3.3.2　办公室护士处理医嘱，输入体温单、打印临时医嘱单并核对。结算病人费用。

3.3.3　责任护士整理好病人。护工整理好病人用物，推病人至转入科室。

3.3.4　责任护士向接病人的护士交班，包括病情、治疗、注意事项并协助共同将病人转送。

3.3.5　护工向病人家属或接诊护士转交病人用物。

3.3.6　撤换病人使用过的床上用物，并按接诊病人床单位准备。

示例四　产程观察处理工作指导流程

1. 目的　认真细致观察产程，尽可能使分娩顺利完成。

2. 范围　妇产科产房助产士(护士)。

3. 工作流程

3.1　第一产程观察：从规律宫缩到宫口开全。

3.1.1　当班产房护士严密观察子宫的收缩情况，按要求观察宫缩持续时间、强度、规律性以及间歇时间并记录在待产记录单上。

3.1.2　助产士应严密观察胎心音变化并记录在待产记录单上。

(1)助产士应在潜伏期宫缩间歇每1~2小时听胎心一次。

(2)进入活跃期后，助产士应在宫缩过频时每15~30分钟听胎心一次，每次听1分钟。

3.1.3　助产士通过肛查或阴道检查掌握宫口扩张及胎头下降情况，并在待产记录单上记录。

3.1.4　助产士应观察破膜情况、羊水性状、颜色、流出量、破膜时间，并记录在待产记录单及产程图上，发现问题立即报告医师及时处理。

3.1.5　正常情况下助产士应每4~6小时测量血压一次，如发现血压升高，应增加测量次数并立即报告医师及时处理。如为妊娠期高血压疾病病人，应1次/2小时，及时备好开口器，并观察有无自觉症状。

3.1.6　助产士应鼓励产妇多吃高热量、易消化食物，并注意摄入足够水分，以保存体力。

3.1.7　助产士应给予心理护理，讲解分娩配合的方法并给予无微不至的关怀。

3.1.8　临产时，若产妇宫缩不强，未破膜，助产士可鼓励产妇在病室内适当活动，有助于产程进展，若初产妇宫口近开全或经产妇宫口扩张4cm，应上产床并行左侧卧位。

3.1.9　若产妇精神过度紧张时，宫缩时喊叫不安，助产士应指导做深呼吸或双手轻揉下腹部。

3.1.10　临产后，助产士应鼓励产妇每2~4小时排尿一次，必要时给予导尿。

3.1.11　初产妇头位临产的宫口开大3cm时，当班助产士应认真绘制产程图。

3.1.12　初产妇宫口开全，经产妇宫口开大3cm时，应做好上台接生前各项准备工作，并上台接生。

3.2　第二产程观察：从宫口开全到胎儿娩出。

3.2.1　助产士密切监测胎心，每5~10分钟听测一次，并记录在候产记录单上。必要时用胎儿监护仪观察胎儿心率及基线变化，发现问题及时报告医师尽快结束分娩。

3.2.2　助产士指导产妇屏气(使用语言)。

3.2.3　接产的准备

(1)助产士用肥皂水擦洗产妇的外阴部，然后用温开水冲掉肥皂水，用无菌干棉球擦干，0.1%洗必泰消毒。

(2)正常接生由助产士负责，接产者按无菌操作常规洗手戴手套，铺好消毒巾准备接产。

3.2.4　接产

（1）助产士应保护会阴，协助胎头俯屈。

（2）助产士应按分娩机转协助胎头仰伸。

（3）助产士应擦净脸上血迹、足底胎脂，台下巡回护士测新生儿体重，打足印及拇指印于分娩记录单上。

（4）助产士协助胎头复位和外旋转，使胎儿双肩径与骨盆出口前后径相一致，协助娩肩，顺利娩出胎儿，记录胎儿娩出时间。

3.3　第三产程观察：胎儿娩出后至胎盘娩出。

3.3.1　巡回护士协助助产士清理新生儿呼吸道。

3.3.2　助产士应在胎儿娩出后断脐、结扎脐带，抱新生儿给产妇确认性别。

3.3.3　产房巡回护士应擦净新生儿面部及身体的血迹及胎脂，台下巡回护士测新生儿体重、头围、身长，盖婴儿足印及拇指印于分娩记录单上，存入病案保存。婴儿右手腕部应佩戴统一制作的腕带标志，记录床号、母亲姓名及婴儿性别。

3.3.4　产房巡回护士应在胎儿娩出后酌情给予产妇缩宫药物，预防产后出血。

3.3.5　助产士协助胎盘娩出并记录娩出时间，检查胎盘、胎膜是否完整。

3.3.6　助产士应检查软产道有无破损。

3.3.7　观察产后一般情况，助产士应在产房观察产妇2小时，协助产妇首次哺乳，注意宫缩、官底高度、阴道流血情况及生命体征并记录。无异常平车推回病房，并与病房护士交代分娩情况。

3.3.8　助产士应填好分娩记录、新生儿的记录及分娩登记本。

示例五　手术室接送病人工作指导流程

1. 目的　对手术病人的接、送过程进行控制，使需要手术病人及时、准确得到手术治疗，急诊手术能及时进行，避免延误手术时间以及差错事故的发生，确保术前术后与临床科交接中病人的安全。

2. 适用范围　手术室护士。

3. 职责

3.1　各临床科护理人员按照术前医嘱及术前护理常规做好术前准备，并将所带物品备好，在手术护士接病人时交接带入手术室。

3.2　手术病人接至手术室后，该手术巡回护士及麻醉医师负责接待病人，严格执行查对制度，手术室护士长负责解决病人接诊过程中出现的问题及意外发生事故。

4. 工作程序

4.1　各临床科手术医师开具手术医嘱，包括手术时间、手术名称、手术部位、麻醉方法、术前准备、术前用药。

4.2　各类手术均按手术通知单接待手术病人。择期手术，术前一日上午10：00前将手术通知单送到手术室。

4.3　手术当日医师于8：30前进入手术室，接台手术应提前30分钟电话通知有关科室做准备。而后，由手术室派专人将病人接入手术室。医师需在病人送到手术室后20分钟内到达，并准备手术。急诊手术应提前30分钟电话通知手术室，并由医师携带通知单与病人一同到达手术室。

4.4　手术当日第一台择期手术由洗手护士（无洗手护士时由巡回护士负责），根据病人手术时间、麻醉种类、手术大小、无菌要求等先后于手术前30分钟将病人接到指定手术间。

4.5　不能行走及给予麻醉前用药的病人，一律用平车（或担架）接送。危重病人应由经治医师陪送。病人进入手术室后，巡回护士、麻醉医师接待病人要热情。协助病人戴上帽子，卧于手术台上，并由护士在旁照顾，以防坠床或意外。待麻醉医师监测生命体征实施麻醉后，摆好体位。

4.6　严格执行接送病人的交接制度，并做好记录。

4.6.1　查对病人姓名、床号、住院号、手术名称、手术部位及皮肤准备情况。

4.6.2　检查术前准备是否完善，如：术前用药、禁食、配血、灌肠、插胃管、皮肤敏感试验、家属签字等情况。

4.6.3　接清随带的物品（病历、X线片、CT片、被服、胸腹带、药物、输液瓶、瓶套或其他必要物品等）。

4.6.4　病人的贵重物品及义齿等，术前交病室护士保管，一律不带入手术室内。

4.7　手术结束后，将病人随病房带来的一切用物送回病房。与病室接班护士当面交清下列事项。

4.7.1　术中病人的情况、术后及麻醉后的注意事项。

4.7.2　输液、各种引流的放置及术后包扎的情况。

4.8　手术完毕，一般由术者、麻醉医师、卫生员一起护送病人回病房，重大手术应由麻醉医师、手术医师、手术室护士陪同。途中应注意特殊病人，如：左房黏液瘤、神志不清、脑危象、严重外伤、休克等病人的病情变化，注意保暖及输液通畅，并注意病人的呼吸与心跳情况，确保病人安全。

4.9　若病室术前准备不完善，手术室可拒绝接病人，待完善术前准备后由病房护士送至手术室。

4.10　每日早上7∶30开始接病人，各病房在早晨7∶15时以前做好术前准备。

第六节　护理常见应急处理预案流程文件

一、失火的护理应急预案

失火的护理应急预案如图12-1所示。

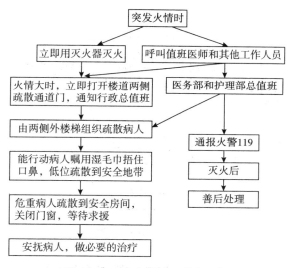

图 12 - 1　失火的护理应急预案

二、失窃的护理应急预案

失窃的护理应急预案如图 12 - 2 所示。

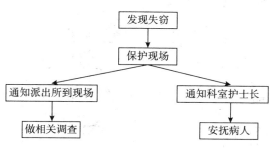

图 12 - 2　失窃的护理应急预案

三、突然停电的护理应急预案

突然停电的护理应急预案如图 12 - 3 所示。

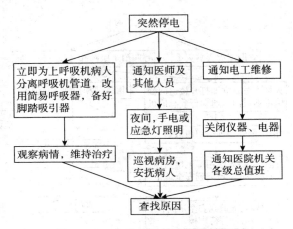

图 12 - 3 突然停电的护理应急预案

四、大批伤员或大批食物中毒病人入病房 的护理应急预案

大批伤员或大批食物中毒病人入病房的护理应急预案如图 12 - 4 所示。

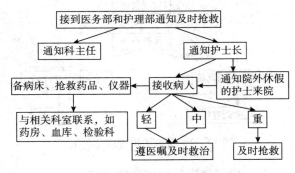

图 12 - 4 大批伤员或大批食物中毒病人
入病房的护理应急预案

五、医务人员发生锐器伤的护理应急预案

锐器伤病人的护理应急预案如图 12 - 5 所示。

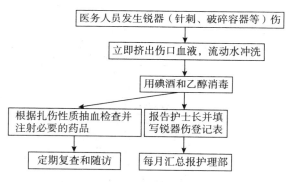

图 12 - 5 锐器伤病人的护理应急预案

六、住院病人输液发热反应的护理应急预案

住院病人输液发热反应的护理应急预案如图 12 - 6 所示。

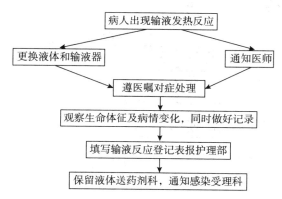

图 12 - 6 住院病人输液发热反应的护理应急预案

七、住院病人输血反应的护理应急预案

住院病人输血反应的护理应急预案如图12-7所示。

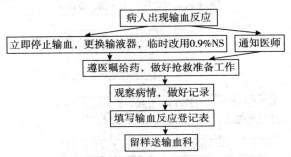

图 12-7　住院病人输血反应的护理应急预案

八、住院病人发生组织损伤性药物外渗的护理应急预案

住院病人发生组织损伤性药物外渗的护理应急预案如图 12-8 所示。

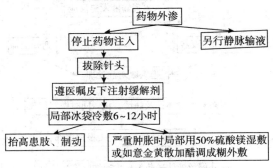

图 12-8　住院病人发生组织损伤性
药物外渗的护理应急预案

九、住院病人有自杀倾向的护理应急预案

住院病人有自杀倾向和自杀后的护理应急预案如图 12 – 9、图 12 – 10 所示。

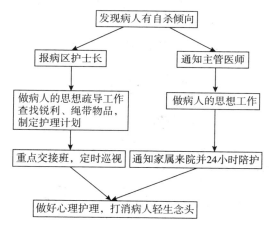

图 12 – 9　住院病人有自杀倾向的护理应急预案

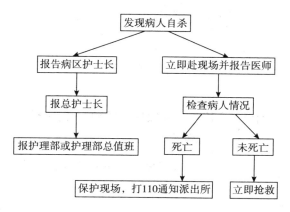

图 12 – 10　住院病人自杀后的护理应急预案

十、住院病人发生外出或外出不归的护理应急预案

住院病人发生外出或外出不归的护理应急预案如图 12 - 11 所示。

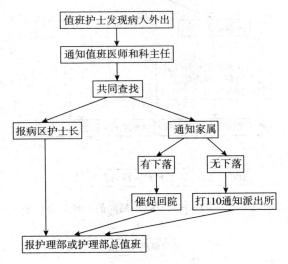

图 12 - 11　住院病人发生外出或外出
不归的护理应急预案

十一、科室中心供氧突发断气时的护理应急预案

科室中心供氧突发断气时的护理应急预案如图 12 - 12 所示。

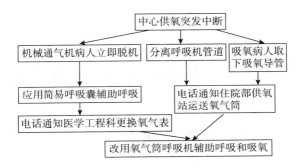

图 12-12　科室中心供氧突发断气时的护理应急预案

第十三章　医院护理质量记录管理

第一节　质量记录概述

一、质量记录的定义

是指阐明所取得的结果或提供所完成的活动的证据的文件，是质量管理体系文件的重要组成部分。内容包括：设计、检验、实验、调查、审核、评审等方面的图表或有关结果，可为医院提供医疗护理服务过程和质量管理体系符合要求及有效运作的证据。管理的内容包括标识、贮存、保护、检索、保存期限等。

二、护理质量记录的特点

（一）可操作性

护理人员，按照规范要求随时记录，是护士行为和病情的客观记录。

（二）可检查性

护理质量记录反映护理人员的实际操作活动，具有数量化和特征化的特点，因而可以检查和评价。

（三）可追溯性

需要追踪原因时，可以通过护理质量记录查

明情况，从而可以有针对性地预防和纠正措施。

（四）可见证性

为医院进行内部或外部质量管理体系审核提供证据。

（五）系统性

其记录了质量活动的完整过程，因而具有连续性，可为医院管理者分析质量问题提供依据，也可成为质量成本分析的依据。

三、护理质量记录的原则

记录应覆盖病人在医院就医的整个过程，必须完整并保证可追溯性。为确保护理记录质量，必须坚持以下原则。

（一）真实性原则

真实性是对护理记录最根本的要求。真实的记录能客观反映出医疗护理活动中的质量情况，能使质量管理体系的最高管理者正确判断护理质量体系在运行中是否有效或有哪些偏差和缺陷。弄虚作假、主观臆测，甚至是杜撰的记录，不能客观地反映真实情况，不能及时纠正偏离或不符合行为，可能导致重大的医疗护理安全问题。

（二）准确性原则

准确性是指所记录的数据必须正确、清楚、一目了然，文字描述要具体、突出重点、简明、符合逻辑，不能用抽象的、概括的词语和修饰性词语。记录不能含糊不清、模棱两可、甚至自相矛盾。当记录出现错误时，每一错误应划改，不可擦涂，以免字迹模糊或消失，并将正确内容填写在旁边。

(三)完整性原则

完整性是指应建立全面、完整的记录体系，应覆盖质量管理体系 25 个要素的全部过程和结果，特别是与报告质量有直接关系的关键过程和关键控制点，要能系统地反映出各职能部门质量活动的真实情况和整个体系的运行全貌。记录体系是一个大链，由各个基础链组成，每个基础链缺一不可。

(四)及时性原则

及时性原则是指应将当前情况、观察结果、操作项目、行为等内容在产生的当时予以记录。严禁事前预记、事后补记或转抄。

第二节　护理质量记录实施

一、护理质量记录分类与内容

根据 ISO 9001 标准要求，护理管理应建立以下质量记录。

(一)管理评审记录

管理评审是医院推行质量管理体系的主要质量环节。由最高管理者通过阶段性评价质量管理体系的适用性、充分性和有效性，以总结医疗护理服务过程中需要改进和保障资源需求的措施。其主要包括管理评审计划、会议签到表、管理评审记录、管理评审报告、管理评审总结等。护理部根据护理专业的特点每年针对内外评审的结果对质量管理体系进行全面论证，修订质量管理方案，完善考评标准，健全考评过程记录，如督察检查记录、分析评价记录、考核控制记录等护理质量记录，使其更具有适用性、充分性和有效性。

（二）护理人力资源教育、培训、技能、经验和鉴定记录

护理部建立各级护理人员的教育、培训、技能和经验记录；建立岗位培训、三基培训、继续教育培训、考核等记录。科室护士长针对专科特点建立本科室各级护士的专科培训和考核记录。

（三）证实护理服务符合相关要求的记录

包括交接班本、医嘱查对记录本、质量检查记录单、随访登记本、危急值登记本、静脉营养配液记录本、特殊管理药品专用账册等。

（四）与护理质量要求有关的评审结果及整改措施的记录

评审内容包括：护理服务要求（包括相关法律法规要求、部门行业规定等）是否已明确；医院在技术、质量、人员、设备、设施、环境和过程控制各方面是否有能力满足和实现这些护理服务要求等。同时，对评审及后续措施应保持相关记录。

（五）设计开发相关的记录

包括护理新技术、新项目和科研的设计开发计划、申报审批表、科研项目鉴定专家函审记录本、项目追踪记录本、科研成果专家评定汇总表等。

（六）供方评价结果以及相应措施

供方就是为医院提供医疗设备与设施、医疗器材以及医用物品、药品等单位。必须对这些单位按照规定要求进行评价，合格后列入合格供方清单，同时填写合格供方评价表、合格供方再评价表等。

（七）在获得结果不能够被随后证实的情况下，医院要求对医疗护理服务过程确认

如重大疑难手术、新开展医疗项目出现并发症；药物治疗或临床药物试验药品出现非预期的不良反应；无过错输血发生"窗口期"传染性疾病等，医院要对这些难以预料和控制的过程予以确认，并建立相应的医疗技术风险预案。

（八）当有可追溯性要求时要进行唯一性标识

包括病历的住院号、各种检查报告单的登记号、影像资料的编号等。

（九）丢失、损坏或者被发现不适宜使用的病人财产

包括病人的医疗文书、检查资料、手术标本、病理切片、血样等被弄丢；正常的组织、器官被误切等。当上述情况发生时应报告病人，并进行记录。

（十）医疗仪器设备的控制

为了确保医疗仪器设备检查结果的有效、可靠，要求医院对其按规定时间进行检校。检校标准应能溯源到国际或国家标准。如无上述标准，医院应制定自校规程和校准标准，并留下相关记录。医疗仪器设备不符合要求时，要及时采取适当措施，如维修、保养、调整、校准等。同时需对该设备以往测量结果的有效性进行评价，如果无效，要采取相应措施。

（十一）院内护理质量检查记录

包括年度院内部护理质量检查计划、质量检查表、质量讲评会议记录、护理质量缺陷报告、护理不合格报告分布表、考评工作总结等。

（十二）护理缺陷的性质和随后采取措施的记录

医院常见的护理缺陷多为护理文书书写不规范、护理核心医疗制度落实不到位、未建立质量记录、标识不规范、培训不规范、无质量目标实现的记录、医疗护理差错事故等。要针对缺陷产生的原因，制订纠正措施并落实，以消除不合格。

（十三）纠正和预防措施记录

纠正措施是"为消除已发生不合格或其他不希望情况的原因所采取的措施"。采取纠正措施的目的是为了防止类似不合格的发生。预防措施是"为消除潜在不合格或其他潜在不希望情况的原因所采取的措施"。医院的质量记录，除上述记录外，还包括医院感染预防记录、质量目标管理记录（主要包括医院统计指标、病人满意度等）以及医疗、护理、医院感染质量控制记录等。

二、质量记录的标识和编号

质量记录标识应按医院文件控制程序执行。采用上级部门或行业通用记录的，直接采用其已有的编号；未给出编号的由医院进行编号。不同用途的记录采用不同的编号。

三、护理质量记录书写

护理人员应严格按照质量管理体系文件以及相关法律法规、部门规章制度的要求进行记录，并如实、及时地将工作情况及结果记录在相应的记录文件中，如护理病历要严格按照《病历书写基本规范》书写。所有的质量记录要求内容齐全、条理清晰、简明扼要、字迹清楚、书写规范，能分清类别和名称。每份记录均应有记录时间和记录人。记录时间按×年×月×日格式书写，有特殊要求的按相关规定执行。记录人应签全名，且字迹工整、清晰易认。禁止对质量记录的内容和数据随意涂抹、修改，如书写有误，应用单横线进行划改，将勘误内容标注其旁，并签名进行确认。划、改内容应清晰并能识别原记录。

四、质量记录的收集、传递、编目、保存、归档

各科室应明确专人负责本科室质量记录的收

集、传递、编目、保管、归档；应编制《质量记录清单》，对质量记录进行编目管理。清单应包括记录名称、编号、使用部门、保存期限等内容。对重要的医疗护理记录有归档要求的，应按相关要求编目归档。同时，应按记录的不同用途确定不同的保存期限。有明确规定的，严格按规定执行。如《医疗机构管理条例实施细则》第 53 条规定：医疗机构门诊病历的保存期不得少于 15 年，住院病历的保存期不得少于 30 年。质量记录的存放地点既要安全，保证不丢失、不损坏，又要保证查阅的便捷。

五、质量记录的查阅、借阅

由医院统一编制《文件借阅、复制记录表》，应包含借阅人、负责人签字及借阅日期、归还日期等。查阅质量记录时，需经医院指定部门负责人同意后，于保管部门内部进行查阅。借阅质量记录时，需经医院指定部门负责人签字同意后，方可借阅并进行记录。

第三节　护理文书记录书写具体要求

1. 护理文书记录的范畴　护理文书记录包括体温单、医嘱单、危重症护理记录单、手术清点记录单、生命体征观察单、专科护理记录单、科室病情报告本等。病人出院后，与医疗病历同时归档管理。根据《医疗事故处理条例》规定，体温单、医嘱单、护理记录属于病人复印或复制资料的范围，具有法律效力。

2. 护理文书记录使用范围　体温单、医嘱单用于所有住院和急诊留观病人；生命体征观察单用于昏迷、颅脑外伤、休克、大出血、大手术、高热等需定时观察各项生命体征且未报病重和病危的病人；危重病人护理记录用于报病重、病危病人；手术清点单是指巡回护士对手术病人术中所用血液、器械、敷料等的记录，应当在手术结束后即时完成，巡回护士和手术器械护士签名。各专科护理记录单用于相关专科病人的护理记录。

3. 护理文件应当由依法取得执业护士资格并在注册有效期内的护士和经所在医疗单位授权的护理人员书写。实习期、试用期、进修护士书写的护理记录须由本科室执业护士(带教老师)审阅、修改并签全名后方可生效。

4. 护理文件应使用蓝黑墨水笔书写，护士长审阅和修改的护理记录使用红色墨水笔书写。

5. 电子版护理记录应当满页打印，字迹清晰，复印后可辨认。

6. 护理文件内容应客观真实，准确及时、完整，做到文字工整、字迹清晰、语句通顺、表达准确，具体要求如下。

(1)应当使用中文医学术语。通用的外文缩写和无正式译名的症状、体征、疾病名称等可以使用外文。药名应写通用名，不能书写商品名。

（2）医学名词应使用全称，不得随意简写、缩写。

（3）记录中涉及医护人员或病人家属签名时，必须写全名，注明与病人的关系。

（4）药物名称与医嘱要一致。

（5）病历中所有带量词的数字要使用阿拉伯数字，不能使用汉字或汉字和阿拉伯数字混用。

（6）护理记录中的病情记录和一些客观资料与医疗记录保持一致，做到"谁实施、谁记录、谁签字、谁负责"，确保护理记录的真实性和准确性。

7. 护理文件纸张、纸质、颜色、大小以及上下眉栏格式、书写内容的字体、字号、排版格式等要规范统一，具体要求如下。

（1）眉栏第一行应当写明单位和护理文件名称。第二行应当写明病人姓名、科室（病区）、床号、病案号。下眉栏正中为页码。

（2）所有内容均应逐项填写无遗漏。

（3）所有医疗文件和张贴用纸都要专门设计，专纸专用。

8. 护理人员发现病人病情变化、给予各种抢救处置以及实施各种护理措施的时间，均应即时准确记录，要求精确到分钟。

9. 修改护理记录必须遵循以下原则。

（1）护理人员只能对本人工作记录中的有关

内容进行修改；带教护士修改被带教护士的护理记录时，修改内容及签名使用蓝黑墨水笔，签名方式：带教护士/被带教护士。修改电子病历，应按权限和有关规定由修改者使用本人口令及密码进入《×××医院信息系统》护理信息工作站修改。

（2）护士长对危重病人护理记录应在24小时内完成审阅。

（3）修改护理记录中的文字错误，应当用双横线划在错字上，在划线的错字上方用同色笔更正签全名并注明修改日期，书写方式为：姓名，日/月，保持原记录清楚、可辨。不得采用刮、粘、涂等方法掩盖或去除原来的字迹。护理人员修改本人书写的记录内容应使用蓝黑墨水笔，每页不超过3处。上级护理人员修改下级护理人员的护理记录以及护士长修改护理记录用红色墨水笔，每页不超过3处。护士长修改的内容仅限于错别字及医学术语使用不当等非原则问题，如药物名称或用药剂量、时间、病情等书写错误不得更改，应重写。

（4）在同一页面中，不同医务人员书写的多个记录应由记录者分别抄写，重新抄写的内容不得改变与原记录实施过的医疗行为不相符的内容。重新抄写只能在护理记录各项书写要求完成时间内进行。

（5）封存、诉讼期间和归档后的护理文件不得修改。

10. 护理文件中签名的具体要求如下。

（1）电子版护理记录在打印后存档的纸质病历中应进行手工签名，签名方式为"电子版签名、手工签名"或满页后，在楣底书写"护理人员确认签字：本人手工签名"。如本页有护士长审阅，应在护士姓名后手工签名。病历归档前，护士长审阅后，手工签名，方式为审签：XXX。

（2）带教护士审核签名应在被带教护士署名的左侧，与署名人员用笔颜色相同，以斜线相隔，签字方式为带教护士/被带教护士。

（3）代理护士长签名，在姓名前注明是代护士长。不能在代行工作时直接书写原责任人姓名。方式为审签：代护士长 XXX。

11. 接诊急、危、重症病人需立即抢救不能及时书写护理记录时，应在抢救结束后 6 个小时内据实补记，并加以注明。

12. 护理记录的全部内容均为客观内容，主观分析内容不应记录在护理记录中。护理记录应反映护理问题、护理措施、护理效果和相关健康教育等内容，重点突出、简明扼要，各项记录内容和时间相对应。

13. 体温单为表格式，书写要求及内容如下。

（1）内容　由眉栏、表格栏、描记栏、补充项目栏四个部分组成。

1）眉栏　包括病人姓名、科室、床号、病案号、入院日期。

2）表格栏 包括日期。

3）描记栏 包括入院时间、外出、手术、转科、分娩时间、出院、死亡时间、体温、脉搏、呼吸、血压、不升。

4）补充项目栏 血压、体重、出入量、大便次数、手术日数、住院日数等。

（2）书写要求

1）"日期"栏人工绘制时，首页第1天应填写年、月、日，其余6日只写日。如在6天中遇到新的年度或月份开始，则应填写年、月、日或月、日。电子版体温单为年、月、日。

2）患病日数用于记录急性传染病或特殊急性病的患病日数（第一页由医生填写）。

3）填写"手术（分娩）后日数"栏同医疗护理技术操作常规第四版。

4）在40~42℃横线之间相应的时间格内用蓝黑墨水笔纵向填写入院、分娩、死亡时间及转入、手术、出院、转科等；转科通常由转入科室填写，如果体温单满页时由转出科室填写。

5）体温曲线的绘制。

①体温符号：口温以蓝"●"表示，腋温以蓝"×"表示，肛温以蓝"○"表示。

②将实际测量的度数，用蓝笔绘制于体温单35~42℃的相应时间格内，相邻温度用蓝线相连。

③体温39℃以上应采用物理降温措施，半小

时至 1 小时复测体温，测量的体温以红圈"○"表示，用红虚线与降温前的体温纵向连接，下次测得的温度用蓝线仍与降温前温度相连。体温 <35℃者，于 34～35℃用蓝笔写"不升"，两字间空三格。

④若病人因拒测、外出进行诊疗活动或请假等原因未能测量体温时，则在体温单 40～42℃横线之间相应时间纵格内填写"外出""拒试"，两字间空三格，前后两次体温断开不相连。

⑤人工冬眠按实际所测体温进行绘制。

6）脉搏、心率曲线的绘制。

①脉搏、心率符号：脉率以红点"●"表示，心率以红圈"○"表示。

②将实际测量的脉率或心率，用红笔绘制于体温单相应时间格内，相邻脉率或心率以红实线相连。

③脉搏与体温重叠时，先划体温符号，再用红笔在外划红圈"○"。如系肛温，则先以蓝圈表示体温，其内以红点表示脉搏。

④脉搏短绌时，相邻脉率或心率用红线分别相连，在脉率与心率之间用蓝色彩笔涂满。

⑤当脉率或心率超过 180 次/分时，在对应方格内直接填写实际次数，并与前后脉率或心率相连。

7）呼吸曲线的绘制。呼吸次数以阿拉伯数字表示，填写在呼吸栏内，免写计量单位，相邻的两次呼吸上下错开记录，每页首记呼吸从上方开始书写。

8）补充项目栏内数据以阿拉伯数字记录，免写计量单位。

①大便次数。记前一日 24 小时的大便次数，每日记录 1 次。未解大便以"0"表示；大便失禁或人工肛门以"※"表示；灌肠以"E"表示，灌肠后排便以 E 做分母、排便做分子表示，书写方式为："1 次/E"表示灌肠后排便 1 次；"1（空一格）2 次/E，"表示自行排便 1 次，灌肠后又排便 2 次；"4 次/2E"表示灌肠 2 次后排便 4 次。

②尿量。记前一日 24 小时的尿液总量，每日记录 1 次。

③出入量。记前一日 24 小时的出入总量，遵医嘱将记录 24 小时总摄入量、液体入量、总出量、尿量、引流液量等分别填在相应栏内。

④体重。以 kg 为单位填入，一般新入院病人应记录体重，住院病人每周测量体重 1 次并记录；病情危重或卧床不能测量的病人，应在体重栏内注明"卧床"。

⑤血压。以 mmHg 或 kPa 为单位填入。新入院病人及手术当日早晨应记录血压。测血压 1 次/日者，血压记录在体温单上，测血压 2 次/日以上者，血压记录在生命体征观察单上。

⑥"其他"栏作为机动栏，根据病情需要填写。

⑦页码。应逐页填写。

9）测量及记录频次

①年龄≥13 岁

a. 新入院病人：每日 2 次测体温、脉搏，连续 3 日正常，改为 1 次/日。入院时测血压，以后根据医嘱执行。

b. 一级护理：体温、脉搏一般 4 次/日。特殊需要时按医嘱增加次数。瘫痪、牵引、卧石膏床病人病情稳定，可 1 次/日。呼吸、血压根据病情及医嘱执行。

c. 发热病人：体温≥38.0℃，测量 4 次/日体温、脉搏，连续 3 日体温≤37.9℃改测 2 次/日；连续 3 日正常改测 1 次/日。

②年龄≤12 岁患儿

a. 新入院患儿

● 年龄≥4 岁患儿每日 2 次测体温、脉搏，连续 3 日正常改测 1 次/日。

● 年龄≤3 岁患儿每日 2 次测体温，免测脉搏，连续 3 日正常改测次 1 次/日。

● 年龄≥12 岁患儿入院时测血压，以后根据医嘱执行。

b. 一级护理：每日 4 次测体温、脉搏。

c. 发热病人

● 年龄≥4 岁患儿测量频次同年龄≥13 岁病人。

● 年龄≤3 岁患儿测量频次同年龄≥13 岁病人，只测体温，免测脉搏。

d. 手术当日晨测量血压。大手术后每日4次测体温、脉搏，连续7日，中手术后每日2次测体温、脉搏，连续7日。体温正常改测1次/日。

10）电子版体温单，满页必须打印，字迹清晰可辨。需手工填写内容应及时填写。转科病人体温单未满页时由转入科室负责满页后打印并填写需手工填写的内容。其他内容由原科室负责录入。

11）病人先入住病房处置，后办理住院手续且入院时间超过零点者，请电话通知住院处更改入院日期和时间。注意：病人入院时间体温单、记录单要一致。

14. 医嘱单　是医师在医疗活动中下达的医学指令，分为长期医嘱单和临时医嘱单。

（1）内容　由眉栏及医嘱栏组成。

1）眉栏　由病人姓名、科别、病案号、页码组成。

2）医嘱栏　由起始日期和时间、医嘱内容、停止日期和时间、医生签名、执行时间、护士签名栏目组成。

（2）书写要求

1）医嘱内容及起始、停止时间应由医师下达，要求内容准确、清楚，每项医嘱应当只包含一个内容，并注明下达时间（时、分）。

2）医嘱不得涂改，需要取消时，应当由医师下达"作废"医嘱，并签名。护士对"作废"医嘱不做任何处理。

3）一般情况下，护士不执行口头医嘱，因抢救危重病人需要执行口头医嘱时，护士必须复述一遍，双方确认无误后方可执行。抢救结束后医师应据实补记医嘱。

4）临时医嘱单执行时间按实际操作时间记录，应具体到分钟，签全名。

5）病人手术或转科时，在长期医嘱下面画红横线，表示停止以上所有医嘱。

15. 危重症护理记录单 应当根据相应专科的护理特点书写。内容包括：病人姓名、科室、病案号、床号、页码、记录日期和时间、出入液量、体温、脉搏、呼吸、血压等病情观察、护理措施和效果、护士签字等。记录时间应具体到分钟。

报病重（危）病人建立危重症护理记录，在××信息系统书写。科间借床病人使用文档危重症护理记录单。

（1）基本要求

1）护理人员应根据医嘱要求，观察病情变化并做好记录，有"心电监护"医嘱者，至少每小时记录1次相应数值。无"心电监护"医嘱者，每小时记录一次，病情变化与抢救时随时记录，遇有特殊情况，应在6小时内据实补记。

2）病重（病危）病人每日记录1次专科护理要点。

3）护士只记录本人观察到的客观病情、报告医生后的处置及效果。病情及阳性检查结果医疗病历已记录的内容不再重复记录。

4）药疗医嘱于执行后记录。

5）饮食以"普食、半流食、流食、鼻饲饮食、治疗饮食"等方式记录。

6）更改日期时应记录日期，翻页续写同一时间的内容，只写日期，不写时间。

7）每班只总结出入量。病情总结和死亡小结不再记录。

（2）书写细则

1）首程记录内容 填全生命体征及神志，有意识障碍者，要填瞳孔直径。简述报病重（危）原因，各种仪器的设定参数或模式、各种管道、引流液的性质、皮肤情况、各液路情况，多条液路不需要具体描述各液路部位。记录方式为：各液路通畅，穿刺部位无异常。当穿刺部位出现异常情况时如局部红肿、静脉炎等再具体记录穿刺部位，如左手背部浅静脉置管穿刺部位出现5cm×5cm红肿。

起始记录时的余液量记录在入量栏内，在病情栏记录液体及药物名称。

2）神志的记录要求

①与医生记录保持一致，一般以清楚、嗜睡、模糊、昏睡、浅昏迷、深昏迷记录在神志栏内。精神状态以好、较好、差、较差描述。

有意识障碍者要记录瞳孔直径，数值记录在瞳孔栏内，免记单位。瞳孔等大等圆时，瞳孔栏内只记录一个数值，瞳孔不等大时，瞳孔栏内应记录：左 2 右 4。对光反射（灵敏、迟钝、消失）情况记录在病情栏内。

②也可以客观的记录为"呼之能应，对答切题，答非所问，意识丧失"等。

3）生命体征及相关仪器使用的记录要求

①每日记录 4 次体温、脉搏、呼吸、血压。有变化时随时记录。

②使用降温毯病人，开始使用 30 分钟观察记录体温，以后至少每小时监测体温并记录，体温发生变化随时记录。开始使用降温毯时要记录设置水温及实际水温，以后每天记录 1 次。调整机器设置温度随时记录。

③有"心电监护"医嘱者，至少每小时记录 1 次相应数值。

a. 心律正常时，每日晨接班时记录 1 次心电图性质。

b. 出现异常时应随时记录，并记录处置情况及处置后的效果，无论心律有无变化，本班都应记录 1 次心电图性质。

c. 持续出现异常心律时，每班记录 1 次心电图性质直至正常。

d. 监护数值出现异常时随时记录。

e. 心电图为室颤心律时，如使用心电监护，且监护仪上显示心率次数，在脉搏栏内书写"心率40"即可。

④使用呼吸机辅助呼吸的病人，应记录气管插管途径及长度、通气模式、潮气量、呼吸频率、吸氧浓度等。无变化时每日具体记录一次。调整参数应随时记录。生命体征呼吸栏内只记录能观察到的自主呼吸次数，辅助呼吸次数记录到病情栏内。

⑤电复律记录：电除颤。

⑥简易呼吸囊辅助呼吸和胸外心脏按压不记录频次。

4）药疗医嘱记录要求

①执行临时药疗医嘱记录要求：发生病情变化及抢救时，要记录病情（病人主诉、发生的症状、体征）、遵医嘱用药后记录具体药物名称及处置后的效果。

②长期医嘱记录要求

a. 长期药疗医嘱指经各种途径给药的药疗医嘱。执行后及时记录，精确到分钟。

b. 小治疗医嘱的执行要求：每次记录治疗名称和观察内容。如雾化吸入，痰液可自行咳出，呈白色黏痰，量约3ml。膀胱冲洗记录引流液性质，如膀胱冲洗液有絮状物（血块）引出。

c. 液体及药品名称免写"注射液或注射用"字样。

③当日开始输液治疗及输液完毕时，要有记

录。记录方式为病情栏内记录：建立液路(有多条液路时，不需要注明具体部位)。需要控制液体速度的药物，要记录特殊药物名称、滴速，如多巴胺组液滴速 20 滴/分。静脉输入完毕要记录有无不良反应。

④泵入药物要记录泵速，如硝酸甘油组液泵速 2ml/h。

5)手术病人记录要求　术前、术后均报病重，记录续写。

①术前一日书写拟行手术麻醉方式、手术名称、术前准备完成情况及相关术前健康教育内容。

②手术当日记录病人何时、谁接病人、病人以何方式离开病房。

③接诊手术后病人应记录回病房时间、谁送病人、病人以何方式回病房、麻醉方式、手术名称、麻醉恢复情况、体位、伤口、引流管情况、专科观察事项，并告知病人(或家属)术后护理注意事项。

④术后重点记录体位、伤口敷料有无渗出、各种引流管是否通畅、固定情况、引流液性质和量、是否更换引流袋、疼痛、排气、饮食、活动情况等内容。

6)侵入性操作　护理过程中实施的侵入性操作，如下胃管、导尿、PICC 置管等应注明操作时间、操作名称、插入的深度(厘米)、验证导管进入预定部位的方法、固定方式、向病人或家属告知的注意事项等。由医师进行的侵入操作，如气管切开、气管插管、腰穿、纤维支气管镜检查等，护理人员应记录操作结束的时间、操作名称、观察到的客观情况等。

7）介入治疗　需记录病人何时、谁接病人、病人以何方式离开病房。回病房时间、谁送病人、病人以何方式回病房，病人一般情况、操作后重点部位观察以及向病人或家属告知的注意事项等，病人已知晓（或掌握）。

8）出入液量的记录要求

①入量的记录

a. 入量包括进食水量、静脉入量。

b. 输入液体量只计算瓶（袋）装液体量，针剂溶液不计算在入量内。特殊情况遵医嘱执行。

c. 静脉营养液记录方式：静脉营养液在起始时在入量"名称"栏记录"静脉营养液"，在"量"栏记录总量，不再具体书写静脉营养液液体及药物内容，每班交班前在病情栏内总结性的记录一次实际输入量，如静脉营养液实际入量500。

d. 饮食记录食物含水量，途径不再记录，如流食200。

e. 常规口服药记录方式：常规药　口服50。

f. 每班于交班前小结入量，下午班累加上午班入量，夜班总结全天入量。记录方式：

◆从脉搏栏开始记录：

8 小时小结：总摄入量　2700

> 输入　2500
>
> 口入　200

◆需要严格记录实际入量时，记录方式：

> 8 小时小结：总摄入量　700
>
> 实际输入　500
>
> 口入　200

②排出液量的记录

a. 排出液包括：尿、便、呕吐物、呕血、咯血、胸腔积液、腹腔积液、引流液等。痰在病情栏内记录颜色、性质、量，不包含在排出液内。

b. 除痰量以外的排出液量超过 10ml（含 10ml）均应累计到总出量。少于 10ml 的量在病情记录栏内写"少量"。

c. 正常大便不记录量，只记录"次"。异常时要记录具体量。

d. 排出物性质和颜色记录在病情记录栏内。

e. 尿、便性质、颜色正常时，每班只记录 1 次，异常时应每次记录。

f. 其余排出物应记录每一次的性质和颜色。如血性引流液、黄色浑浊尿液。

③出入液量的总结记录

a. 每班做出入量小结。

b. 晨 7：00 做 24 小时出入量总结。

c. 总结护士签名。

④弃液的记录：弃液及量记录在出量栏内，病情栏内记录遵医嘱所弃液体的详细名称。如：

弃液 200，遵医嘱弃 10% 葡萄糖 500ml 加多巴胺 20mg 静滴余液。并在小结或总结的入量中减去弃液的量。

9）死亡病人的记录要求

①呼吸心跳停止时，要准确记录停止时间，并在生命体征栏内记录"0"数据，病情栏内描述：呼吸、心跳停止，心电图呈直线（有心电监护或做了心电图应在其后描述）。抢救过程中，应随时记录用药效果，即生命体征的恢复情况要及时记录到生命体征数据栏内（数据为"0"也要记录）。

②瞳孔的描述应根据当时瞳孔变化的情况记录。如：呼吸心跳停止，心电图直线，双侧瞳孔等大等圆，直径约 5mm，对光反射消失。

③停止抢救时，要准确记录停止抢救时间，并在病情栏内记录"呼吸、心跳未恢复，心电图直线，同时在生命体征栏内记录"0"数据，如瞳孔已散大至边缘固定应记录双侧瞳孔散大至边缘、固定。经家属同意，×× 医生（指在场职务最高者）指示停止抢救。

④死亡时间应以呼吸、心跳停止，心电图直线（有心电监护或做心电图时要记录）为准，不应以停止抢救时间为准。

⑤参加抢救的主要人员按到场先后时间及时记录。

16. 生命体征观察单书写要求　生命体征观察单用于昏迷、颅脑外伤、休克、大出血、大手术、高热等需定时观察各项生命体征且未报病重和病危的病人。

（1）观察记录应及时、准确。

（2）未报病重使用降温毯病人，开始使用30分钟观察记录体温，以后至少每小时监测体温并记录，体温发生变化随时记录。

（3）遵医嘱进行心电监护者，每小时记录1次，发生病情变化时应随时记录。

（4）2次/日以上测血压者，记录生命体征观察单。

（5）生命体征出现异常时，应及时报告医生，并进行记录。

17. 科室病情报告本书写要求　停用《一般病人护理记录单》，建立《科室病情报告本》和《科室护理交班记录》，《科室病情报告本》书写要求如下。

（1）各班于交班前填写报告并签名，均使用蓝黑笔书写或电子版每日打印。每月装订成册，妥善保管1年。

（2）按床号顺序报告下列情况的病人。①减员：出院、转院或转科、死亡。②增员：入院、转入。③今日重点：手术、分娩、重危、有特殊情况或病情突变的病人。书写格式按四版常规要求执行。

（3）护士长每天在当日首页用红笔审签。

（4）交班书写顺序为出院、转出、死亡、入院、转入、手术、分娩、病重(危)、病情有变化者、预手术。

(5)各类记录首行记录病人生命体征及于几点钟，免记单位。另起一行记录病情，顶格记录。

(6)新入院病人记录：性别、年龄、入院诊断、入院(转入)时间、入院方式、简要病史、目前主要不适症状(病人主诉或家属代述)、主要阳性体征、异常生命体征、过敏史、主要伴随疾病、护理级别、饮食、治疗原则、自理能力评估、给予的特殊处置及入院宣教的简要内容。病人已知晓或掌握。

(7)病情变化记录：新出现的症状、体征，观察、处理情况等。

(8)围手术期记录要求

1)新入院手术病人首程记录　记录术前护理评估和观察要点。包括性别、年龄、入院诊断、入院(转入)时间、入院方式、简要病史、目前主要不适症状(病人主诉或家属代述)、主要阳性体征、过敏史、主要伴随疾病、护理级别、饮食、治疗原则、给予的特殊处置及入院宣教的简要内容，告知手术前检查、化验的目的及注意事项。病人已知晓或掌握。

2)入院当天其他班次记录　病人病情、配合情况、自理能力、心理状态、饮食、睡眠、排便。饮食及排便以主诉形式记录。

[例1]如：　T 36.5　P 84　R 16　BP 120/68

于 18：00

病人病情无特殊变化，能配合治疗、护理，精神好，生活部分自理，主诉：进食好，排便正常。

[例2]如： T 36.8　P 80　R 14　BP 110/68 于 6：00

病人晨起精神好，夜间睡眠 6 小时，主诉：早餐进食好，排便正常。（如有便秘、尿频等异常情况，记录已报告××医师）。

3）手术前一日记录　明日拟行麻醉手术名称，术前常规准备完成情况，如个人卫生、手术区域皮肤准备、呼吸道准备、胃肠道准备、体位训练等，做好身份识别记录及相关健康教育记录，如呼吸功能训练、床上排泄训练、体位训练、饮食指导、肢体功能训练，病人已知晓或掌握。

[例3]如：T 36.2　P 82　R 14　BP 102/64 于 17：00

明日拟在全麻下行贲门癌根治术，术前常规准备：个人卫生、备皮、肠道准备已完成，已系腕带，给予深呼吸训练、床上排泄训练，病人已知晓（或已掌握）。

4）手术后病人记录　回病房时间、谁送病人、病人以何方式回病房、麻醉方式、手术名称、麻醉恢复情况、体位、伤口、引流管情况、专科观察事项（疼痛、发热、恶心、呕吐、腹胀、呃逆、尿潴留等）遵医嘱给予处置，专科护理要点

(床挡或保护性约束、疼痛控制、床上翻身叩背等)并告知病人(或家属)术后护理注意事项,病人已知晓(或已掌握)。

(9)意外事件及特殊医疗问题:意外事件是指病人因非医疗因素导致的护士难以防范的事件,如失踪、有杀人企图、自杀等。特殊医疗问题是指烫伤、坠床及各种原因导致的治疗性导管脱位等情况。护理记录应书写最后一次查看病人的时间及病人的状况,病人发生问题的时间、谁发现的问题、发生了什么问题、已经和准备采取的措施、报告医生及上级机关或有关部门等。

(10)介入治疗需记录:何时治疗、谁接病人、病人以何方式离开病房。回病房时间、谁送病人、病人以何方式回病房,病人一般情况、操作后重点部位观察以及向病人或家属告知的注意事项等,病人已知晓(或掌握)。

(11)由 ICU 转回科室病人要有接诊记录,重点记录病人体位、伤口敷料是否有渗出、各种引流管是否通畅、固定情况、引流液性质和量、疼痛、饮食、活动情况护理事项。向病人或家属告知的注意事项等,病人已知晓(或掌握)。

(12)转科病人应书写转出记录和转入记录。转出记录应书写病人转出原因及转入科室名称;转入记录应书写病人转入原因及由何科室转入,转入时病人主要的阳性症状和体征、护理要点等。

18. 专科护理记录单包括手术清点记录单、血液净化护理记录单、产程观察记录单、新生儿监护记录单、ICU 监护记录单、CCU 监护记录单。

（1）手术清点记录单 是指巡回护士对手术病人术中护理情况及所用器械、敷料的记录，内容包括病人姓名、病案号、手术日期、手术名称、术中护理情况、所用各种器械和敷料数量的清点核对、手术器械护士和巡回护士签名等。

1）内容

①眉栏：科室、床号、姓名、性别、年龄、病案号、手术间号、手术日期、入室时间、手术开始时间和手术结束时间（精确到分钟）、拟行手术名称、术中输血情况（包括病人血型及术中用血量）。

②手术物品清点部分：手术前、缝合前、缝合后和手术中追加物品，清点、核对器械、敷料的名称、数量，器械护士签名、巡回护士签名、医师签名。

2）书写要求

①如实填写，不空项。

②所有手术均需清点手术物品（敷料、器械），注明清点时间（精确到分钟），在相应栏内应填写具体数字，未用物品填写"0"，不得空格漏项。器械护士、巡回护士与手术医师在缝合前、后应共同核对，并分别签名。

③手术护理记录单应在手术结束后即时完成。

④手术护理记录单各项内容需填写完整，器械护士、巡回护士与手术医师签名后方可送出。护士有督促医师签名的责任。

（2）血液净化护理记录单　门诊及住院病人进行血液净化治疗期间均应记录血液净化护理记录单。

1）眉栏填写齐全，不空项。

2）诊断、护理、用药部分在相应项目上选项划√，填写相应内容。

3）每小时记录 1 次血流量、静脉压、TMP、P、BP、超滤量，病情有变化随时记录，住院病人按要求测量体温。

4）检验结果不填写。

5）门诊治疗病人的记录单科内保存。住院病人的记录单，一式两份，原件随住院病历一并保存，复印件留透析室医生保管。

（3）产程观察记录单

1）眉栏填写齐全。

2）填写各项检查结果，"先露部""宫缩"栏用专科通用符号记录。

3）记录要求

①潜伏期：记录胎心 1 次/1～2 小时。

②活跃期：记录胎心 1 次/ 15～30 分钟。

③宫口开全后：记录胎心 1 次/ 5～10 分钟。

④血压：记录 1 次/4～6 小时；妊娠高血压者记录 1 次/1～2 小时；在宫口开全时、产后、离开产房前各记录 1 次。血压有变化时随时记录。

4）在处置栏内记录：治疗、护理、羊水情况、分娩等内容。

①未见明显羊水流出的自然破膜者不需要记录羊水的颜色和量；可见明显羊水流出的自然破膜者和人工破膜后记录羊水颜色及量。

②排尿记录方式：自行排尿或导尿，不需要记录尿液颜色及量。

③灌肠记录方式：灌肠，不需要记录保留灌肠液及排出情况。

④产前静滴缩宫素引产时记录滴速，调整滴速后随时记录并按缩宫素引产要求记录宫缩和胎心；产后静滴缩宫素不需要记录滴速。

⑤分娩后记录新生儿性别。

⑥记录回病房时间。

⑦护士长审签护理记录。

（4）新生儿护理记录单

1）新生儿护理记录单包括新生儿病房护理记录单Ⅰ和危重症护理记录单。

2）一级护理患儿使用新生儿病房护理记录单Ⅰ，报病重转记危重症护理记录单。

3）书写要求

①新生儿病房护理记录单Ⅰ书写要求

a. 眉栏填写齐全。

b. 生命体征及病情观察栏每 2~4h 记录 1 次。有心率、呼吸、血氧饱和度监护，每小时记录 1 次，血压根据医嘱执行，病情有变化随时记录。

c. 基础护理栏及气道护理内容于护理完毕后即刻记录。

d. 尿、便次数以换尿布为准，记录为"次"，医生下达记尿量医嘱时记录尿量，用磅秤测量尿布并换算为毫升，公式：$0.001 kg \approx 10 ml$。便性质异常要描述，每 24 小时总结并记录奶量及大小便量。母乳、配方奶及水用"ml"；体重用"kg"。

②危重症护理记录单书写要求

a. 新入科患儿应记录神志、体温、暖箱温度、心率、呼吸、血压、血氧饱和度、机械通气状况等，在"护理记录"栏内记录病情、治疗、护理要点。上午主班于接班时应记录暖箱温度、心率、呼吸、血氧饱和度、机械通气状况等，在"护理记录"栏内记录病情、治疗、护理要点。

b. 每 4~6 小时记录 1 次体温，有变化时随时记录。

c. 心率、自主呼吸、血氧饱和度记录 1 次/30~60 分钟；血压记录 4 次/日。

d. 机械通气每班记录 1 次，参数调整随时记录。

e. "残余奶量"栏于鼻饲前观察记录。

f. 实际出入量每班小结 1 次，于 7：00（即 24

小时)总结。

g. 尿量及便次数以换尿布为准，尿量计算：用电子称称尿布并换算为毫升，公式：$0.001\,kg \approx 10\,ml$。

h. 其余参照危重病人护理记录单要求。

i. 护士长审签病历。

(5)ICU 监护记录单

1)眉栏填写齐全。

2)新入科病人及每班接班应记录心率、心律、血压、血氧饱和度、神志、特殊药物、呼吸音、末梢循环、呼吸机参数设定等，在其他栏内记录护理要点(氧疗、气管插管途径、引流管情况、体位、皮肤、护理内容、实验室检查等)。

3)观察神志应描述：全麻未醒、清醒、镇静状态、嗜睡、模糊、昏睡、浅昏迷、深昏迷。意识障碍病人记录瞳孔是否等大等圆、直径大小(单位 mm)、对光反射情况(灵敏、迟钝、消失)。全麻病人记录全麻清醒时间。意识发生变化时随时记录。

4)"心律"栏记录心电图性质，心率、血压、血氧饱和度每 30~60 分钟记录一次，体温、呼吸每日记录 4 次，病情变化时随时记录。

5)中心静脉压遵医嘱记录，呼吸音、末梢循环每 2~3 小时记录一次。

6)给药途径用英文缩写或中文均可。

7)"特殊用药"栏，填写 X μg/kg·min ，或 X

ml/h 或 Xd/min ，剂量不变时，直接下拉箭头，更改剂量时记录数字。

8）简易呼吸囊辅助呼吸和胸外心脏按压不记录频次。心脏电除颤应记录：心脏电除颤 XJ。胸外按压应记录：胸外心脏按压或胸内心脏挤压。

9）19：00 做 12 小时出入量小结，每晨 7：00 做 24 小时出入量总结。

10）交接班时交班者签名，接班者另起一行签名，护士长审签与接班者在同一行签名。记录方式：交班 XX，接班 XX，审签 XX。

11）每页开始及 0：00 记录日期。翻页续写时，应写明日期和时间。

12）其余参照危重病人护理记录单要求。

13）护士长审签病历。

（6）CCU 监护记录单

1）危重症护理记录单和 CCU 监护记录单。

2）报病重（危）病人使用危重症护理记录单，医嘱心电监护未报病重的一级护理病人使用 CCU 监护记录单。

3）书写要求

①危重症护理记录单书写要求

a. 新入科病人及每班接班应记录心率、呼吸、血压、血氧饱和度、心电示波性质等，在护理记录栏内记录护理要点（氧疗、体位、皮肤、护理内容等）

b. 心率、呼吸、血压、血氧饱和度每 30～60

分钟记录一次，体温、呼吸每日记录 4 次，病情变化时随时记录。

c. 输入第一组血管活性药应记录滴数，调整滴数随时记录。

d. 14：30 做 8 小时出入量小结，21：30 做 15 小时出入量小结，每晨 7：00 做 24 小时出入量总结。

e. 其余参照危重病人护理记录单要求。

f. 护士长审签病历。

②CCU 监护记录单书写要求

a. 眉栏填写齐全。

b. 生命体征栏内容，每小时记录 1 次监护数值，每日记录 4 次体温、呼吸，病情有变化随时记录。

c. 心电示波栏每日记录 1 次心电示波性质，病情有变化随时记录。持续异常时每班记录 1 次。

d. 血管活性药物栏填写 Xml/h，剂量不变时，直接下拉箭头，更改剂量时记录数值。

e. 介入术后栏按备注要求符号填写。

f. 护理记录栏首次记录填全生命体征并记录护理要点(体位、氧疗等)。

g. 交班者、接班者在同一行签名。记录方式：交班 XX，接班 XX。

h. 每页开始及 0：00 记录日期。

i. 出院前护士长审签病历。

(7)重症监护记录单书写要求

1）楣栏填写齐全。

2）生命体征栏

①建立心电监护时，填全监护数值。

②至少每小时记录 1 次相应监护数值。每日记录 4 次体温，有变化时随时记录。

③心电监护记录要求

a. 心律正常时，每日晨接班时记录 1 次心电图性质。

b. 出现异常时应随时记录，并记录处置情况及处置后的效果，无论心律有无变化，本班都应记录 1 次心电图性质。

c. 持续出现异常心律时，每班记录 1 次心电图性质直至正常。

d. 监护数值出现异常时随时记录。

e. 选择测量血压方式，未选项用单横线划掉。

f. CVP 根据医嘱记录。

3）病情观察栏

①开始监护时，填全观察各项内容。

②神志：每班至少记录 1 次神志（精神）状态，有意识障碍者，要填瞳孔直径、对光反射。出现变化时随时记录。

③呼吸音、发绀、末梢循环：每班记录 1 次。出现变化时随时记录。

4）机械通气栏

①建立机械通气时，填全各参数。

②MODE（通气模式）：填写选择的通气模式：

A／C、SIMV、NPPV、CPAP、BiPAP 等。

③参数无变化时，每日晨接班时记录 1 次具体数值，调节参数时随时记录。

5）泵入药物栏　遵医嘱记录微量注射泵泵入药物的名称，血管活性药物以 $\mu g/(kg \cdot min)$ 泵入时免记单位，持续泵入时以下拉线表示，调整速度时需记录数值。

6）药物治疗栏

①在名称栏记录遵医嘱应用的各种途径的治疗药物。

②剂量单位为"克"时，免记单位。

③途径栏以表下备注符号表示。

7）入量栏

①在各相应栏内记录各种入量名称。

②VOL 为本次入量，CUM 为累积量。每班累加 1 次入量，24 小时总结总入量。

8）出量栏

①尿的颜色在性质栏记录，如黄色。

②各引流液名称、颜色在相应栏记录，如胃液，咖啡色。

③便：成形大便记录"次"，稀便计算为"ml"，性质在左侧颜色栏记录，如黄稀便、成形便。

④VOL 为本次出量，CUM 为累积量。每班累加 1 次出量，24 小时总结总出量。

9）护理栏

①管道：需要按时挤压的引流管如胸腔闭式

引流管，首次在备注栏记录"按时挤压胸腔闭式引流管"，以后在挤压后，在管道相应栏打钩。

②吸痰：记录痰量为 ml，性质在相应格记录。

③氧疗：吸氧流量在相应栏记录，给氧方式在备注栏记录。

④雾化吸入：完成划"√"。

⑤约束部位及状态栏：开始约束时记录约束部位及末梢循环状态，每班记录 1 次，出现变化随时记录。以表下备注符号表示。正常记录"－"，异常记录"＋"并在备注栏描述。

⑥口腔护理、会阴护理、皮肤护理按等级护理要求执行并记录护理效果。以表下备注符号表示。正常记录"－"，异常记录"＋"并在备注栏描述。压疮要记录部位、分期、大小。

⑦翻身、叩背栏：完成护理时以"√"表示。

10）备注栏

①记录表格以外的其他内容。

②交接班及护士长审签签名。在同一行记录：交班：XXX，接班：XXX，审签：XXX。

11）其他记录要求　同危重症护理记录单书写要求。

19. 护理文书质控标准要求

（1）住院护理文书的质控

1）护理文书质控组每季对住院期间护理文书进行质控。

2）质控方法

①随机抽查住院病人的体温单、医嘱单、生命体征观察单。抽查数量为同期住院病人人数的1/3，查温脉的符合率、医嘱执行的准确率、生命体征观察的及时率。

②核查出入量记录单，查住院病人出入量记录的准确率。

③检查全部危重症护理记录单并按记录要求进行监控。

（2）出院护理文书的质控

1）随机抽查出院归档病历10份，重点监控危重症护理记录单。

2）按记录要求监控体温单、医嘱单、生命体征观察单及专科护理记录单。

（3）护理文书质量的评定方法

1）每份病历按护理文书质量评定表所设专项内容评定。

2）单份病历总分为100分，≥95分为达标，<95分为不达标。

3）单份病历遇有交叉问题的评定，责任明确的由责任科室承担，责任不明确的由眉栏科室承担。

第四节　医院通用护理质量记录

医院通用护理质量记录是指适用于全院各病

区的护理工作质量管理记录。它包括护理病人过
程记录、科室护理管理记录。

一、护理病人过程记录

病历中所有有关护理文件资料统计称为护理
记录。指护理人员在护理活动中形成的文字、符
号、图表等资料的总和，是病历的重要组成部分，
是医疗事故进行鉴定的重要依据。护理病人过程
记录如下。

1. 体温单。

2. 医嘱单。

3. 护理记录单。

4. 生命体征观察单。

5. 专科护理记录单。

6. 病室交班报告本。

7. 病人安全评估记录单。

8. 基础护理卡。

9. 各种治疗执行单。

10. 出院病人回访记录。

二、科室护理管理记录

科室护理管理记录主要是用来督促和检查护
理人员落实各种规章制度的质量监控记录。它包
括：科室护理工作质量检查记录、急救物品及药
品基数卡、各类药品基数卡、危急值报告记录单、
各种物品交接班记录、科室紫外线消毒登记本等。

第五节　医院护理管理记录

一、护理部管理记录

护理部管理记录是指对全院护理工作和人力资源实施宏观管理的客观记录，包括各种会议记录、质量管理记录、人员培训考核记录、科研管理记录和护理大事记等。

1. 护理部值班记录。

2. 护理部部务会记录。

3. 护士长例会记录。

4. 护理质量监控记录。

5. 护士外出进修、培训记录。

6. 护士外投、录用、刊登论文记录。

7. 护理科研工作管理记录。

8. 接收进修、参观学习记录。

9. 参加院周会记录。

10. 护士训练、考核记录。

11. 主任业务查房记录。

12. 不良事件报告记录。

13. 输液反应报告单。

14. 参加医院领导查房记录。

15. 护理大事记记录。

二、科护士长管理记录

科护士长管理记录是指科护士长对所管辖的

临床护理单元按照质量标准进行督导、检查和业务管理的过程记录，包括以下内容。

1. 使用说明。

2. 科护士长职责。

3. 科护士长工作作业指导书。

4. 年度护理工作计划。

5. 所辖科室护士长考勤表。

6. 所辖科室护理人员花名册。

7. 月工作安排。

8. 质量检查记录及持续改进记录。

9. 月工作小结。

10. 年度护理工作总结。

三、病区护士长质量管理记录

病区护士长管理记录是指病区护士长按照职责要求进行业务和行政管理的过程记录，包括：护士长质量监控记录手册、护士长参加各种会议记录、伤病员座谈会记录、危重病人抢救记录、护士排班表等。

1. 护士长质量监控记录手册

（1）科室年度护理工作计划。

（2）科室护理人员一般情况。

（3）全年护理工作量统计包括：护理人员业务考核登记；科研论文登记；参加各类学习、进修、参观、学术活动登记；接收进修、实习登记；差错（缺陷）登记；年度护理人员考勤登记；年度护理人员夜班登记；受奖、好人好事登记；年度护士学分登记；年度科室护理工作总结；全年护理部质量反馈意见。

（4）各月护理工作质量管理记录包括：月护理工作计划、周工作重点；护理质量指标自查记录；护理业务活动记录；科室感染检测结果记录；护理部质量指标反馈记录；月护理工作质量分析及持续改进记录；月护理工作小结记录。

（5）护士长沟通记录。

2. 护士长参加会议记录。

3. 伤病员座谈会记录。

4. 危重病人抢救记录。

5. 护士长与护士沟通记录。

6. 护士排班表。

附：病区护士长质量管理记录

病区护士长质量管理记录

（＿＿＿＿＿＿年）

病 区 科 别＿＿＿＿＿＿

病区护士长＿＿＿＿＿＿

科 护 士 长＿＿＿＿＿＿

医院护理部

目录

3. 表彰奖励、竞赛获奖、表扬及好人好事登记

4. 科研成果、课题、论文、稿件及其他创作登记

5. 月绩效考评汇总

6. 年度护理人员绩效考评登记表

九、护理不良事件记录

十、年度科室护理工作总结

十一、护理工作质量记录

1. 月护理工作计划

2. 月护理质量自查记录

3. 月护理业务活动记录

4. 护理会诊及疑难病例讨论记录

5. 参加科室主任查房记录

6. 护生座谈会记录与教学成绩分析

7. 护士长沟通记录

8. 科室感染监测记录

9. 护理部质量反馈情况

10. 护理质量及护理安全分析会记录

11. 月工作小结

一、使用说明与要求

（一）使用说明

《护士长质量管理手册》是考核病区护士长的重要依据，它既反映科室工作动态，也反映了病区护士长护、教、研及管理水平。因此要认真填写，及时记录，完整准确，实事求是。

1. 记录时间自上一年 12 月 1 日截止到本年度 11 月 30 日。

2. 每月底前由病区护士长将上月情况填写完毕，由护理部或科护士长检查验收，验收结果作为考核病区护士长工作质量的依据。

3. 本手册保存期限为一个评审周期，病区护士长工作单位有变动时，应认真移交。

（二）病区护士长质量管理手册记录要求

1. 年度工作计划和总结

1.1　年度护理工作计划制定要全面、具体、可操作性强，结合本科室的特点，有具体目标。不要笼统、空泛，缺乏具体目标和方法步骤，科室特点不突出，把护理部的年度工作任务作为科室护理工作计划。

1.2　要依照年度计划规划各月的工作安排和制定具体的周重点，按时完成月小结并按照护理部的要求有重点、有特点、有数据，描述清楚，重点亮点突出。各月工作计划不要仅局限于质量管理内容，体现其他工作，如为病人服务、优质护理、教学训练科研等。

1.3 月工作安排分解到周工作，不要只有质量检查重点。

1.4 月小结按照护理部规范的月度工作汇报模板书写，内容全面，重点突出，有数据和具体典型事例。

1.5 年度工作总结要把科室工作的突出亮点、好的做法、主要完成的大项工作、主要数据反映出来，有主要经验体会和新年度的工作规划。

2. 专业训练考核部分

2.1 培训计划要按职称层次制定不同的内容，应为基础—专科—高难。

2.2 新到科护士有专门的培训和带教计划，并有评价。

2.3 专科理论、操作考核落实每年 2 次 。

3. 护理教学工作

3.1 带教老师有考核并有成绩，计划内容全面并有带教的效果评价。有学员考核项目。

3.2 对实习学员有考核并有成绩。

3.3 每月与实习学员召开座谈会，记录全面。座谈记录老师和学员的具体发言及学员建议，科室如何改进的内容。

4. 奖励登记、论文登记、绩效考评

4.1 授奖情况登记齐全，有突出的好人好事。

4.2 论文登记齐全。

4.3 各月绩效考核和年度绩效综合考核客观

准确，分数评得公正，拉开档次，符合考评规律。

5. 质量检查与分析

5.1　按照规定的指标内容落实质量监控，做到班班检查、人人受控，发现质量问题，检查中针对问题的性质给予不同的处理方法，如立即纠正、批评教育、扣分处罚等，对突出好的方面给予表扬和加分。

5.2　针对质量监控中的问题组织质量监控小组每月进行分析，制定针对性的整改措施，并针对整改效果进行评价，体现质量持续改进的质量观。

5.3　质量分析中体现护理部、护士长、质控小组三级质控的问题，要求在自查记录部分专科自查栏留2个空格，记录护理部月监控重点内容。

5.4　对医院出院随访问题有分析，有改进措施。

6. 业务活动

6.1　按照要求组织≥6次/每月的业务活动，包括：重症护理查房、个案护理查房、护理教学查房、专科护理查房、专题讲座、业务培训。记录各类查房的内容。每月至少有1次护理教学查房。危重质量查房记录中有护士长的综合讲评，不能没有记录查房提纲，只写"见查房课件"。

6.2　参加主任查房记录全面，护理会诊及时记录全面。

6.3　参加专题讲座、业务培训做到手签

姓名。

7. 护士长与护士沟通　每月与护士谈心一次，结合护士的具体问题进行沟通，有完整的记录。沟通后解决问题的效果应记录。

8. 其他要求　书写格式一律按照电子书写模式，统一打印，排版规范，眉栏不可丢掉，双面打印，计划总结均要打印在要求的格式内。

二、病区护士长职责

1. 在护理部主任、科护士长指导和科主任领导下，负责本科室（病区）护理行政和业务管理工作。

2. 根据医院和科室工作计划，制定本科室（病区）具体计划并组织实施。

3. 负责检查了解本科室（病区）护理工作，参加并指导危重、大手术及抢救病人的护理。

4. 督促护理人员严格执行各项规章制度和技术操作规程，检查医嘱执行情况，加强医护配合，严防差错事故。

5. 负责科室（病区）护士的排班和工作任务的分配，做到科学合理。参与制订各级、各岗护理人员的工作职责、各班工作流程、专科疾病护理常规、专科疾病护理质量标准和健康教育内容。

6. 参加科主任查房、大手术或新开展手术前、疑难病例、死亡病例讨论。

7. 主持病区晨会交班，落实护士长查房，检查危重、手术、新入院、特殊检查、重点病人的护理，并作具体指导。组织护理人员的业务学习和技术训练，组织疑难病历护理查房，指导护士制订护理计划，审修护理病历。对复杂的技术或新开展的护理业务，应亲自指导并参加实践。

8. 负责本病房护理人员的政治思想工作，教育护理人员加强责任心，改善服务态度，遵守劳动纪律。掌握思想动态、工作表现，关心护士的生活及学习情况。

9. 组织本病房护理查房和业务学习，积极开展新技术、新业务和护理科研工作。

10. 负责病房管理，包括病房环境的整洁、安静、安全，病人和陪护、探视人员的组织管理，各类仪器、设备、被服和药品的管理。

11. 督促检查病区清洁卫生和消毒隔离工作，做好医院感染防控工作。

12. 定期召开伤病员座谈会，了解病人意见和建议，研究改进(科室)病区管理工作。

13. 加强与其他工作人员、科室和机关的沟通交流，了解各方需求，协调解决病人护理服务工作存在的问题，共同提高服务质量。

14. 医院及科室赋予的其他职责。

三、病房护士长工作指导流程

1. 目的　明确护士长工作职责，确保科室护理管理质量。

2. 范围 适用于科室护士长。

3. 工作程序

3.1 日工作流程

每日提前 15 分钟到科，查看夜班的工作质量。

8∶00 参加大交接班，讲评夜班的工作质量，安排全天护理工作，提出护理要求。

8∶15 组织床头交接班，重点交接危重症及新入院病人，并查看护理记录。

8∶30～10∶00 检查护士输液、加药、治疗、手术前准备等各个护理环节质量，参加床单位的整理。了解护理质量、检查护理效果及护理技术操作、检查夜班医嘱落实情况。

10∶00～11∶00 与责任护士共同到床头做好健康指导，检查接诊手术病人及床单位准备等。评估一级护理以上病人及手术回病房病人。

11∶00～12∶00 带领责任护士、辅助护士检查危重及手术病人回病房的护理计划制定。

14∶00(14∶30)～16∶00 协助办公室护士办理出院，检查出院病历，出院医嘱及病人费用情况。

16∶00～18∶00 根据工作安排组织护理活动，召开各类会议(组织召开质量安全分析会、填写护士长质量管理手册、召开病人座谈会)并记录。检查中心工作和重点工作的落实情况，组织下午的床头查房。查看护理记录、当日医嘱

（长期、临时）、交待夜班护理工作重点。

3.2 岗位责任要求

3.2.1 质量管理要求

（1）护理质量指标达标率≥95%。

（2）认真落实岗位责任制，对不符合标准者，严格按护理质量管理方案扣发奖金。

（3）不良事件及时上报。

（4）按规定参加院总值班，认真填写值班记录。无特殊情况上午不得外出。

（5）每月最后一日汇总本科室护理工作情况交总护士长。

3.2.2 组织管理具体要求

（1）每日有工作重点，每周有工作安排。

（2）每月召开安全分析会一次，记录详细，有分析，有措施。

（3）每月组织护理查房≥4次，业务训练≥1次，专题讲座≥1次，记录齐全。

（4）每月跟班作业，随机检查≥5次。参加临床及生活护理。

（5）每月感染监控记录齐全，有分析，有措施。

（6）每月定期召开病人座谈会1~2次（有记录）。

（7）主持晨会提问每周1~2次。

（8）上午无特殊情况不离开病房，参加病人抢救及床头交接班，参加科主任查房（有记录）。

（9）每月坚持早晚查房≥4 次，坚持周末到科查房（有记录）。

（10）主持每周大查对医嘱一次，并在《护理工作质量检查记录单》上记录。

4. 质量记录

（1）护士排班表。

（2）科室感染监控记录。

（3）护理工作质量检查记录。

（4）病人座谈会记录本。

四、_____年度护理工作计划

五、科室护理人员情况

姓名	出生年月	职称/时间	学历	毕业学校	毕业时间	到科时间	注册时间	离科时间

可续表

六、专科护士年度培训情况

1. 新护士培训计划

培训时间	负责人	培训内容	培训方式	备注
第一个月				
第二个月				
第三个月				
第四个月				

可续页

2. 初级护士(5 年内)培训计划

季度	月份	培训内容	培训方式	负责人
1	1			
	2			
	3			
2	4			
	5			
	6			
3	7			
	8			
	9			
4	10			
	11			
	12			

3. 护师、主管护师培训计划

季度	月份	培训内容	培训方式	负责人
1	1			
	2			
	3			
2	4			
	5			
	6			
3	7			
	8			
	9			
4	10			
	11			
	12			

4. 护理业务考核记录

姓名	时间	内容

七、临床教学情况

1. 临床带教计划（实习生、进修生）（配套方案）

起止时间	教学内容	教学方式	负责人

2. 临床带教老师基本情况及年度考核记录（配套试卷）

姓名	出生年月	学历	毕业学校	职称时间	专科工作年限	年度考核成绩

3. 带教学生考核记录

姓名	时间	内容	出科评价

八、科室护士绩效考评

1. _____ 年度护理人员考勤登记

姓名	12月	1月	2月	3月	4月	5月	6月	7月	8月	9月	10月	11月

备注信息：休假△、病假＋、产假＝、事假※、学术活动□、训练公勤╱、离职、新入、调离

2. ＿＿＿＿＿＿＿ 年度护理人员夜班登记

姓名	12月	1月	2月	3月	4月	5月	6月	7月	8月	9月	10月	11月

备注信息：整夜 A　　　半夜 H　　　备班 B

3. 表彰奖励、竞赛获奖、表扬及好人好事登记

时间	姓名	内容	备注

4. 科研成果、课题、论文、稿件及其他创作登记

时间	作者	题目	刊用情况

5. 月绩效考评汇总

姓名	12月	1月	2月	3月	4月	5月	6月	7月	8月	9月	10月	11月

6. ＿＿＿年护理人员绩效考评登记表

姓名	职称	职业道德		工作效率		工作质量		训练考核			其他			合计
		职业行为 10分	服务态度 10分	出勤 10分	夜班 10分	岗位职责 15分	安全意识 5分	专业理论 10分	专业技能 10分	继续教育 5分	临床带教 5分	科研论文 5分	奖励 5分	

九、护理不良事件记录（缺陷、投诉、差错、意外事件）

时间		责任人		病人情况		事件经过（简述）	事件处理情况	事件结果
发生	上报	姓名	职称	姓名	诊断			

十、＿＿＿＿＿ 年度科室护理工作总结

十一、护理工作质量记录

1. ＿＿＿月护理工作计划

月工作安排：
周工作重点：

2.　____月护理质量自查记录

检查日期	检查内容	检查结果 （发现问题或护士工作亮点）	被查护士	结果运用
	可参考： 病区管理 整体护理 护理文书 消毒隔离 优质服务 护理安全 计价收费 护理技术 应知应会	检查内容按照各项护理质量标准、月度重点监控项目及专科质量标准检查并评价。每周每项内容检查评价至少1次，每月每名护士工作至少检查一次。节假日、重点时段查房每月应有体现。		

3. ＿＿月护理业务活动记录

时间：	活动类型：	业务培训/专题讲座

主讲人：培训负责人

参加人：（人数）
　有参加业务培训的护士本人签名

内容记要：
1. 题目及主要内容
2. 详细内容可参见授课课件、个人笔记及训练登记
3. 强调的重点和难点

评价与反馈：培训教与学的效果，对培训和工作的改进意见

时间：	活动类型：	重症查房/专科查房（教学查房）

主讲人：护士长或责任组长

参加人：

内容记要：
1. 重症或专科病人信息
2. 患者主要护理问题（护理评估、诊断、目标、措施和效果评价）
3. 护理工作重点难点和专科护理要点

评价与反馈　　重症病人应在报病重三天内组织查房，评价重点是护理评估、护理措施和服务质量与预期设定的比较，针对护理重难点问题的意见建议。非重症患者以专科或跨专科护理问题为查房重点。

4. 护理会诊及疑难病例讨论记录

时间：	地点：	主持人：

参加人：

病例报告：

需要解决问题：

专家查房意见及下步工作重点：

5. 参加科室主任查房记录

时间	
参加人	
主任要求	
措施	

时间	
参加人	
主任要求	
措施	

时间	
参加人	
主任要求	
措施	

时间	
参加人	
主任要求	
措施	

6. 护生座谈会记录及教学成绩分析

时间:	地点:	主持人:

参加人:

会议议程(可以参考但不限制)
1. 教学成绩分析
2. 座谈会征求意见建议
3. 总结发言

内容记要

下步计划

备注

7. 护士长沟通记录

时间	谈话对象	谈话地点
谈话目的：		
诉求及回应：		
需关注事项：		

时间	谈话对象	谈话地点
谈话目的：		
诉求及回应：		
需关注事项：		

8. 科室感染监测记录

感染监测报告单粘贴处	
问题分析	
采取的措施及效果	

9. 护理部质量反馈情况

指标完成情况					
★优质护理服务		★护理管理		★护理技术	
整体护理合格率	%	病区管理合格率	%	技术操作合格率	%
护理评估符合率	%	急救器材完好率	%	专科护理技术	
护理措施落实率	%	灭菌物品合格率	%	★护理安全	
健康教育知晓率	%	消毒隔离合格率	%	意外事件	
特一级护理合格率	%	住院护理记录合格率	%	压疮	
基础护理合格率	%	出院护理记录合格率	%	差错	
病人满意率	%			投诉、纠纷	

主要问题：
注：护理部季度 (12月，3月，6月，9月) 反馈具体填写护理部反馈问题
原因分析及措施：
注：护理部季度 (12月，3月，6月，9月) 反馈填写，主要针对护理部反馈的内容进行原因分析，提出改进措施。

10. 护理质量及护理安全分析会记录

时间：	主持人：
参加人：	
内容： 1. 护理质量安全形势，发现的及反应的问题，护理不良事件 2. 讨论拟重点解决和改善的问题，设定目标 3. 分别做流程分解及原因分析 4. 分别制定改进措施和核查方法	
效果评价：	

11. ____月工作小结

临时性工作记录：

第十四章　护理管理法规

第一节　卫生法概述

卫生法是由国家制订或认可，并由国家强制保证实施的一系列社会卫生保健方面的法律规范的总和。其特点是：内容上具有科学技术性；调整方法上采用多种调节手段，强制与教育相结合；形式上具有分散性；调整范围上具有社会共同性和广泛性。

我国卫生法的表现形式有以下几种，其中包括了与护理工作和管理有关的相关法规条文和直接对护理工作进行规范的护理法规。

一、宪法

宪法是国家的根本大法，具有最高的法律效力，是国家制定法律的基础和依据。宪法中包括有关卫生方面的规定，是我国卫生法制定的根据，整个卫生法的制定和实施不得与之抵触。

二、卫生法律

卫生法规是由全国人民代表大会及其常委会制定颁布的有关卫生方面的规范性文件，如《中华人民共和国传染病防治法》《中华人民共和国药品管理法》和《母婴保健法》等。这些法律的效力低于宪法，在全国范围内有效，其规定了社会卫生行为活动中最基本的社会关系和行为规范。

三、卫生行政法规

卫生行政法规是国家最高权力机关即国务院根据宪法和法律制定的有关卫生方面的规范性文件。卫生行政法规有的是国务院制定发布的，有的是国家卫生和健康委员会（卫健委）或卫健委与其他有关部、委、局制定经国务院批准，由卫健委（或原卫生部）发布的，如《医疗事故处理办法》《麻醉药品管理办法》《医疗用毒性药品管理办法》《放射性药品管理办法》《艾滋病监测管理的若干规定》《医院分级管理办法》和《医疗机构管理条例》等。

四、卫生规章

卫生规章是由卫健委制定颁布或卫健委与有关部、委、局联合制定发布的规范性文件，在全国范围内有效，效力低于法律、法规。如《中华人民共和国护士管理办法》《消毒管理办法》《医务人员医德规范及实施办法》《女职工劳动保护规定》和《继续医学教育暂行规定》等。

五、地方性卫生法规、规章

地方性卫生法规是指有权制定法规的地方人

大及其常委会根据国家授权或法律、法规的规定，结合当地的实际情况制定的规范性文件。地方人民政府制定的为规章，在所辖区内有效，不得与国家法律、法规相抵触，如《北京市医疗事故处理办法实施细则》等。

六、国际卫生条约

指我国与外国或国际组织签订的或参加承认的国际卫生条约、公约、宣言等。这些虽不属国内法，但我国一经加入就有遵守的义务。如1979年我国承认的《国际卫生公约》、《1961年麻醉品单一公约》和《1971年精神药物公约》等。

我国的卫生法律体系可分为两大部分，即卫生法理论部分和卫生法实践部分。理论部分主要阐明卫生法的性质、任务和特点，卫生法的基本原则、医务工作者的权利和义务、违法责任等；实践部分主要由专门法律、法规、规章组成，如上所列各项。

第二节　护理法规与护理行业规定的建设

一、护理法规建设

护理法规是卫生法的一个组成部分，是护理工作依法管理的依据。不仅包括直接对护理工作进行规范的法规和规章，而且还包括了与护理工作有关的相关法律、法规。护理法规其宗旨在于确立护士的法律地位以及对病人应负的法律责任，目的是使每一个护士都必须精确地了解自己的职责范围。护士的责任不仅仅是执行医师的医嘱，还必须明白其执行治疗的原因及后果，以推进护理质量的提高，使护理工作和护理管理进一步提高水平，实现制度化、规范化。在卫生法体系中还有大量的与护理工作有关的相关法律、法规，这些法律、法规包括了对技术工作的规范，对卫生工作人员行为的规范和对管理工作方面的规范。在护理管理中，这些法律、法规具有指导性的作用，各级护理管理人员必须认识到它的重要性，增强法制观念，在管理工作中自觉遵守和执行。所以加强护理法规建设，使护理管理有法可依，是提高护理管理水平，促进护理事业发展的重要课题。

二、护理行业规定与制度的建立

（一）护理规章制度的重要性

护理管理是医院管理的重要组成部分，护理规章制度是使管理能够有效进行的重要保障。护理规章制度是护理人员长期工作实践的经验总结，是客观工作规律的反映，是护理人员进行护理活动的准则，更是保护病人利益的重要措施。护理规章制度对于维护医院正常工作秩序、保证医疗护理工作正常进行、提高医疗护理质量、防止护理差错事故发生、改善服务态度都起到重要的保证作用。为此，必须建立健全完整、系统、有效的、科学的规章制度，使各级护理人员有章可循，使各项工作惯性运行，在管理工作中达到管理制度化、操作常规化、工作规范化、设置规格化的目的。

（二）规章制度的建立与实施

1. 建立护理规章制度的注意事项

（1）要掌握工作程序、目的及要求。无论制定护理管理制度还是专科护理工作制度，均应了解该项工作的全过程、应达到的质量要求、执行者的岗位职责及应具备的条件，根据以上内容定出切实可行的制度。在制定各项制度时应以病人利益及安全为重，不能只考虑便于管理或方便工作。

（2）规章制度的文字要简明扼要，易于理解记忆。医院护理工作制度种类繁多，均需护理人员及相关人员掌握执行，才能发挥对医疗护理工作质量的保障作用。因此，制定条目不宜太多，凡能合并的尽量合并，而必须掌握的重要内容不应遗漏，原则上按工作顺序排列，便于护理人员掌握。

（3）规章制度要在工作实践需要的基础上不断修订，不断完善。随着医学与护理学科的发展，医疗器械的不断更新，医护人员水平的不断提高，规章制度应及时进行修订，以达到高质量完成工作的要求。

（4）规章制度的制订要有各级护理人员参加。

在制订某项规章制度时，必须首先明确目标和质量标准，定出初步草稿，护理部要组织各级护理人员参加酝酿讨论，使有实践经验的人充分总结经验，试行后经有关院领导审核批准执行。

（5）新开展的业务技术应有相应的制度保证。在医院不断开展新的诊疗技术项目的同时，必须建立有关规章制度，以保证工作正常进行。

2. 护理规章制度的贯彻实施　用科学的方法切实贯彻执行医院各项规章制度，不断提高护理工作质量，是护理管理中十分重要的一环。

（1）要加强组织领导，充分发挥护理指挥系统的作用，在护理部领导下，培养一支具有较高业务能力和管理水平的护士长队伍，以提高管理水平。

（2）规章制度的贯彻落实要靠全体护理人员的共同努力，护理部要组织学习讨论，加强业务训练，使全体护理人员能充分理解规章制度的科学基础，明确规章制度的重要性和必要性，掌握各项规章制度的内容，认真地贯彻执行并提高全体护理人员执行规章制度的自觉性。

（3）医院是一个有机整体，规章制度的贯彻实施要靠医院内各系统互相配合，全体人员的共同努力，其中也包括病人及家属的理解与配合。

（4）护理部要对规章制度的贯彻落实情况进行检查、监督，各级领导要深入临床第一线检查指导，特别是对工作的薄弱环节要重点管理。并要做到违章必究，赏罚严明，杜绝任意破坏制度或有章不循的现象，培养一支素质良好的护理队伍。

3. 护理管理规章制度

（1）岗位责任制　是医院管理工作中的重要制度之一。它明确了各级护理人员的职责，并根据各级护理人员分工不同，科学地、具体地、有顺序地将各班人员的职责、工作固定到人。做到事事有人管、人人有专责，从而提高了工作效率和护理质量，也便于检查和督促。各级护理人员均要有相应的岗位职责。

（2）一般护理管理制度　包括病人住院制度、分级护理制度、值班交接班制度、查对制度、护士长夜班总值班制度、护理部与护士长的管理登记制度、消毒隔离制度、探视陪护制度、差错事故管理制度、月报表制度、会议制度、质量检查制度、护理业务查房制度、药品管理制度、进修护士管理制度等。

（3）各部门护理管理制度，系本部门各级护理人员共同需要贯彻执行的有关规章制度。包括：病房工作制度、门诊工作制度、急诊科（室）工作制度、手术室工作制度、分娩室工作制度、婴儿室工作制度、供应室工作制度、治疗室工作制度、地段（社区）保健工作制度等。

附录　主要护理法规

附录一　护士守则

（中华护理学会　2008 年 5 月 12 日颁布）

第一条　护士应当奉行救死扶伤的人道主义精神，履行保护生命、减轻痛苦、增进健康的专业职责。

第二条　护士应当对患者一视同仁，尊重患者，维护患者的健康权益。

第三条　护士应当为患者提供医学照顾，协助完成诊疗计划，开展健康指导，提供心理支持。

第四条　护士应当履行岗位职责，工作严谨、慎独，对个人护理判断及执业行为负责。

第五条　护士应当关心爱护患者，保护患者的隐私。

第六条　护士发现患者的生命安全受到威胁时，应当积极采取保护措施。

第七条　护士应当积极参与公共卫生和健康促进活动，参与突发事件时的医疗救护。

第八条　护士应当加强学习，提高执业能力，适应医学科学和护理专业的发展。

第九条　护士应当积极加入护理专业团体，参与促进护理专业发展的活动。

第十条　护士应当与其他医务工作者建立良好关系，密切配合、团结协作。

附录二　护士条例

（中华人民共和国国务院令第 517 号　2008 年 5 月 12 日颁布）

第一章　总　则

第一条　为了维护护士的合法权益，规范护理行为，促进护理事业发展，保障医疗安全和人体健康，制定本条例。

第二条　本条例所称护士，是指经执业注册取得护士执业证书，依照本条例规定从事护理活动，履行保护生命、减轻痛苦、增进健康职责的卫生技术人员。

第三条　护士人格尊严、人身安全不受侵犯。护士依法履行职责，受法律保护。全社会应当尊重护士。

第四条　国务院有关部门、县级以上地方人民政府及其有关部门以及乡（镇）人民政府应当采取措施，改善护士的工作条件，保障护士待遇，加强护士队伍建设，促进护理事业健康发展。国务院有关部门和县级以上地方人民政府应当采取措施，鼓励护士到农村、基层医疗卫生机构工作。

第五条　国务院卫生主管部门负责全国的护士监督管理工作。县级以上地方人民政府卫生主管部门负责本行政区域的护士监督管理工作。

第六条　国务院有关部门对在护理工作中做出杰出贡献的护士，应当授予全国卫生系统先进工作者荣誉称号或者颁发白求恩奖章，受到表彰、奖励的护士享受省部级劳动模范、先进工作者待遇；对长期从事护理工作的护士应当颁发荣誉证书。具体办法由国务院有关部门制定。

县级以上地方人民政府及其有关部门对本行政区域内做出突出贡献的护士，按照省、自治区、直辖市人民政府的有关规定给予表彰、奖励。

第二章 执业注册

第七条 护士执业，应当经执业注册取得护士执业证书。

申请护士执业注册，应当具备下列条件：（一）具有完全民事行为能力；（二）在中等职业学校、高等学校解决国务院教育主管部门和国务院卫生主管部门规定的一般全日制3年以上的护理、助产专业课程学习，包括在教学、综合医院解决8个月以上护理临床实习，并取得相应学历证书；（三）通过国务院卫生主管部门组织的护士执业资格考试；（四）符合国务院卫生主管部门规定的健康标准。

护士执业注册申请，应当自通过护士执业资格考试之日起3年内提出；逾期提出申请的，除应当具备前款第（一）项、第（二）项和第（四）项规定条件外，还应当在符合国务院卫生主管部门规定条件的医疗卫生机构接受3个月临床护理培训并考核合格。

护士执业资格考试办法由国务院卫生主管部门会同国务院人事部门制定。

第八条 申请护士执业注册的，应当向批准设立拟执业医疗机构或者为该医疗机构备案的卫生主管部门提出申请。收到申请的卫生主管部门应当自收到申请之日起20个工作日内做出决定，对具备本条例规定条件的，准予注册，并发给护士执业证书；对不具备本条例规定条件的，不予注册，并书面说明理由。

护士执业注册有效期为 5 年。

第九条　护士在其执业注册有效期内变更执业地点的，应当向批准设立拟执业医疗机构或者为该医疗机构备案的卫生主管部门报告。收到报告的卫生主管部门应当自收到报告之日起 7 个工作日内为其办理变更手续。护士跨省、自治区、直辖市变更执业地点的，收到报告的卫生主管部门还应当向原注册部门通报。

第十条　护士执业注册有效期届满需要继续执业的，应当在护士执业注册有效期届满前 30 日向批准设立拟执业医疗机构或者为该医疗机构备案的卫生主管部门申请延续注册。收到申请的卫生主管部门对具备本条例规定条件的，准予延续，延续执业注册有效期为 5 年；对不具备本条例规定条件的，不予延续，并书面说明理由。

护士有行政许可法规定的应当予以注销执业注册情形的，原注册部门应当依照行政许可法的规定注销其执业注册。

第十一条　县级以上地方人民政府卫生主管部门应当建立本行政区域的护士执业良好记录和不良记录，并将该记录记入护士执业信息系统。

护士执业良好记录包括护士受到的表彰、奖励以及解决政府指令性任务的情况等内容。护士执业不良记录包括护士因违反本条例以及其他卫生管理法律、法规、规章或者诊疗技术规范的规定受到行政处罚、处分的情况等内容。

第三章　权利和义务

第十二条　护士执业，有按照国家有关规定获取工资报酬、享受福利待遇、参加社会保险的权利。任何单位或者个人不得克扣护士工资，降低或者取消护士福利等待遇。

第十三条 护士执业，有获得与其所从事的护理工作相适应的卫生防护、医疗保健服务的权利。从事直接接触有毒有害物质、有感染传染病危险工作的护士，有依照有关法律、行政法规的规定接受职业健康监护的权利；患职业病的，有依照有关法律、行政法规的规定获得赔偿的权利。

第十四条 护士有按照国家有关规定获得与本人业务能力和学术水平相应的专业技术职务、职称的权利；有参加专业培训、从事学术研究和交流、参加行业协会和专业学术团体的权利。

第十五条 护士有获得疾病诊疗、护理相关信息的权利和其他与履行护理职责相关的权利，能对医疗卫生机构和卫生主管部门的工作提出意见和建议。

第十六条 护士执业，应当遵守法律、法规、规章和诊疗技术规范的规定。

第十七条 护士在执业活动中，发现患者病情危急，应当立即通知医师；在紧急情况下为抢救垂危患者生命，应当先行实施必要的紧急救护。

护士发现医嘱违反法律、法规、规章或者诊疗技术规范规定的，应当及时向开具医嘱的医师提出；必要时，应当向该医师所在科室的负责人或者医疗卫生机构负责医疗服务管理的人员报告。

第十八条 护士应当尊重、关心、爱护患者，保护患者的隐私。

第十九条 护士有义务参与公共卫生和疾病预防控

制工作。发生自然灾害、公共卫生事件等严重威胁公众生命健康的突发事件，护士应当服从县级以上人民政府卫生主管部门或者所在医疗卫生机构的安排，参加医疗救护。

第四章 卫生机构的职责

第二十条 医疗卫生机构配备护士的数量不得低于国务院卫生主管部门规定的护士配备标准。

第二十一条 医疗卫生机构不得允许下列人员在本机构从事诊疗技术规范规定的护理活动：（一）未取得护士执业证书的人员；（二）未依照本条例第九条的规定办理执业地点变更手续的护士；（三）护士执业注册有效期届满未延续执业注册的护士。

在教学、综合医院进行护理临床实习的人员应当在护士指导下开展有关工作。

第二十二条 医疗卫生机构应当为护士提供卫生防护用品，并采取有效的卫生防护措施和医疗保健措施。

第二十三条 医疗卫生机构应当执行国家有关工资、福利待遇等规定，按照国家有关规定为在本机构从事护理工作的护士足额缴纳社会保险费用，保障护士的合法权益。

对在艰苦边远地区工作，或者从事直接接触有毒有害物质、有感染传染病危险工作的护士，所在医疗卫生机构应当按照国家有关规定给予津贴。

第二十四条 医疗卫生机构应当制定、实施本机构护士在职培训计划，并保证护士接受培训。

护士培训应当注重新知识、新技术的应用；根据临床专科护理发展和专科护理岗位的需要，开展对护士的专科护理培训。

第二十五条 医疗卫生机构应当按照国务院卫生主管部门的规定，设置专门机构或者配备专（兼）职人员负责护理管理工作。

第二十六条 医疗卫生机构应当建立护士岗位责任制并进行监督检查。

护士因不履行职责或者违反职业道德受到投诉的，其所在医疗卫生机构应当进行调查。经查证属实的，医疗卫生机构应当对护士做出处理，并将调查处理情况告知投诉人。

第五章 法律责任

第二十七条 卫生主管部门的工作人员未依照本条例规定履行职责，在护士监督管理工作中滥用职权、徇私舞弊，或者有其他失职、渎职行为的，依法给予处分；构成犯罪的，依法追究刑事责任。

第二十八条 医疗卫生机构有下列情形之一的，由县级以上地方人民政府卫生主管部门依据职责分工责令限期改正，给予警告；逾期不改正的，根据国务院卫生主管部门规定的护士配备标准和在医疗卫生机构合法执业的护士数量核减其诊疗科目，或者暂停其6个月以上1年以下执业活动；国家举办的医疗卫生机构有下列情形之一、情节严重的，还应当对负有责任的主管人员和其他直接责任人员依法给予处分：（一）违反本条例规定，护士的配备数量低于国务院卫生主管部门规定的护士配备标准的；（二）允许未取得护士执业证书的人员或者允许未依照本条例规定办理执业地点变更手续、延续执业注册有效期的护士在本机构从事诊疗技术规范规定的护理活动的。

第二十九条　医疗卫生机构有下列情形之一的，依照有关法律、行政法规的规定给予处罚；国家举办的医疗卫生机构有下列情形之一、情节严重的，还应当对负有责任的主管人员和其他直接责任人员依法给予处分：（一）未执行国家有关工资、福利待遇等规定的；（二）对在本机构从事护理工作的护士，未按照国家有关规定足额缴纳社会保险费用的；（三）未为护士提供卫生防护用品，或者未采取有效的卫生防护措施、医疗保健措施的；（四）对在艰苦边远地区工作，或者从事直接接触有毒有害物质、有感染传染病危险工作的护士，未按照国家有关规定给予津贴的。

第三十条　医疗卫生机构有下列情形之一的，由县级以上地方人民政府卫生主管部门依据职责分工责令限期改正，给予警告：（一）未制定、实施本机构护士在职培训计划或者未保证护士接受培训的；（二）未依照本条例规定履行护士管理职责的。

第三十一条　护士在执业活动中有下列情形之一的，由县级以上地方人民政府卫生主管部门依据职责分工责令改正，给予警告；情节严重的，暂停其6个月以上1年以下执业活动，直至由原发证部门吊销其护士执业证书：（一）发现患者病情危急未立即通知医师的；（二）发现医嘱违反法律、法规、规章或者诊疗技术规范的规定，未依照本条例第十七条的规定提出或者报告的；（三）泄露患者隐私的；（四）发生自然灾害、公共卫生事件等严重威胁公众生命健康的突发事件，不服从安排参加医疗救护的。

护士在执业活动中造成医疗事故的，依照医疗事故处理的有关规定承担法律责任。

第三十二条 护士被吊销执业证书的,自执业证书被吊销之日起 2 年内不得申请执业注册。

第三十三条 扰乱医疗秩序,阻碍护士依法开展执业活动,侮辱、威胁、殴打护士,或者有其他侵犯护士合法权益行为的,由公安机关依照治安管理处罚法的规定给予处罚;构成犯罪的,依法追究刑事责任。

第六章 附 则

第三十四条 本条例施行前按照国家有关规定已经取得护士执业证书或者护理专业技术职称、从事护理活动的人员,经执业地省、自治区、直辖市人民政府卫生主管部门审核合格,换领护士执业证书。

本条例施行前,尚未达到护士配备标准的医疗卫生机构,应当按照国务院卫生主管部门规定的实施步骤,自本条例施行之日起 3 年内达到护士配备标准。

第三十五条 本条例自 2008 年 5 月 12 日起施行。

附录三 专科护理领域护士培训大纲

(卫办医发〔2007〕第 90 号 2007 年 5 月 25 日)

第一部分 重症监护(ICU)护士培训

一、培训对象

具备 2 年以上临床护理工作经验的注册护士。

二、培训目标

1. 掌握重症监护护理工作的范围、特点及发展趋势。

2. 掌握常见危重症的病因、病理、临床表现、治疗及护理。

3. 掌握重症监护常见的监护技术和护理操作技术。

4. 掌握危重症患者的抢救配合技术。

5. 掌握重症监护常见仪器设备的应用及管理。

6. 掌握重症监护病房医院感染预防与控制的原则。

7. 掌握重症患者心理需求和护患沟通技巧。

8. 能够运用循证医学对重症患者实施护理。

三、时间安排

培训时间为 3 个月，可采取全脱产或者半脱产学习方式。其中 1 个月时间进行理论、业务知识的集中学习，2 个月时间在具有示教能力和带教条件的三级医院重症监护病房进行临床实践技能学习。

（一）理论学习（参考学时：不少于 160 学时）

主要内容包括：重症监护学概论，重症监护的专业技术，呼吸系统、心血管系统、神经系统等疾病重症患者的护理，重症监护病房的医院感染预防与控制，重症患者的疼痛管理，重症监护与心理护理，重症监护病房的护理管理等。

（二）临床实践学习（参考学时：不少于 320 学时）

主要内容包括：综合重症监护病房（ICU）进行 1 个月临床实践技能学习；其他重症监护病房如心血管重症监护病房（CCU）、新生儿重症监护病房（NICU）等（根据培训对象的原专业选择）进行 1 个月临床实践技能学习。

四、培训内容

【重症监护学概论】

1. 重症监护学的概念、工作范围、特征及其发展趋势。

2. 重症监护领域护士的专业素质、知识和技术能力要求。

3. 重症患者心肺脑复苏的基本知识、基本程序和技术要点。

4. 循证医学在重症监护学中的应用。

【重症监护的专业技术】

1. 输液泵的临床应用和护理。

2. 外科各类导管的护理。

3. 氧治疗、气道管理和人工呼吸机监护技术。

4. 循环系统血流动力学监测。

5. 心电监测及除颤技术。

6. 血液净化技术。

7. 水、电解质及酸碱平衡监测技术。

8. 胸部物理治疗技术。

9. 重症患者营养支持技术。

10. 危重症患者抢救配合技术。

【各系统疾病重症患者的护理】

1. 呼吸系统疾病重症患者的护理。

2. 心血管系统疾病重症患者的护理。

3. 神经系统疾病重症患者的护理。

4. 泌尿系统疾病重症患者的护理。

5. 消化系统疾病重症患者的护理。

6. 新生儿重症监护。

7. 严重创伤患者的护理。

8. 多脏器衰竭患者的护理。

【重症监护病房的医院感染预防与控制】

1. 重症监护病房医院感染的发生状况、危险因素。

2. 重症监护病房医院感染控制的基本原则和措施。

3. 导管相关感染的预防与控制。

4. 呼吸机相关肺炎的预防与控制。

5. 耐药菌及其他特殊病原体感染患者的隔离与护理。

6. 重症监护病房医务人员的职业安全。

【重症患者的疼痛管理】

1. 疼痛的概念、分类及对患者的影响。

2. 危重症患者疼痛与意识状况的评估。

3. 危重症患者镇痛与镇静的管理。

【重症监护与心理护理】

1. 重症监护环境与患者心理需求。

2. 护患关系与沟通。

3. 重症患者的心理护理。

4. 重症监护病房医务人员的心理调适。

【重症监护病房的护理管理】

1. 重症监护病房的物品、仪器设备、药品等物资管理。

2. 重症监护病房护理人力资源管理。

3. 重症监护病房的护理质量评价与持续改进。

4. 重症监护病房的风险管理。

五、考核要点

1. 常见危重症的护理及监护知识。

2. 重症监护常见的临床监护技术和护理操作技能。

3. 危重症患者的抢救配合技术。

4. 重症监护病房的医院感染预防与控制。

5. 护患沟通技能及心理护理。

第二部分　手术室护士培训

一、培训对象

具备 2 年以上临床护理工作经验的注册护士。

二、培训目标

1. 掌握手术室护理工作的范围、特点及发展趋势。

2. 掌握手术室管理的基本内容及规章制度。

3. 掌握手术室医院感染预防与控制的原则和措施。

4. 掌握手术室患者围手术期护理要点。

5. 掌握手术室患者安全管理。

6. 掌握手术配合技术和护理操作技术。

7. 掌握手术室的职业安全与防护措施。

8. 掌握手术室突发事件的应急处理。

三、培训时间

培训时间为 2 个月，可采取全脱产或者半脱产学习方式。其中 1 个月时间进行理论、业务知识的集中学习，1 个月时间在具有示教能力和带教条件的三级医院手术室进行临床实践技能学习。

（一）理论学习（参考学时：不少于 160 学时）

主要内容包括：医院手术室护理概论，手术室管理及规章制度，手术室医院感染预防与控制，洁净手术室的管理，手术患者围手术期护理，患者安全管理，手术配合技术和护理操作技术，手术室新技术和新业务，手术室的职业安全与防护，手术室突发事件的应急处理等。

（二）临床实践学习(参考学时：不少于160学时)

主要内容包括：综合医院普通手术室临床进修 1 周，洁净手术室进修 1 周，心脏外科、神经外科和骨科等专科手术室进修共 2 周。

四、培训内容

【医院手术室护理概论】

1. 手术室护理工作范围及特点。

2. 国内外手术室领域护理工作发展概况。

3. 手术室护士的岗位职责及专业素质要求。

【手术室管理及规章制度】

1. 手术室的环境管理，包括建筑布局、区域划分、设施和流程等。

2. 手术室的物品管理，包括各类仪器设备、器械及无菌物品等。

3. 手术室组织及人员管理。

4. 手术室的护理文件书写。

5. 手术室的信息管理。

6. 手术室的护理质量管理。

7. 手术室的相关规章制度。

【手术室医院感染预防与控制】

1. 医院感染的概念及预防与控制的原则。

2. 手术室医院感染的特点及危险因素。

3. 手术室医院感染预防与控制的措施。

4. 消毒、灭菌与隔离技术。

5. 手术室无菌操作技术。

6. 特殊感染手术患者的管理。

7. 手术室的医院感染监测。

8. 手术室各类医疗废物的管理。

【洁净手术室的管理】

1. 洁净手术室的概念、设计与净化标准。

2. 洁净手术室的空气调节与空气净化技术。

3. 洁净手术室的日常管理。

【围手术期护理】

1. 围手术期护理的概念、内涵、理论框架。

2. 围手术期护理的临床实践和工作范围。

3. 外科常见疾病知识及围手术期护理要点。

【患者安全管理】

1. 手术室涉及患者的不安全因素与风险管理。

2. 手术患者的核对制度和患者保护。

3. 手术室药品、血液制品的安全管理。

4. 手术室医用气体及手术设备的安全使用和管理。

【手术配合技术和护理操作技术】

1. 手术常用的无菌操作技术。

2. 手术体位安置的原则、方法及常见体位并发症的预防。

3. 常见手术麻醉配合技术。

4. 微创手术、器官移植术的配合技术。

5. 手术中器械、物品的清点核对。

6. 手术标本的处理。

7. 手术患者抢救配合技术。

8. 麻醉后恢复的护理。

9. 手术室护理操作技术。

【手术室的职业安全与防护】

1. 职业安全的概念及防护原则。

2. 手术室激光、射线、气体、化学物质的安全使用与防护。

3. 手术室锐器损伤的预防和处理。

4. 血源性疾病职业暴露预防和处理的原则及措施。

【手术室突发事件的应急处理】

1. 手术室应对突发大量患者的应急措施。

2. 手术室仪器设备故障的应急措施。

3. 手术室意外事件的管理。

五、考核要点

1. 外科常见疾病知识及围手术期护理要点。

2. 手术室各类仪器设备、器械及无菌物品等的管理。

3. 手术室医院感染的特点、危险因素及预防与控制措施。

4. 手术室的消毒灭菌、隔离技术及无菌操作技术。

5. 手术室麻醉配合技术及护理操作技术。

6. 手术室突发事件的应急处理能力。

第三部分　急诊护士培训

一、培训对象

具备 2 年以上临床护理工作经验的注册护士。

二、培训目标

1. 掌握急诊医学的特点、发展趋势。

2. 掌握急诊护理工作内涵及流程。

3. 掌握急诊室的医院感染预防与控制原则。

4. 掌握常见危重症的急救护理。

5. 掌握创伤患者的急救护理。

6. 掌握急诊危重症患者的监护技术及急救护理操作技术。

7. 掌握急诊各种抢救设备、物品及药品的管理。

8. 掌握急诊患者心理护理要点及沟通技巧。

9. 掌握急诊室突发事件的急救。

三、培训时间

培训时间为 2 个月，可采取全脱产或者半脱产学习方式。其中 1 个月时间进行理论、业务知识的集中学习，1 个月时间在具有示教能力和带教条件的三级医院急诊科或者急救中心进行临床实践技能学习。

（一）理论学习（参考学时：不少于 160 学时）

主要内容包括：急诊医学与急诊护理概论，急诊分诊，急诊室的医院感染预防与控制原则，常见危重症的急救护理，器官衰竭患者的急救护理，创伤患者的急救护理，急诊重症患者的监护技术，急救中常见的护理操作技术，急、危重患者的心理护理及沟通，急诊护理管理，突发事件的急救等。

（二）临床实践学习（参考学时：不少于 160 学时）

主要内容包括：综合医院急诊科或者急救中心临床实践 1 个月，其中包括急诊抢救室实践 1 周和急诊监护室实践 1 周。

四、培训内容

【急诊医学与急诊护理概论】

1. 急诊医学的概念、范畴与发展趋势。

2. 急诊医疗体系和急诊护理工作内涵、特点及工作流程。

3. 急诊护士的工作职责。

4. 急诊护士专业素质及工作能力的要求。

【急诊分诊】

1. 急诊分诊的概念。

2. 分诊程序及分诊原则。

3. 症状鉴别分诊。

【急诊室医院感染预防与控制原则】

1. 急诊室医院感染预防与控制基本原则。

2. 急诊常见传染性疾病的管理。

3. 急诊特殊传染性疾病的管理。

4. 急诊护士的职业安全防护原则。

【常见危重症的急救护理】

1. 急性冠状动脉综合征的急救护理。

2. 心脏骤停与心脑肺复苏技术。

3. 严重心律失常的急救护理。

4. 高血压危象的急救护理。

5. 急性呼吸窘迫综合征的急救护理。

6. 慢性阻塞性肺病急性发作的急救护理。

7. 急性重症哮喘的急救护理。

8. 急性脑血管病的急救护理。

9. 癫痫持续状态的急救护理。

10. 消化道出血的急救护理。

11. 急腹症的急救护理。

12. 急性重症胰腺炎的急救护理。

13. 肝性脑病的急救护理。

14. 糖尿病酮症酸中毒的急救护理。

15. 泌尿系结石的急救护理。

16. 急性宫外孕的急救护理。

17. 烧伤的急救护理。

18. 休克的急救护理。

19. 水、电解质与酸碱平衡失调的急救护理。

20. 急性中毒的急救护理。

21. 昏迷、窒息等各种紧急情况的抢救及护理。

【器官衰竭患者的急救护理】

1. 急性心力衰竭患者的抢救和护理。

2. 急性呼吸衰竭患者的抢救和护理。

3. 急性肾功能衰竭患者的抢救和护理。

4. 急性肝功能衰竭患者的抢救和护理。

5. 多器官功能障碍综合征患者的抢救和护理。

【创伤患者的急救护理】

1. 创伤患者的现场急救和护理。

2. 颅脑损伤患者的急救护理。

3. 胸部创伤患者的急救护理。

4. 腹部创伤患者的急救护理。

5. 多发创伤患者的急救护理。

【急诊重症患者的监护技术】

1. 重症监护概述。

2. 氧治疗、气道管理和人工呼吸机监护技术。

3. 循环系统血流动力学监测。

4. 心电监测及除颤技术。

5. 水、电解质及酸碱平衡监测技术。

【常见急救操作技术的配合及护理】

1. 心肺复苏技术。

2. 心脏电治疗技术。

3. 紧急气道开放与人工气道管理。

4. 机械通气技术。

5. 血液净化技术。

6. 急诊穿刺技术。

7. 洗胃及胃排空技术。

8. 急诊危重症监测技术。

9. 急救中的各种医护配合技术。

【急、危重患者的心理护理及沟通】

1. 护患关系与沟通。

2. 急诊及危重患者的心理护理。

3. 医务人员的心理调适。

【急诊护理管理】

1. 急诊护理工作相关法律法规。

2. 急诊各种抢救设备、物品及用药的管理和应用。

3. 急诊护理质量持续改进。

4. 急诊护理工作职业风险、危机识别与应对措施。

【突发事件的急救】

1. 突发公共卫生事件的应急处理。

2. 灾难事故的急救原则与工作流程。

3. 交通事故医疗应急处理与救援。

4. 生物灾害医疗应急处理与救援。

5. 食物中毒医疗应急处理与救援。

6. 职业中毒医疗应急处理与救援。

7. 火灾事故医疗应急处理与救援。

五、考核要点

1. 急诊护士专业素质及工作能力。

2. 常见危重症疾病的急救护理。

3. 器官衰竭患者及创伤患者的急救护理。

4. 急诊重症患者监护技术及急救操作技术。

5. 急、危重患者的心理护理及沟通技巧。

6. 突发事件的急救技能和应急处理。

7. 医院感染预防与控制基本原则及措施。

第四部分　器官移植专业护士培训

一、培养对象

具备 2 年以上临床护理工作经验的注册护士。

二、培训目标

1. 掌握《人体器官移植条例》的有关规定和伦理准则。

2. 掌握移植排斥反应及免疫抑制治疗和护理要点。

3. 掌握常见器官移植患者的围手术期护理要点。

4. 掌握常见器官移植的监护技术和护理操作技能。

5. 掌握常见器官移植患者的心理护理及沟通。

6. 掌握常见器官移植患者的健康教育。

三、培训时间

培训时间为 2 个月，可采取全脱产或者半脱产学习方式。其中 1 个月时间进行理论、业务知识的集中学习，1 个月时间在具有示教能力、带教条件的三级医院进行临床实践技能学习。

（一）理论学习（参考学时：不少于 160 学时）

主要内容包括：器官移植概述，器官移植的管理规定及伦理准则，移植的排斥反应及免疫抑制治疗与护理，常见器官移植的护理，造血干细胞移植的护理，角膜移植的护理，移植患者的心理护理等。

（二）临床实践学习(参考学时：不少于160学时)

主要内容包括：掌握常见器官移植患者的围术期护理技能，在具有示教能力、带教条件的三级医院进行1个月的临床实践技能学习。

四、培训内容

【器官移植概述】

1. 移植的概念和种类。

2. 临床应用的器官移植、组织移植和细胞移植概况。

3. 国内外器官移植发展的历史和现状。

【器官移植的管理规定及伦理准则】

1. 国内外有关器官移植的立法情况。

2.《人体器官移植条例》的有关规定。

3. 器官移植的伦理学问题。

4. 器官移植的伦理学准则。

【移植的排斥反应及免疫抑制治疗与护理】

1. 移植的免疫学基础。

2. 移植排斥反应的概念、机制和类型。

3. 免疫抑制治疗的概述。

4. 免疫抑制剂的临床使用及护理。

【肾移植患者的护理】

1. 肾脏的解剖、生理和肾移植病理概述。

2. 肾穿刺术的护理。

3. 肾移植的术前准备和术后护理。

4. 肾移植术后的主要并发症及护理。

5. 肾移植的排斥反应及免疫抑制治疗和护理。

6. 肾移植患者的健康教育。

【肝移植患者的护理】

1. 肝移植的概念、种类。

2. 肝脏的解剖、生理和肝移植病理概述。

3. 肝移植的术前准备和患者的术前护理。

4. 肝移植的术后护理。

5. 肝移植术后的主要并发症及护理。

6. 肝移植的排斥反应及免疫抑制治疗和护理。

7. 肝移植患者的健康教育。

【心脏移植患者的护理】

1. 心脏移植的概念、种类。

2. 心脏的解剖、生理与心脏移植病理概述。

3. 心脏移植的术前准备和患者的术前护理。

4. 心脏移植的术后护理。

5. 心脏移植术后的主要并发症及护理。

6. 心脏移植的排斥反应及免疫抑制治疗和护理。

7. 心脏移植患者的健康教育。

【造血干细胞移植的护理】

1. 造血干细胞移植的概念、分类及治疗原则。

2. 临床应用的造血干细胞移植技术。

3. 造血干细胞移植的预处理和移植前的护理。

4. 造血干细胞的灌注。

5. 造血干细胞移植后的护理。

6. 造血干细胞移植后的排斥反应及免疫抑制治疗和护理。

7. 造血干细胞移植后的并发症及护理。

8. 造血干细胞移植患者的营养支持。

9. 造血干细胞移植患者的健康教育。

【角膜移植的护理】

1. 角膜的解剖、生理与角膜移植的病理概述。

2. 角膜移植的术前准备和术后护理。

3. 角膜移植的排斥反应及治疗和护理。

4. 角膜移植后的并发症及护理。

5. 角膜移植患者的健康教育。

【移植患者的心理护理】

1. 护患关系与护患沟通。

2. 移植患者的心理特点。

3. 移植患者的心理护理。

五、考核要点

1. 器官移植技术的管理规定和伦理准则。

2. 器官移植排斥反应及免疫抑制治疗和护理要点。

3. 器官移植的解剖、生理、病理概述。

4. 器官移植患者的围手术期护理。

5. 器官移植的监护技术和护理操作技能。

6. 器官移植患者的心理护理及沟通技巧。

7. 器官移植患者的健康教育。

第五部分　肿瘤专业护士培训

一、培养对象

具备 2 年以上临床护理工作经验的注册护士。

二、培训目标

1. 掌握肿瘤临床治疗方法、原则。

2. 掌握肿瘤化学治疗患者的护理。

3. 掌握肿瘤患者化学治疗静脉的管理。

4. 掌握肿瘤放射治疗患者的护理。

5. 掌握肿瘤患者常见症状的护理。

6. 掌握肿瘤患者的康复护理。

7. 掌握肿瘤患者的姑息护理。

8. 掌握肿瘤患者的心理需求及护理要点。

9. 掌握肿瘤患者的营养支持。

10. 掌握肿瘤护士的沟通技巧及职业压力调试。

11. 掌握医务人员职业安全防护的原则。

三、培训时间

培训时间为 2 个月，可采取全脱产或者半脱产学习方式。其中 1 个月时间进行理论、业务知识的集中学习，1 个月时间在具有示教能力和带教条件的肿瘤专科医院或者三级综合医院肿瘤科进行临床实践技能学习。

（一）理论学习（参考学时：不少于 160 学时）

主要内容包括：肿瘤护理概论，肿瘤临床治疗的方法、原则，肿瘤化学治疗概述，肿瘤化学治疗的毒副反应及护理，化学治疗静脉的管理，放射治疗概述，放射治疗的毒副反应及护理，肿瘤患者常见症状的护理，肿瘤患者的康复护理，肿瘤患者的营养支持，肿瘤患者的姑息护理；肿瘤患者心理护理及社会支持，护士的沟通技能及职业压力调试，肿瘤治疗中的职业安全防护等。

（二）临床实践学习（参考学时：不少于 160 学时）

在具有示教能力、带教条件的肿瘤专科医院或者三级医院进行 1 个月的临床实践技能学习。

四、培训内容

【肿瘤护理概论】

1. 肿瘤专科护理的特点及发展。

2. 肿瘤的预防与控制。

3. 肿瘤的分类及分期。

4. 肿瘤的流行病学。

【肿瘤的临床治疗方法、原则及护理】

1. 肿瘤综合治疗的原则。

2. 肿瘤外科治疗及护理。

3. 肿瘤化学治疗及护理。

4. 肿瘤放射治疗及护理。

5. 肿瘤介入治疗及护理。

6. 造血干细胞移植术及护理。

【化学治疗静脉的管理】

1. 化学治疗静脉的评估和合理选择。

2. 化学治疗药物的正确使用方法。

3. 化学治疗药物外渗的正确处理。

4. 外周中心静脉导管在肿瘤化学治疗中的应用及护理。

【肿瘤患者常见症状的护理】

1. 恶心、呕吐的护理。

2. 便秘、腹泻的护理。

3. 口腔合并症的护理。

4. 疼痛的护理。

5. 疲劳的护理。

6. 发热的护理。

7. 凝血功能障碍的护理。

8. 恶性积液的护理。

9. 上腔静脉症候群的护理。

【肿瘤患者的康复护理】

1. 头颈部肿瘤患者的康复。

2. 乳腺癌患者的康复。

3. 肺癌患者的康复。

4. 造口术患者的康复。

【肿瘤患者的营养支持】

1. 肿瘤患者的营养评估。

2. 体重下降和恶病质。

3. 肿瘤患者的营养支持。

【肿瘤患者的姑息护理】

1. 姑息护理的概念。

2. 终末期肿瘤患者常见症状及护理。

3. 终末期肿瘤患者的伦理问题。

【肿瘤患者心理护理及社会支持】

1. 肿瘤患者的心理反应特点。

2. 肿瘤患者的心理护理。

3. 肿瘤患者的社会支持。

4. 肿瘤患者的人文关怀。

【护士的沟通技巧及职业压力调试】

1. 沟通技巧的应用。

2. 肿瘤护士职业压力调试。

【肿瘤治疗中的职业安全防护】

1. 化学治疗药物的职业危害。

2. 职业接触抗肿瘤药物的规范化操作程序。

3. 放射治疗的职业危害。

4. 肿瘤治疗的安全环境及职业防护。

五、考核要点

1. 肿瘤临床治疗原则及方法。

2. 肿瘤患者放、化疗毒副反应及护理。

3. 肿瘤患者的常见症状护理。

4. 肿瘤患者化学治疗静脉的管理。

5. 肿瘤患者的营养治疗、康复护理。

6. 肿瘤患者的姑息护理及心理社会支持。

7. 肿瘤治疗中的职业安全防护。

附录四　原卫生部关于印发《住院患者基础护理服务项目（试行）》等三个文件的通知

（卫医政发〔2010〕9 号　二〇一〇年一月二十二日）

各省、自治区、直辖市卫生厅局，新疆生产建设兵团卫生局：

为进一步加强医院临床护理工作，规范护理行为，落实基础护理，改善护理服务，保证护理质量，我部组织制定了《住院患者基础护理服务项目（试行）》《基础护理服务工作规范》和《常用临床护理技术服务规范》。现印发给你们，请遵照执行。

附件：①住院患者基础护理服务项目

②基础护理服务工作规范

③常用临床护理技术服务规范

住院患者基础护理服务项目
（试行）

一、特级护理

项目	项目内涵	备注
（一）晨间护理	1. 整理床单位	1 次/日
	2. 面部清洁和梳头	
	3. 口腔护理	
（二）晚间护理	1. 整理床单位	1 次/日
	2. 面部清洁	
	3. 口腔护理	
	4. 会阴护理	
	5. 足部清洁	
（三）对非禁食患者协助进食/水		
（四）卧位护理	1. 协助患者翻身及有效咳嗽	1 次/2 小时
	2. 协助床上移动	必要时
	3. 压疮预防及护理	
（五）排泄护理	1. 失禁护理	需要时
	2. 床上使用便器	需要时
	3. 留置尿管护理	2 次/日
（六）床上温水擦浴		1 次/2~3 日

续表

项目	项目内涵	备注
（七）其他护理	1. 协助更衣	需要时
	2. 床上洗头	1 次/周
	3. 指/趾甲护理	需要时
（八）患者安全管理		

二、一级护理

A. 患者生活不能自理

项目	项目内涵	备注
（一）晨间护理	1. 整理床单位	1 次/日
	2. 面部清洁和梳头	
	3. 口腔护理	
（二）晚间护理	1. 整理床单位	1 次/日
	2. 面部清洁	
	3. 口腔护理	
	4. 会阴护理	
	5. 足部清洁	
（三）对非禁食患者协助进食/水		
（四）卧位护理	1. 协助患者翻身及有效咳嗽	1 次/2 小时
	2. 协助床上移动	必要时
	3. 压疮预防及护理	
（五）排泄护理	1. 失禁护理	需要时
	2. 床上使用便器	需要时
	3. 留置尿管护理	2 次/日
（六）床上温水擦浴		1 次/2~3 日

续表

项目	项目内涵	备注
（七）其他护理	1. 协助更衣	需要时
	2. 床上洗头	1 次/周
	3. 指/趾甲护理	需要时
（八）患者安全管理		

B. 患者生活部分自理

项目	项目内涵	备注
（一）晨间护理	1. 整理床单位	1 次/日
	2. 协助面部清洁和梳头	
（二）晚间护理	1. 协助面部清洁	1 次/日
	2. 协助会阴护理	
	3. 协助足部清洁	
（三）对非禁食患者协助进食/水		
（四）卧位护理	1. 协助患者翻身及有效咳嗽	1 次/2 小时
	2. 协助床上移动	必要时
	3. 压疮预防及护理	
（五）排泄护理	1. 失禁护理	需要时
	2. 协助床上使用便器	需要时
	3. 留置尿管护理	2 次/日
（六）协助温水擦浴		1 次/2～3 日
（七）其他护理	1. 协助更衣	需要时
	2. 协助洗头	
	3. 协助指/趾甲护理	
（八）患者安全管理		

三、二级护理

A. 患者生活不能自理

项目	项目内涵	备注
（一）晨间护理	1. 整理床单位	1 次/日
	2. 面部清洁和梳头	
	3. 口腔护理	
（二）晚间护理	1. 整理床单位	1 次/日
	2. 面部清洁	
	3. 口腔护理	
	4. 会阴护理	
	5. 足部清洁	
（三）对非禁食患者协助进食/水		
（四）卧位护理	1. 协助患者翻身及有效咳嗽	1 次/2 小时
	2. 协助床上移动	必要时
	3. 压疮预防及护理	
（五）排泄护理	1. 失禁护理	需要时
	2. 床上使用便器	需要时
	3. 留置尿管护理	2 次/日
（六）床上温水擦浴		1 次/2~3 日
（七）其他护理	1. 协助更衣	需要时
	2. 床上洗头	1 次/周
	3. 指/趾甲护理	需要时
（八）患者安全管理		

B. 患者生活部分自理

项目	项目内涵	备注
(一)整理床单位		1 次/日
(二)患者安全管理		

四、三级护理

项目	项目内涵	备注
(一)整理床单位		1 次/日
(二)患者安全管理		

基础护理服务工作规范

一、整理床单位

(一)工作目标

保持床单位清洁，增进患者舒适。

(二)工作规范要点

1. 遵循标准预防、节力、安全的原则。

2. 告知患者，做好准备。根据患者的病情、年龄、体重、意识、活动和合作能力，有无引流管、伤口、有无大小便失禁等，采用与病情相符的整理床单位的方法。

3. 按需要准备用物及环境，保护患者隐私。

4. 护士协助活动不便的患者翻身或下床，采用湿扫法清洁并整理床单位。

5. 操作过程中，注意避免引流管或导管牵拉，密切观察患者病情，发现异常及时处理。与患者沟通，了解其感受及需求，保证患者安全。

6. 操作后对躁动、易发生坠床的患者拉好床拦或采取其他安全措施，帮助患者采取舒适体位。

7. 按操作规程更换污染的床单位。

（三）结果标准

1. 患者/家属能够知晓护士告知的事项，对服务满意。

2. 床单位整洁，患者卧位舒适、符合病情要求。

3. 操作过程规范、准确，患者安全。

二、面部清洁和梳头

（一）工作目标

使患者面部清洁、头发整洁，感觉舒适。

（二）工作规范要点

1. 遵循节力、安全的原则。

2. 告知患者，做好准备。根据患者的病情、意识、生活自理能力及个人卫生习惯，选择实施面部清洁和梳头的时间。

3. 按需要准备用物。

4. 协助患者取舒适体位，嘱患者若有不适告知护士。

5. 操作过程中，与患者沟通，了解其需求，密切观察患者病情，发现异常及时处理。

6. 尊重患者的个人习惯，必要时涂润肤乳。

7. 保持床单位清洁、干燥。

（三）结果标准

1. 患者/家属能够知晓护士告知的事项，对服务满意。

2. 患者面部清洁，头发整洁，感觉舒适。

3. 患者出现异常情况，护士处理及时。

三、口腔护理

(一)工作目标

去除口腔异味和残留物质，保持患者舒适，预防和治疗口腔感染。

(二)工作规范要点

1. 遵循查对制度，符合标准预防、安全原则。

2. 告知患者，做好准备。评估患者的口腔情况，包括有无手术、插管、溃疡、感染、出血等，评估患者的生活自理能力。

3. 指导患者正确的漱口方法。化疗、放疗、使用免疫抑制剂的患者可以用漱口液清洁口腔。

4. 护士协助禁食患者清洁口腔，鼓励并协助有自理能力的患者自行刷牙。

5. 协助患者取舒适体位，若有不适马上告知护士。

6. 如患者有活动的义齿，应先取下再进行操作。

7. 根据口腔 pH，遵医嘱选择合适的口腔护理溶液，操作中应当注意棉球干湿度。昏迷患者禁止漱口；对昏迷、不合作、牙关紧闭的患者，使用开口器、舌钳、压舌板。开口器从臼齿处放入。

8. 操作中避免清洁、污染物的交叉混淆；操作前后必须清点核对棉球数量。

(三)结果标准

1. 患者/家属能够知晓护士告知的事项，对服务满意。

2. 患者口腔卫生得到改善，黏膜、牙齿无损伤。

3. 患者出现异常情况时，护士处理及时。

四、会阴护理

（一）工作目标

协助患者清洁会阴部，增加舒适，预防或减少感染的发生。

（二）工作规范要点

1. 遵循标准预防、消毒隔离、安全的原则。

2. 告知患者，做好准备。评估患者会阴部有无伤口、有无失禁和留置尿管等，确定会阴护理的方法等。

3. 按需要准备用物及环境，保护患者隐私。

4. 会阴冲洗时，注意水温适宜。冬季寒冷时，注意为患者保暖。

（三）结果标准

1. 患者/家属能够知晓护士告知的事项，对服务满意。

2. 患者会阴清洁。

3. 患者出现异常情况时，护士处理及时。

五、足部清洁

（一）工作目标

保持患者足部清洁，增加舒适。

（二）工作规范要点

1. 遵循节力、安全的原则。

2. 告知患者，做好准备。评估患者的病情、足部皮肤情况。根据评估结果选择适宜的清洁方法。

3. 按需要准备用物及环境，水温适宜。

4. 协助患者取舒适体位，若有不适告知护士。

5. 操作过程中与患者沟通，了解其感受及需求，密切观察患者病情，发现异常及时处理。

6. 尊重患者的个人习惯，必要时涂润肤乳。

7. 保持床单位清洁、干燥。

（三）结果标准

1. 患者/家属能够知晓护士告知的事项，对服务满意。

2. 足部清洁。

3. 患者出现异常情况时，护士处理及时。

六、协助患者进食/水

（一）工作目标

协助不能自理或部分自理的患者进食/水，保证进食/水及安全。

（二）工作规范要点

1. 遵循安全的原则。

2. 告知患者，做好准备。评估患者的病情、饮食种类、液体出入量、自行进食能力、有无偏瘫、吞咽困难、视力减退等。

3. 评估患者有无餐前、餐中用药，保证治疗效果。

4. 协助患者进食过程中，护士应注意食物温度、软硬度及患者的咀嚼能力，观察有无吞咽困难、呛咳、恶心、呕吐等。

5. 操作过程中与患者沟通，给予饮食指导，如有治疗饮食、特殊饮食按医嘱给予指导。

6. 进餐完毕，清洁并检查口腔，及时清理用物及整理床单位，保持适当体位。

7. 需要记录出入量的患者，准确记录患者的进食/水时间、种类、食物含水量等。

8. 患者进食/水延迟时，护士进行交接班。

（三）结果标准

1. 患者/家属能够知晓护士告知的事项，对服务满意。

2. 患者出现异常情况时，护士处理及时。

七、协助患者翻身及有效咳痰

（一）工作目标

协助不能自行移动的患者更换卧位，减轻局部组织的压力，预防并发症。对不能有效咳痰的患者进行拍背，促进痰液排出，保持呼吸道通畅。

（二）工作规范要点

1. 遵循节力、安全的原则。

2. 告知患者，做好准备。翻身前要评估患者的年龄、体重、病情、肢体活动能力、心功能状况，有无手术、引流管、骨折和牵引等。有活动性内出血、咯血、气胸、肋骨骨折、肺水肿、低血压等，禁止背部叩击。

3. 根据评估结果决定患者翻身的频次、体位、方式，选择合适的皮肤减压用具。

4. 固定床脚刹车，妥善处置各种管路。

5. 翻身过程中注意患者安全，避免拖拉患者，保护局部皮肤，正确使用床挡。烦躁患者选用约束带。

6. 翻身时，根据病情需要，给予患者拍背，促进排痰。叩背原则：从下至上、从外至内，背部从第十肋间隙、胸部从第六肋间隙开始向上叩击至肩部，注意避开乳房及心前区，力度适宜。

7. 护理过程中，密切观察病情变化，有异常及时通知医师并处理。

8. 翻身后患者体位应符合病情需要。适当使用皮肤减压用具。

（三）结果标准

1. 患者/家属能够知晓护士告知的事项，对服务满意。

2. 卧位正确，管道通畅；有效清除痰液。

3. 护理过程安全，局部皮肤无擦伤，无其他并发症。

八、协助患者床上移动

（一）工作目标

协助不能自行移动的患者床上移动，保持患者舒适。

（二）工作规范要点

1. 遵循节力、安全的原则。

2. 告知患者，做好准备。移动前要评估患者的病情、肢体活动能力、年龄、体重，有无约束、伤口、引流管、骨折和牵引等。

3. 固定床脚刹车，妥善处置各种管路。

4. 注意患者安全，避免拖拉，保护局部皮肤。

5. 护理过程中，密切观察病情变化，有异常及时通知医师并处理。

（三）结果标准

1. 患者/家属能够知晓护士告知的事项，对服务满意。

2. 卧位正确，管道通畅。

3. 护理过程安全，患者局部皮肤无擦伤，无其他并发症。

九、压疮预防及护理

（一）工作目标

预防患者发生压疮；为有压疮的患者实施恰当的护理措施，促进压疮愈合。

（二）工作规范要点

1. 遵循标准预防、消毒隔离、无菌技术、安全的原则。

2. 评估和确定患者发生压疮的危险程度，采取预防措施，如定时翻身、气垫减压等。

3. 对出现压疮的患者，评估压疮的部位、面积、分期、有无感染等，分析导致发生压疮的危险因素并告知患者/家属，进行压疮治疗。

4. 在护理过程中，如压疮出现红、肿、痛等感染征象时，及时与医师沟通进行处理。

5. 与患者沟通，为患者提供心理支持及压疮护理的健康指导。

（三）结果标准

1. 患者/家属能够知晓压疮的危险因素，对护理措施满意。

2. 预防压疮的措施到位。

3. 促进压疮愈合。

十、失禁护理

（一）工作目标

对失禁的患者进行护理，保持局部皮肤的清洁，增加患者舒适度。

（二）工作规范要点

1. 遵循标准预防、消毒隔离、安全的原则。

2. 评估患者的失禁情况，准备相应的物品。

3. 护理过程中，与患者沟通，清洁到位，注意保暖，保护患者隐私。

4. 根据病情，遵医嘱采取相应的保护措施，如小便失禁给予留置尿管，对男性患者可以采用尿套技术，女性患者可以采用尿垫等。

5. 鼓励并指导患者进行膀胱功能及盆底肌的训练。

6. 保持床单位清洁、干燥。

（三）结果标准

1. 患者/家属能够知晓护士告知的事项，对服务满意。

2. 患者皮肤清洁，感觉舒适。

十一、床上使用便器

（一）工作目标

对卧床的患者提供便器，满足其基本需求。

（二）工作规范要点

1. 遵循标准预防、消毒隔离、安全的原则。

2. 评估患者的生活自理能力及活动情况，帮助或协助患者使用便器，满足其需求。

3. 准备并检查便器，表面有无破损、裂痕等。注意保暖，保护患者隐私。

4. 护理过程中，与患者沟通，询问患者有无不适主诉，及时处理。

5. 便后观察排泄物性状及骶尾部位的皮肤，如有异常及时处理。

6. 正确处理排泄物，清洁便器，保持床单位清洁、干燥。

（三）结果标准

1. 患者/家属能够知晓护士告知的事项，对服务满意。

2. 患者皮肤及床单位清洁，皮肤无擦伤。

十二、留置尿管的护理

（一）工作目标

对留置尿管的患者进行护理，预防感染，增进患者舒适，促进功能锻炼。

（二）工作规范要点

1. 遵循标准预防、消毒隔离、无菌技术、安全的原则。

2. 告知患者，做好准备。评估患者病情、尿管留置时间，尿液颜色、性状、量，膀胱功能，有无尿频、尿急、腹痛等症状。

3. 按需要准备用物及环境，保护患者隐私。

4. 对留置尿管的患者进行会阴护理，尿道口清洁，保持尿管的通畅，观察尿液颜色、性状、量、透明度、气味等，注意倾听患者的主诉。

5. 留置尿管期间，妥善固定尿管及尿袋，尿袋的高度不能高于膀胱，及时排放尿液，协助长期留置尿管的患者进行膀胱功能训练。

6. 根据患者病情，鼓励患者摄入适当的液体。定期更换尿管及尿袋，做好尿道口护理。

7. 拔管后根据病情，鼓励患者多饮水，观察患者自主排尿及尿液情况，有排尿困难及时处理。

(三)结果标准

1. 患者/家属能够知晓护士告知的事项，对服务满意。

2. 患者在留置尿管期间会阴部清洁，尿管通畅。

3. 患者出现异常情况时，护士处理及时。

十三、温水擦浴

(一)工作目标

帮助不能进行沐浴的患者保持身体的清洁与舒适。

(二)工作规范要点

1. 遵循标准预防、安全的原则。

2. 告知患者，做好准备。评估患者病情、生活自理能力及皮肤完整性等，选择适当时间进行温水擦浴。

3. 准备用物，房间温度适宜，保护患者隐私，尽量减少暴露，注意保暖。

4. 保持水温适宜，擦洗的方法和顺序正确。

5. 护理过程中注意保护伤口和各种管路；观察患者的反应，出现寒战、面色苍白、呼吸急促时应立即停止擦浴，给予恰当的处理。

6. 擦浴后观察患者的反应，检查和妥善固定各种管路，保持其通畅。

7. 保持床单位的清洁、干燥。

(三)结果标准

1. 患者/家属能够知晓护士告知的事项，对服务满意。

2. 护理过程安全，患者出现异常情况时，护士处理及时。

十四、协助更衣

（一）工作目标

协助患者更换清洁衣服，满足舒适的需要。

（二）工作规范要点

1. 遵循标准预防，安全的原则。

2. 告知患者，做好准备。评估患者病情、意识、肌力、移动能力、有无肢体偏瘫、手术、引流管及合作能力等。

3. 根据患者的体型，选择合适、清洁衣服，保护患者隐私。

4. 根据患者病情采取不同的更衣方法，病情稳定可采取半坐卧位或坐位更换；手术或卧床可采取轴式翻身法更换。

5. 更衣原则

（1）脱衣方法：无肢体活动障碍时，先近侧、后远侧；一侧肢体活动障碍时，先健侧、后患侧。

（2）穿衣方法：无肢体活动障碍时，先远侧、后近侧；一侧肢体活动障碍时，先患侧、后健侧。

6. 更衣过程中，注意保护伤口和各种管路，注意保暖。

7. 更衣可与温水擦浴、会阴护理等同时进行。

（三）结果标准

1. 患者/家属能够知晓护士告知的事项，对服务满意。

2. 护理过程安全，患者出现异常情况时，护士处理及时。

十五、床上洗头

（一）工作目标

保持患者头发清洁、整齐，感觉舒适。

（二）工作规范要点

1. 遵循标准预防、节力、安全的原则。

2. 告知患者，做好准备。根据患者的病情、意识、生活自理能力及个人卫生习惯、头发清洁度，选择时间进行床上洗头。

3. 准备用物，房间温度适宜，选择合适的体位。

4. 操作过程中，用指腹部揉搓头皮和头发，力量适中，避免抓伤头皮。观察患者反应并沟通，了解患者需求。

5. 注意保护伤口和各种管路。

6. 清洗后，及时擦干或吹干头发，防止患者受凉。

7. 保持床单位清洁干燥。

（三）结果标准

1. 患者/家属能够知晓护士告知的事项，对服务满意。

2. 护理过程安全，患者出现异常情况时，护士处理及时。

十六、指/趾甲护理

（一）工作目标

保持生活不能自理患者指/趾甲的清洁、长度适宜。

（二）工作规范要点

1. 遵循标准预防、节力、安全的原则。

2. 告知患者，做好准备。评估患者的病情、意识、生活自理能力及个人卫生习惯，指/趾甲的长度。

3. 选择合适的指甲刀。

4. 指/趾甲护理包括：清洁、修剪、锉平指/趾甲。

5. 修剪过程中，与患者沟通，避免损伤甲床及周围皮肤，对于特殊患者（如糖尿病患者或有循环障碍的患者）要特别小心；对于指/趾甲过硬，可先在温水中浸泡 10 ~ 15 分钟，软化后再进行修剪。

6. 操作后保持床单位整洁。

（三）结果标准

1. 患者/家属能够知晓护士告知的事项，对服务满意。

2. 护理过程安全，患者出现异常情况时，护士处理及时。

十七、安全管理

（一）工作目标

评估住院患者的危险因素，采取相应措施，预防不安全事件的发生。

（二）工作规范要点

1. 遵循标准预防、安全的原则。

2. 评估住院患者，对存在的危险因素采取相应的预防措施并向患者进行指导，如跌倒、坠床、烫伤的预防等。

3. 根据评估结果对患者进行安全方面的指导，嘱患者注意自身安全，提高自我防范意识。

4. 提供安全的住院环境，采取有效措施，消除不安全因素，降低风险。

（三）结果标准

1. 患者/家属能够知晓护士告知的事项，对服务满意。

2. 患者住院期间无因护理不当造成的不良事件发生。

常用临床护理技术服务规范

一、患者入院护理

（一）工作目标

热情接待患者，帮助其尽快熟悉环境；观察和评估患者病情和护理需求；满足患者安全、舒适的需要。

（二）工作规范要点

1. 备好床单位。根据患者病情做好准备工作，并通知医师。

2. 向患者进行自我介绍，妥善安置患者于病床。

3. 测量患者生命体征，了解患者的主诉、症状、自理能力、心理状况，填写患者入院相关资料。

4. 入院告知：向患者/家属介绍主管医师、护士、病区护士长。介绍病区环境、呼叫铃使用、作息时间、探视制度及有关管理规定等。鼓励患者/家属表达自己的需要及顾虑。

5. 完成入院护理评估，与医师沟通确定护理级别，遵医嘱实施相关治疗及护理。

6. 完成患者清洁护理，协助更换病员服，完成患者身高、体重、生命体征的测量（危重患者直接进入病房）。

（三）结果标准

1. 物品准备符合患者需要，急、危、重患者得到及时救治。

2. 患者/家属知晓护士告知的事项，对护理服务满意。

二、患者出院护理

（一）工作目标

患者/家属知晓出院指导的内容，掌握必要的康复知识。

（二）工作规范要点

1. 告知患者。针对患者病情及恢复情况进行出院指导，包括办理出院结账手续方法、出院后注意事项、带药指导、饮食及功能锻炼、遵医嘱通知患者复诊时间及地点、联系方式等。

2. 听取患者住院期间的意见和建议。

3. 做好出院登记，整理出院病历。

4. 对患者床单位进行常规清洁消毒，特殊感染患者按院内感染要求进行终末消毒。

（三）结果标准

1. 患者/家属能够知晓护士告知的事项，对护理服务满意。

2. 床单位清洁消毒符合要求。

三、生命体征监测技术

（一）工作目标

安全、准确、及时测量患者的体温、脉搏、呼吸、血压，为疾病诊疗和制定护理措施提供依据。

（二）工作规范要点

1. 告知患者，做好准备。测量生命体征前30分钟避免进食、冷热饮、冷热敷、洗澡、运动、灌肠、坐浴等影响生命体征的相关因素。

2. 对婴幼儿、阿尔茨海默病、精神异常、意识不清、烦躁和不合作者，护士应采取恰当的体温测量方法或在床旁协助患者测量体温。

3. 测腋温时应当擦干腋下，将体温计放于患者腋窝深处并贴紧皮肤，防止脱落。测量 5~10 分钟后取出。

4. 测口温时应当将体温计斜放于患者舌下，用鼻呼吸，闭口 3 分钟后取出。

5. 测肛温时应当先在肛表前端涂润滑剂，将肛温计轻轻插入肛门 3~4 厘米，3 分钟后取出。用消毒纱布擦拭体温计。

6. 发现体温和病情不相符时，应当复测体温。

7. 体温计消毒方法符合要求。

8. 评估测量脉搏部位的皮肤情况，避免在偏瘫侧、形成动静脉瘘侧肢体、术肢等部位测量脉搏。

9. 测脉搏时协助患者采取舒适的姿势，以示指、中指、无名指的指腹按压桡动脉或其他浅表大动脉处，力度适中，以能触及到脉搏搏动为宜。

10. 一般患者可以测量 30 秒，脉搏异常的患者，测量 1 分钟。

11. 发现有脉搏短绌，应两人同时测量，分别测心率和脉搏。

12. 测量呼吸时患者取自然体位，护士保持诊脉手势，观察患者胸部或腹部起伏，测量 30 秒。危重患者、呼吸困难、婴幼儿、呼吸不规则者测量 1 分钟。

13. 观察患者呼吸频率、节律、幅度和类型等情况。

14. 危重患者呼吸微弱不易观察时，可用棉花少许置鼻孔前，观察棉絮吹动情况，并计数。

15. 测量血压时，协助患者采取坐位或者卧位，保持血压计零点、肱动脉与心脏同一水平。

16. 选择宽窄度适宜的袖带，驱尽袖带内空气，平整地缠于患者上臂中部，松紧以能放入一指为宜，下缘距肘窝 2～3 厘米。

17. 正确判断收缩压与舒张压。如血压听不清或有异常时，应间隔 1～2 分钟后重新测量。

18. 测量完毕，排尽袖带余气，关闭血压计。

19. 长期观察血压的患者，做到四定：定时间、定部位、定体位、定血压计。

20. 结果准确记录在护理记录单或绘制在体温单上。

21. 将测量结果告诉患者/家属。如果测量结果异常，观察伴随的症状和体征，及时与医师沟通并处理。

（三）结果标准

1. 护士测量方法正确，测量结果准确。

2. 记录准确，对异常情况沟通及时。

四、导尿技术

（一）工作目标

遵医嘱为患者导尿，患者能够知晓导尿的目的并配合。

（二）工作规范要点

1. 遵循查对制度，符合无菌技术、标准预防原则。

2. 告知患者/家属留置尿管的目的、注意事项，取得患者的配合。

3. 评估患者的年龄、性别、病情、合作程度、膀胱充盈度、局部皮肤等。根据评估结果，选择合适的导尿管。

4. 导尿过程中严格遵循无菌技术操作原则，避免污染，保护患者隐私。

5. 为男性患者插尿管时，遇有阻力，特别是尿管经尿道内口、膜部、尿道外口的狭窄部、耻骨联合下方和前下方处的弯曲部时，嘱患者缓慢深呼吸，慢慢插入尿管。

6. 插入气囊导尿管后向气囊内注入 10 ~ 15ml 无菌 0.9% 氯化钠溶液，轻拉尿管以证实尿管固定稳妥。

7. 尿潴留患者一次导出尿量不超过 1000ml，以防出现虚脱和血尿。

8. 指导患者在留置尿管期间保证充足液体入量，预防发生结晶和感染。

9. 指导患者在留置尿管期间防止尿管打折、弯曲、受压、脱出等情况发生，保持通畅。

10. 指导患者保持尿袋高度低于耻骨联合水平，防止逆行感染。

11. 指导长期留置尿管的患者进行膀胱功能训练及骨盆底肌的锻炼，以增强控制排尿的能力。患者留置尿管期间，尿管要定时夹闭。

（三）结果标准

1. 患者/家属知晓护士告知的事项，对操作满意。

2. 操作规范、安全，未给患者造成不必要的损伤。

3. 尿管与尿袋连接紧密，引流通畅，固定稳妥。

五、胃肠减压技术

（一）工作目标

遵医嘱为患者留置胃管，持续抽出胃内容物，达到减压。患者能够了解有关知识并配合。

（二）工作规范要点

1. 遵循查对制度，符合无菌技术、标准预防原则。

2. 告知患者/家属留置胃管的目的、注意事项，取得患者的配合。

3. 评估患者病情、意识状态、合作程度、患者鼻腔是否通畅，有无消化道狭窄或食管静脉曲张等，患者是否有以往插管的经验，根据评估结果选择合适的胃管。

4. 准确测量并标识胃管插入的长度。

5. 插管过程中指导患者配合技巧，安全顺利地插入胃管。

6. 昏迷患者应先将其头向后仰，插至咽喉部（约15厘米），再用一手托起头部，使下颌靠近胸骨柄，插至需要的长度。如插入不畅，应检查胃管是否盘曲在口腔中。插管过程中如发现剧烈呛咳、呼吸困难、发绀等情况，应立即拔出，休息片刻后重插。

7. 检查胃管是否在胃内。

8. 调整减压装置，将胃管与负压装置连接，妥善固定于床旁。

9. 告知患者留置胃肠减压管期间禁止饮水和进食，保持口腔清洁。

10. 妥善固定胃肠减压装置，防止变换体位时加重对咽部的刺激，以及胃管受压、脱出等，保持有效减压状态。

11. 观察引流物的颜色、性质、量，并记录 24 小时引流总量。

12. 留置胃管期间应当加强患者的口腔护理。

13. 胃肠减压期间，注意观察患者水、电解质及胃肠功能恢复情况。

14. 及时发现并积极预防和处理与引流相关的问题。

（三）结果标准

1. 患者/家属能够知晓护士告知的事项，对服务满意。

2. 护士操作过程规范、准确、动作轻巧，患者配合。

3. 确保胃管于胃内，固定稳妥，保持有效胃肠减压。

六、鼻饲技术

（一）工作目标

遵医嘱为不能经口进食的患者灌入流质液体，保证患者摄入足够的营养、水分和药物。

（二）工作规范要点

1. 遵循查对制度、标准预防、消毒隔离原则。

2. 告知患者/家属鼻饲的目的、注意事项，取得患者的配合。

3. 评估患者病情、意识状态、合作程度、鼻腔是否通畅、有无消化道狭窄或食管静脉曲张、以往是否有插胃管的经历；评估患者的消化、吸收、排泄功能和进食需求。根据评估结果选择合适的胃管和鼻饲时机。

4. 如需插胃管先准确测量并标识胃管插入的长度。插管过程中指导患者配合技巧。昏迷患者应先将头向后仰，插至咽喉部（约 15 厘米），再用一手托起头部，使下颌靠近胸骨柄，插至需要的长度。如插入不畅，应检查胃管是否盘曲在口腔中。插管过程中如发现剧烈呛咳、呼吸困难、发绀等情况，应立即拔出，休息片刻后重插。插入适当深度并检查胃管是否在胃内。

5. 鼻饲前了解上一次鼻饲时间、进食量，检查胃管是否在胃内以及有无胃潴留，胃内容物超过 150ml 时，应当通知医师减量或者暂停鼻饲。

6. 鼻饲前后用温开水 20ml 冲洗管道，防止管道堵塞。

7. 缓慢灌注鼻饲液，温度 38~40℃。鼻饲混合流食，应当间接加温，以免蛋白凝固。

8. 鼻饲给药时应先研碎，溶解后注入。

9. 对长期鼻饲的患者，应当定期更换胃管。

（三）结果标准

1. 患者/家属能够知晓护士告知的事项，对服务满意。

2. 护士操作过程规范、准确、动作轻巧，患者配合。

3. 确保胃管于胃内，固定稳妥。

七、灌肠技术

（一）工作目标

遵医嘱准确、安全地为患者实施不同治疗需要的灌肠；清洁肠道，解除便秘及肠胀气；降温；为诊断性检查及手术做准备。

（二）工作规范要点

1. 评估患者的年龄、意识、情绪及配合程度，有无灌肠禁忌证。对急腹症、妊娠早期、消化道出血的患者禁止灌肠；肝性脑病患者禁用肥皂水灌肠；伤寒患者灌肠量不能超过500ml，液面距肛门不得超过30厘米。

2. 告知患者及家属灌肠的目的及注意事项，指导患者配合。

3. 核对医嘱，做好准备，保证灌肠溶液的浓度、剂量、温度适宜。

4. 协助患者取仰卧位或左侧卧位，注意保暖，保护患者隐私。阿米巴痢疾患者取右侧卧位。

5. 按照要求置入肛管，置入合适长度后固定肛管，使灌肠溶液缓慢流入并观察患者反应。

6. 灌肠过程中，患者有便意，指导患者做深呼吸，同时适当调低灌肠筒的高度，减慢流速；患者如有心慌、气促等不适症状，立即平卧，避免发生意外。

7. 对患者进行降温灌肠时，灌肠后保留30分钟后再排便，排便后30分钟测体温。

8. 清洁灌肠应反复多次，首先用肥皂水，再用0.9%氯化钠溶液，直至排出液澄清、无粪便为止。

9. 灌肠完毕，嘱患者平卧，根据灌肠目的保持适当时间再排便并观察大便性状。

10. 操作结束后，做好肛周清洁，整理床单位。

11. 观察排出大便的量、颜色、性质及排便次数并做好记录。

（三）结果标准

1. 患者/家属能够知晓护士告知的事项，对服务满意。

2. 护士操作过程规范、准确。

3. 达到各种灌肠治疗的效果，无并发症发生。

八、氧气吸入技术

（一）工作目标

遵医嘱给予患者氧气治疗，改善患者缺氧状态，确保用氧安全。

（二）工作规范要点

1. 评估患者病情、呼吸状态、缺氧程度、鼻腔情况。

2. 告知患者安全用氧目的及注意事项，强调不能自行调节氧流量，做好四防，即防震、防火、防热、防油。

3. 遵医嘱选择合适的氧疗方法。

4. 遵医嘱根据病情调节合适的氧流量。

5. 使用氧气时，应先调节氧流量后应用。停用氧气时，应先拔出导管或面罩，再关闭氧气开关。

6. 密切观察患者氧气治疗的效果，发现异常及时报告医师处理。

7. 严格遵守操作规程，注意用氧安全。

（三）结果标准

1. 患者/家属能够知晓护士告知的事项，对服务满意。

2. 确保吸氧过程安全。

九、雾化吸入疗法

（一）工作目标

遵医嘱为患者提供剂量准确、安全、雾量适宜的雾化吸入。

（二）工作规范要点

1. 遵循查对制度，符合标准预防、安全给药的原则。

2. 遵医嘱准备药物和雾化装置，并检查装置性能。

3. 了解患者过敏史、用药史、用药目的、患者呼吸状况及配合能力。

4. 告知患者治疗目的、药物名称，指导患者配合。协助患者取合适体位。

5. 调节适宜的雾量，给患者戴上面罩或口含嘴，指导患者吸入。气管切开的患者，可直接将面罩置于气管切开造口处。

6. 观察患者吸入药物后的反应及效果。

7. 雾化吸入的面罩、口含嘴一人一套，防止交叉感染。

（三）结果标准

1. 患者/家属能够知晓护士告知的事项，对服务满意。

2. 操作过程规范、安全，达到预期目的。

十、血糖监测

（一）工作目标

遵医嘱准确测量患者血糖，为诊断和治疗提供依据。

（二）工作规范要点

1. 遵循查对制度，符合无菌技术、标准预防原则。

2. 告知患者监测血糖的目的，做好准备。评估患者穿刺部位皮肤状况。

3. 确认血糖仪的型号与试纸型号一致，正确安装采血针，确认监测血糖的时间（如空腹、餐后 2 小时等）。

4. 确认患者手指消毒剂干透后实施采血，采血量充足，应使试纸试区完全变成红色。

5. 指导患者穿刺后按压 1～2 分钟。

6. 将结果告知患者/家属，做好记录并通知医师。

7. 对需要长期监测血糖的患者，穿刺部位应轮换，并指导患者血糖监测的方法。

（三）结果标准

1. 患者/家属能够知晓护士告知的事项，对服务满意。

2. 操作过程规范，结果准确。

十一、口服给药技术

（一）工作目标

遵医嘱正确为患者实施口服给药，并观察药物作用。

（二）工作规范要点

1. 遵循标准预防、安全给药原则。

2. 评估患者病情、过敏史、用药史、不良反应史，如有疑问应核对无误后方可给药。

3. 告知患者/家属药物相关注意事项，取得患者配合。

4. 严格遵循查对制度，了解患者所服药物的作用、不良反应以及某些药物服用的特殊要求。

5. 协助患者服药，为鼻饲患者给药时，应当将药物研碎溶解后由胃管注入。

6. 若患者因故暂不能服药，暂不发药，并做好交班。

7. 对服用强心苷类药物的患者，服药前应当先测脉搏、心率，注意其节律变化，如脉率低于 60 次/分或者节律不齐时，暂不服用并及时通知医师。

8. 观察患者服药效果及不良反应，如有异常情况及时与医师沟通。

（三）结果标准

1. 患者/家属知晓护士告知的事项，对服务满意。

2. 帮助患者正确服用药物。

3. 及时发现不良反应，采取适当措施。

十二、密闭式周围静脉输液技术

（一）工作目标

遵医嘱准确为患者静脉输液，操作规范，确保患者安全。

（二）工作规范要点

1. 遵循查对制度，符合无菌技术、标准预防、安全给药原则。

2. 在静脉配制中心或治疗室进行配药，化疗和毒性药物应在安全的环境下配置。药物要现用现配，注意配伍禁忌。

3. 告知患者输液目的及输注药物名称，做好准备。评估患者过敏史、用药史及穿刺部位的皮肤、血管状况。协助采取舒适体位。

4. 选择合适的静脉。老年、长期卧床、手术患者避免选择下肢浅静脉穿刺。穿刺成功后，妥善固定，保持输液通道通畅。

5. 根据病情、年龄、药物性质调节速度。告知患者注意事项，强调不要自行调节输液速度。

6. 观察患者输液部位状况及有无输液反应，及时处理输液故障，对于特殊药物、特殊患者应密切巡视。

7. 拔除输液后，嘱咐患者按压穿刺点 3～5 分钟，勿揉，凝血机制差的患者适当延长按压时间。

（三）结果标准

1. 患者/家属能够知晓护士告知的事项，对服务满意。

2. 操作过程规范、准确。

3. 及时发现不良反应，采取适当措施。

十三、密闭式静脉输血技术

（一）工作目标

遵医嘱为患者正确安全地静脉输血，操作规范，及时发现、处理并发症。

（二）工作规范要点

1. 遵循查对制度，符合无菌技术、标准预防、安全输血原则。

2. 告知患者，做好准备。评估患者生命体征、输血史、输血目的、合作能力、心理状态和血管状况。告知患者输血的目的、注意事项和不良反应。

3. 严格执行查对制度。输血核对必须双人核对，包括取血时核对，输血前、中、后核对和发生输血反应时的核对。核对内容包括：患者姓名、性别、床号、住院号、血袋号、血型、血液数量、血液种类、交叉试验结果、血液有效期、血袋完整性和血液的外观。发生输血反应时核对用血申请单、血袋标签、交叉配血试验记录及受血者与供血者的血型，并保留输血装置和血袋。

4. 建立合适的静脉通道，密切观察患者，出现不良反应，立即停止输血并通知医师及时处理。

5. 血制品应在产品规定的时间内输完，输入两个以上供血者的血液时，应在两份血液之间输入0.9%氯化钠注射液。

6. 开始输血时速度宜慢，观察15分钟，无不良反应后，将滴速调节至要求速度。输血时，血液制品内不得随意加入其他药物。

7. 输血完毕，贮血袋在4℃冰箱保存24小时。

（三）结果标准

1. 患者/家属能够知晓护士告知的事项，对服务满意。

2. 护士操作过程规范、准确。

3. 及时发现输血反应，妥善处理。

十四、静脉留置针技术

（一）工作目标

正确使用留置针建立静脉通道，减少患者反复穿刺的痛苦。

（二）工作规范要点

1. 遵循查对制度，符合无菌技术、标准预防、安全静脉输液的原则。

2. 告知患者留置针的作用、注意事项及可能出现的并发症。

3. 评估患者病情、治疗、用药以及穿刺部位的皮肤和血管状况。

4. 选择弹性适当血管穿刺，正确实施输液前后留置针的封管及护理，标明穿刺日期、时间并签名。

5. 严密观察留置针有无脱出、断裂，局部有无红肿热痛等静脉炎表现，及时处理置管相关并发症。

6. 嘱患者穿刺处勿沾水，敷料潮湿应随时更换，留置针侧肢体避免剧烈活动或长时间下垂等。

7. 每次输液前后应当检查患者穿刺部位及静脉走向有无红、肿，询问患者有关情况，发现异常时及时拔除导管，给予处理。

8. 采取有效封管方法，保持输液通道通畅。

（三）结果标准

1. 患者/家属能够知晓护士告知的事项，对服务满意。

2. 护士操作过程规范、准确。

十五、静脉血标本的采集技术

（一）工作目标

遵医嘱准确为患者采集静脉血标本，操作规范，确保患者安全。

（二）工作规范要点

1. 遵循查对制度，符合无菌技术，标准预防原则。

2. 评估患者的病情、静脉情况，准备用物。若患者正在进行静脉输液、输血，不宜在同侧手臂采血。

3. 告知患者/家属采血的目的及采血前后的注意事项。

4. 协助患者，取舒适体位。

5. 采血后指导患者压穿刺点 5 ~ 10 分钟，勿揉，凝血机制差的患者适当延长按压时间。

6. 按要求正确处理血标本，尽快送检。

（三）结果标准

1. 患者/家属能够知晓护士告知的事项，对服务满意。

2. 护士操作过程规范、准确。

3. 采取标本方法正确，标本不发生溶血，抗凝标本无凝血，符合检验要求。

十六、静脉注射技术

（一）工作目标

遵医嘱准确为患者静脉注射，操作规范，确保患者安全。

（二）工作规范要点

1. 遵循查对制度，符合无菌技术、标准预防、安全给药原则。

2. 在静脉配制中心或治疗室进行配药，药物要现用现配，注意配伍禁忌。

3. 告知患者，做好准备。评估患者过敏史、用药史，以及穿刺部位的皮肤、血管状况。

4. 告知患者输注药物名称及注意事项。

5. 协助患者取舒适体位。

6. 根据病情及药物性质掌握注入药物的速度，必要时使用微量注射泵。

7. 静脉注射过程中，观察局部组织有无肿胀，严防药液渗漏，观察病情变化。

8. 拔针后，嘱咐患者按压穿刺点 3～5 分钟，勿揉，凝血机制差的患者适当延长按压时间。

（三）结果标准

1. 患者/家属知晓护士告知的事项，对服务满意。

2. 护士操作过程规范、准确。

十七、肌内注射技术

（一）工作目标

遵医嘱准确为患者肌内注射，操作规范，确保患者安全。

（二）工作规范要点

1. 遵循查对制度，符合无菌技术、标准预防、安全给药原则。

2. 告知患者，做好准备。评估患者病情、过敏史、用药史，以及注射部位皮肤情况。

3. 告知患者药物名称及注意事项，取得患者配合。

4. 选择合适的注射器及注射部位，需长期注射者，有计划地更换注射部位。

5. 协助患者采取适当体位，告知患者注射时勿紧张，肌肉放松。

6. 注射中、注射后观察患者反应、用药效果及不良反应。

7. 需要两种药物同时注射时，应注意配伍禁忌。

8. 根据药物的性质，掌握推注药物速度。

（三）结果标准

1. 患者/家属知晓护士告知的事项，对服务满意。

2. 护士操作过程规范、准确。

十八、皮内注射技术

（一）工作目标

遵医嘱准确为患者进行皮内注射，确保患者安全。

（二）工作规范要点

1. 遵循查对制度，符合无菌技术、标准预防、安全给药原则。

2. 皮试药液要现用现配，剂量准确。

3. 备好相应的抢救药物与设备并处于备用状态。

4. 告知患者，做好准备。评估患者病情、过敏史、用药史，以及注射部位皮肤情况。

5. 告知患者药物名称及注意事项，取得患者配合。

6. 告知患者皮试后 20 分钟内不要离开病房，不要按揉注射部位。

7. 密切观察病情，及时处理各种过敏反应。

8. 正确判断试验结果。对皮试结果阳性者，应在病历、床头或腕带、门诊病历醒目标记，并将结果告知医师、患者及家属。

（三）结果标准

1. 患者/家属知晓护士告知的事项，对服务满意。

2. 护士操作过程规范、准确。

十九、皮下注射技术

（一）工作目标

遵医嘱准确为患者皮下注射，操作规范，确保患者安全。

（二）工作规范要点

1. 遵循查对制度，符合无菌技术、标准预防、安全给药原则。

2. 告知患者，做好准备。评估患者病情、过敏史、用药史，以及注射部位皮肤情况。

3. 告知患者药物名称及注意事项，取得患者配合。

4. 选择合适的注射器及注射部位。需长期注射者，有计划地更换注射部位。

5. 注射中、注射后观察患者反应、用药效果及不良反应。

6. 皮下注射胰岛素时，嘱患者注射后 15 分钟开始进食，避免不必要的活动，注意安全。

（三）结果标准

1. 患者/家属知晓护士告知的事项，对服务满意。

2. 护士操作过程规范、准确。

二十、物理降温法

（一）工作目标

遵医嘱安全地为患者实施物理降温，减轻患者不适。

（二）工作规范要点

1. 告知患者，做好准备。评估患者病情、意识、局部组织灌注情况、皮肤情况、配合程度、有无乙醇过敏史。

2. 告知患者物理降温的目的及注意事项。

3. 嘱患者在高热期间摄入足够的水分。

4. 操作过程中，保护患者的隐私。

5. 实施物理降温时应观察局部血液循环和体温变化情况。重点观察患者皮肤状况，如患者发生局部皮肤苍白、青紫或者有麻木感时，应立即停止使用，防止冻伤发生。

6. 物理降温时，应当避开患者的枕后、耳郭、心前区、腹部、阴囊及足底部位。

7. 半小时后复测患者体温，并及时记录患者的体温和病情变化，及时与医师沟通，严格交接班。

（三）结果标准

1. 患者/家属能够知晓护士告知的事项，对服务满意。

2. 护士操作过程规范。

二十一、经鼻/口腔吸痰法

（一）工作目标

充分吸出痰液，保持患者呼吸道通畅，确保患者安全。

（二）工作规范要点

1. 遵循无菌技术、标准预防、消毒隔离原则。

2. 告知患者，做好准备，如有义齿应取出。

3. 评估患者生命体征、病情、意识状态、合作程度、氧疗情况、SpO_2、咳嗽能力、痰液的颜色、量和黏稠度、按需吸痰。

4. 选择粗细、长短、质地适宜的吸痰管。吸痰管应一用一换。

5. 吸痰前后给予高流量氧气吸入 2 分钟。

6. 调节合适的吸痰压力。

7. 插入吸痰管时不要带负压。吸痰时应旋转上提，自深部向上吸净痰液，避免反复上提。每次吸痰时间小于 15 秒。

8. 吸痰过程中密切观察患者的痰液情况、心率和 SpO_2，当出现心率下降或 SpO_2 低于 90% 时，立即停止吸痰，待心率和 SpO_2 恢复后再吸，判断吸痰效果。

9. 吸痰过程中应鼓励患者咳嗽。

（三）结果标准

1. 清醒的患者能够知晓护士告知的事项，并配合操作。

2. 护士操作过程规范、安全、有效。

二十二、经气管插管/气管切开吸痰法

（一）工作目标

充分吸出痰液，保持患者呼吸道通畅，确保患者安全。

（二）工作规范要点

1. 遵循无菌技术、标准预防、消毒隔离原则。

2. 告知患者，做好准备。

3. 评估患者生命体征、病情、意识状态、合作程度、呼吸机的参数、SpO_2、气道压力、痰液的颜色、量和黏稠度，按需吸痰。

4. 选择粗细、长短、质地适宜的吸痰管。吸痰管应一用一换。

5. 吸痰前后给予100%的氧气吸入2分钟，如呼吸道被痰液堵塞、窒息，应立即吸痰。

6. 调节合适的吸痰压力。

7. 吸痰过程中密切观察患者的痰液情况、心率和SpO_2，当出现心率下降或SpO_2低于90%时，立即停止吸痰，待心率和SpO_2恢复后再吸。判断吸痰效果。

8. 插入吸痰管时不要带负压。吸痰时应旋转上提，自深部向上吸净痰液，避免反复上提。每次吸痰时间小于15秒。

9. 吸痰过程中应鼓励患者咳嗽。

（三）结果标准

1. 清醒的患者能够知晓护士告知的事项，并配合操作。

2. 护士操作过程规范、安全、有效。

二十三、心电监测技术

（一）工作目标

遵医嘱正确监测患者心率、心律变化，动态评价病情变化，为临床治疗提供依据。

（二）工作规范要点

1. 评估患者病情、意识状态、皮肤状况。

2. 对清醒患者，告知监测目的，取得患者合作。

3. 正确选择导联，设置报警界限，不能关闭报警声音。

4. 嘱患者不要自行移动或者摘除电极片、避免在监测仪附近使用手机，以免干扰监测波形。

5. 密切观察心电图波形，及时处理异常情况。

6. 嘱患者电极片处皮肤出现瘙痒、疼痛等情况时，及时告诉医护人员。

7. 定时更换电极片和电极片位置。

8. 停用时，先向患者说明，取得合作后关机，断开电源。

（三）结果标准

1. 患者/家属能够知晓护士告知的事项，对服务满意。

2. 护士操作规范。

二十四、输液泵/微量注射泵的使用技术

（一）工作目标

遵医嘱正确使用输液泵/微量注射泵。

（二）工作规范要点

1. 遵循查对制度，符合无菌技术、标准预防、安全给药原则。

2. 告知患者，做好准备。评估患者生命体征、年龄、病情、心功能等情况及药物的作用和注意事项、患者的合作程度、输注通路的通畅情况及有无药物配伍禁忌。

3. 告知患者输注药物名称及注意事项

4. 告知患者使用输液泵/微量注射泵的目的、注意事项及使用过程中不可自行调节。

5. 妥善固定输液泵/微量注射泵，按需设定参数。

6. 随时查看指示灯状态。

7. 观察患者输液部位状况，观察用药效果和不良反应，发生异常情况及时与医师沟通并处理。

（三）结果标准

1. 患者/家属能够知晓护士告知的事项，对服务满意。

2. 护士操作规范。

参考文献

[1] 魏丽丽，修红，修麓璐，等．清单式护理管理实践[M]．北京：科学出版社，2019．

[2] 李环廷，魏丽丽，黄霞，等．护理质量管理指标解读[M]．北京：科学出版社，2019．

[3] 刘丽娜．临床护理管理与操作[M]．长春：吉林科学技术出版社，2019．

[4] 张纯英．现代临床护理及护理管理[M]．长春：吉林科学技术出版社，2019．

[5] 李菲菲．医院护理质量管理常规[M]．长春：吉林 科学技术出版社，2019．

[6] 张春梅．护理评估与护理管理工具[M]．北京：科学出版社，2018．

[7] 刘华平，李红．护理管理案例精粹[M]．北京：人民卫生出版社，2018．

[8] 陈荣秀，孙玫，刘亚平．护理管理[M]．北京：人民卫生出版社，2018．

[9] 胡金华，商青林，余国萍．临床护理与管理实践[M]．天津：天津科学技术出版社，2018．

[10] 杨明莹．实用医院护理管理指南[M]．云南：云南人民出版社，2017．

[11] 叶文琴，徐筱萍，徐丽华．现代医院护理管理学[M]．北京：人民卫生出版社，2017．

[12] 吴欣娟，王艳梅．护理管理学[M]．4版．北京：人民卫生出版社，2017．